Simone Schmidt

Expertenstandards in der Pflege: Eine Gebrauchsanleitung

Simone Schmidt

Expertenstandards in der Pflege: Eine Gebrauchsanleitung

Mit 34 Abbildungen

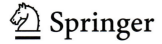

Simone Schmidt
Bahnhofstraße 24, 68526 Ladenburg

Ihre Meinung ist und wichtig: www.springer.com/978-3-642-01322-5

ISBN-13   978-3-642-01322-5   Springer Medizin Verlag Heidelberg

Bibliografische Information der Deutschen Nationalbibliothek
Die Deutsche Nationalbibliothek verzeichnet diese Publikation in der Deutschen Nationalbibliografie;
detaillierte bibliografische Daten sind im Internet über http://dnb.d-nb.de abrufbar.

Dieses Werk ist urheberrechtlich geschützt. Die dadurch begründeten Rechte, insbesondere die der Übersetzung, des Nachdrucks, des Vortrags, der Entnahme von Abbildungen und Tabellen, der Funksendung, der Mikroverfilmung oder der Vervielfältigung auf anderen Wegen und der Speicherung in Datenverarbeitungsanlagen, bleiben, auch bei nur auszugsweiser Verwertung, vorbehalten. Eine Vervielfältigung dieses Werkes oder von Teilen dieses Werkes ist auch im Einzelfall nur in den Grenzen der gesetzlichen Bestimmungen des Urheberrechtsgesetzes der Bundesrepublik Deutschland vom 9. September 1965 in der jeweils geltenden Fassung zulässig. Sie ist grundsätzlich vergütungspflichtig. Zuwiderhandlungen unterliegen den Strafbestimmungen des Urheberrechtsgesetzes.

Springer Medizin Verlag
springer.de
© Springer Medizin Verlag Heidelberg 2009

Die Wiedergabe von Gebrauchsnamen, Warenbezeichnungen usw. in diesem Werk berechtigt auch ohne besondere Kennzeichnung nicht zu der Annahme, dass solche Namen im Sinne der Warenzeichen- und Markenschutzgesetzgebung als frei zu betrachten wären und daher von jedermann benutzt werden dürften.

Produkthaftung: Für Angaben über Dosierungsanweisungen und Applikationsformen kann vom Verlag keine Gewähr übernommen werden. Derartige Angaben müssen vom jeweiligen Anwender im Einzelfall anhand anderer Literaturstellen auf ihre Richtigkeit überprüft werden.

Planung: Barbara Lengricht, Berlin
Projektmanagement: Ulrike Niesel, Heidelberg
Lektorat: Ute Villwock, Heidelberg
Layout und Umschlaggestaltung: deblik Berlin
Satz: TypoStudio Tobias Schaedla, Heidelberg

SPIN: 12609857

Gedruckt auf säurefreiem Papier   22/2122/UN – 5 4 3 2 1 0

Vorwort

> Herzlichst Glückwünsch zu gemutlicher Weihnachtskerze Kauf.
> Mit sensationell Modell GWK 9091 Sie bekomen nicht teutonische Gemutlichkeit fuer trautes Heim nur, auch Erfolg als moderner Mensch bei anderes Geschleckt nach Weihnachtsganz aufgegessen und laenger, weil Batterie viel Zeit gut lange.
> Auspack und freu.
> Slippel A kaum abbiegen und verklappen in Gegenstippel B für Illumination von GWK 9091.
> Mit Klamer C in Sacco oder Jacke von Lebenspartner einfräsen und lächeln für Erfolg mit GWK 9091.

Diese Gebrauchsanleitung einer japanischen Weihnachtskerze macht deutlich, dass Gebrauchsanweisungen bei der Verwendung von Gegenständen nicht immer hilfreich sind.

Eine »Gebrauchsanweisung« für die Implementierung von Nationalen Expertenstandards in den Pflegealltag erscheint mir jedoch notwendig. Im Pflegebereich wurde die Einführung von Expertenstandards auch skeptisch gewertet. Trotz der zum Teil berechtigten Kritik an den sieben bisher veröffentlichten Expertenstandards des DNQP überwiegen aus meiner Sicht die positiven Effekte.

> ❗ Wenn Expertenstandards »alltagstauglich« in die Pflege integriert werden, erreicht man dadurch eine individuelle, aktivierende und bedarfsgerechte Betreuung unter Berücksichtigung von aktuellen pflegewissenschaftlichen Erkenntnissen und unter Ausschluss möglicher Gefährdungen für Patient, Bewohner und Pflegefachkraft.

Ziel dieses Buches ist es deshalb, eine sinnvolle und praktische »Gebrauchsanweisung« für die Implementierung von Expertenstandards zu geben. Aufgrund der Gültigkeit der Expertenstandards in allen Einrichtungen der Pflege soll diese »Gebrauchsanweisung« die verschiedenen Sektoren der Pflege berücksichtigen.

1 »Gebrauchsanweisung« für Expertenstandards

In diesem Abschnitt wird erläutert, wie die Umsetzung von Nationalen Expertenstandards mithilfe dieses Buchs erleichtert werden soll. Für jeden veröffentlichten Expertenstandard des DNQP existiert ein eigenes Kapitel, das zunächst die inhaltlichen Anforderungen erläutert.

> ❗ Dabei wurden Struktur-, Prozess- und Ergebniskriterien zusammengefasst, um häufige Wiederholungen zu vermeiden und eine bessere Übersicht zu ermöglichen.

Im Anschluss werden die einzelnen Standardkriterien auf den Pflegeprozess übertragen, wobei die spezifischen Aspekte verschiedener Pflegeeinrichtungen hervorgehoben werden.

Der Schwerpunkt dieses Abschnitts liegt auf der praktischen Berücksichtigung von Expertenstandards im Pflegealltag und beruht grundsätzlich bei den Ergänzungen durch Tipps auch auf Erfahrungswerten im Pflegealltag.

Für die Umsetzung in den einrichtungsinternen Standard werden verschiedene Formulare benötigt, die beispielhaft im Anhang vorgestellt werden. Der Anhang beinhaltet außerdem ein Risikoformular, in dem alle Expertenstandards berücksichtigt werden. Dadurch soll im Rahmen der Pflegeanamnese auf einen Blick ein Risikoprofil ermöglicht werden, das dann ohne großen Aufwand in die Pflegeplanung übernommen werden kann.

> **Praxistipp**
>
> Das Formular ist in der Darstellung im Anhang sehr umfangreich, um alle Bereiche zu integrieren, kann jedoch im Format oder durch das Herausnehmen einzelner Seiten an die Bedürfnisse der jeweiligen Einrichtung angepasst werden.

Jeder Nationale Expertenstandard ist von der Struktur her ähnlich aufgebaut und erfordert die Erstellung eines individuellen Maßnahmenplans.

> Aus diesem Grund wurde in einigen Kapiteln eine beispielhafte Pflegeplanung erstellt, die die wichtigsten Pflegemaßnahmen für das jeweilige Problem beschreibt. Um eine inhaltlich sinnvolle Evaluation zu erreichen, wird nach Möglichkeit differenziert zwischen den individuellen Zielen des Betroffenen und den allgemeinen Pflegezielen. Außerdem erfolgt eine Unterteilung in Nah- und Fernziele.
> Wenn eine beispielhafte Pflegeplanung nicht sinnvoll erschien, wurden die einzelnen Pflegemaßnahmen genauer erklärt.

Die Umsetzung von Expertenstandards ist auch unter juristischen Aspekten wichtig. In diesem Buch werden zusätzlich andere relevante Vorgaben berücksichtigt, etwa die MDK Grundsatzstellungnahmen und die Publikationen des BMFSFJ oder der BUKO-QS beziehungsweise die Empfehlungen von Fachgesellschaften. Dadurch soll eine umfassende Einarbeitung ein den Pflegestandard ermöglicht und doppelte Arbeit vermieden werden.

Ich wünsche mir, dass Mitarbeiter in allen Bereichen der Pflege durch dieses Buch Sicherheit im Umgang mit den Expertenstandards erlangen und dadurch die Pflegequalität erreichen, die ihren Ansprüchen entspricht, um eine Zufriedenheit mit der eigenen Tätigkeit zu empfinden, die meines Erachtens trotz enormer Belastungen in diesem Beruf oberstes Ziel bleiben muss und nur dann möglich wird, wenn eine bedürfnisorientierte Pflege im täglichen Kontakt mit Patienten oder Bewohnern realisiert werden kann.

Auch aus Steinen, die dir in den Weg gelegt werden, kannst du etwas Schönes bauen.
(Erich Kästner)

2 Danke

An dieser Stelle möchte ich allen danken, die an der Realisierung dieses Buches beteiligt waren. Meiner Ansprechpartnerin beim Springer Verlag, Frau Barbara Lengricht, danke ich für das Vertrauen, für ihre Motivation und für viele konstruktive Gespräche. Der Lektorin Frau Ute Villwock gilt mein Dank für ihre Übersicht und Gründlichkeit. Für besondere Geduld bedanke ich mich bei Frau Kerstin Völker, Frau Beatrix Rehberger, Herrn Volker Heß und Herrn Kurt Klütz und vor allem bei meiner Familie.

Sommer 2009
Simone Schmidt, Ladenburg

Inhaltsverzeichnis

1	**Nationale Expertenstandards des DNQP** **1**		4.5	Standardkriterium 4 57
1.1	Bedeutung Nationaler Expertenstandards ... 2		4.6	Standardkriterium 5 59
1.2	Auswirkungen 4		4.7	Pflegedokumentation 60
1.3	Implementierung 6		4.8	Organisation 60
1.4	Pflegeberatung 7		4.9	Auswirkungen des Expertenstandards 62
1.5	Pflegedokumentation 10			
1.6	Zukunft von Expertenstandards 10		**5**	**Nationaler Expertenstandard Sturzprophylaxe in der Pflege** **63**
			5.1	Grundlagen und Folgen des Sturzes 64
2	**Nationaler Expertenstandard Dekubitusprophylaxe in der Pflege** **13**		5.2	Standardkriterium 1 64
2.1	Vorwort des Expertenstandards 14		5.3	Standardkriterium 2 66
2.2	Standardkriterium 1 14		5.4	Standardkriterium 3 68
2.3	Standardkriterium 2 17		5.5	Standardkriterium 4 74
2.4	Standardkriterium 3 23		5.6	Standardkriterium 5 75
2.5	Standardkriterium 4 25		5.7	Standardkriterium 6 76
2.6	Standardkriterium 5 29		5.8	Pflegedokumentation 76
2.7	Standardkriterium 6 30		5.9	Organisation 77
2.8	Standardkriterium 7 31		5.10	Auswirkungen des Expertenstandards 77
2.9	Dokumentation 31			
2.10	Organisation 32		**6**	**Nationaler Expertenstandard Förderung der Harnkontinenz in der Pflege** **79**
2.11	Auswirkungen des Expertenstandards 32		6.1	Grundlagen der Kontinenz 80
			6.2	Standardkriterium 1 81
3	**Nationaler Expertenstandard Entlassungsmanagement in der Pflege** **33**		6.3	Standardkriterium 2 83
			6.4	Standardkriterium 3 85
3.1	Besonderheiten bei der Entlassung 34		6.5	Standardkriterium 4 87
3.2	Standardkriterium 1 35		6.6	Standardkriterium 5 95
3.3	Standardkriterium 2 39		6.7	Standardkriterium 6 96
3.4	Standardkriterium 3 40		6.8	Pflegedokumentation 96
3.5	Standardkriterium 4 41		6.9	Organisation 97
3.6	Standardkriterium 5 42		6.10	Auswirkungen des Expertenstandards 97
3.7	Standardkriterium 6 43			
3.8	Dokumentation 44		**7**	**Nationaler Expertenstandard Pflege von Menschen mit chronischen Wunden** **99**
3.9	Aktualisierung des Expertenstandards 2009 44		7.1	Grundlagen der Versorgung 100
3.10	Auswirkungen des Expertenstandards 44		7.2	Standardkriterium 1 102
			7.3	Standardkriterium 2 106
4	**Nationaler Expertenstandard Schmerzmanagement in der Pflege** **47**		7.4	Standardkriterium 3 109
4.1	Grundlagen des Schmerzmanagements 48		7.5	Standardkriterium 4 110
4.2	Standardkriterium 1 49		7.6	Standardkriterium 5 111
4.3	Standardkriterium 2 54		7.7	Dokumentation 111
4.4	Standardkriterium 3 57		7.8	Organisation 111
			7.9	Auswirkungen des Expertenstandards 112

8	**Nationaler Expertenstandard Ernährungsmanagement zur Sicherstellung und Förderung der oralen Ernährung in der Pflege**	**113**
8.1	Grundlagen der Ernährung	114
8.2	Standardkriterium 1	115
8.3	Standardkriterium 2	120
8.4	Standardkriterium 3	123
8.5	Standardkriterium 4	128
8.6	Standardkriterium 5	129
8.7	Standardkriterium 6	130
8.8	Dokumentation	131
8.9	Organisation	131
8.10	Auswirkungen des Expertenstandards	132

Anhänge 133

Expertenstandards 179

Literatur 203

Stichwortverzeichnis 205

Nationale Expertenstandards des DNQP

1.1 Bedeutung Nationaler Expertenstandards – 2
1.1.1 Entstehung – 2
1.1.2 DNQP – 3

1.2 Auswirkungen – 4
1.2.1 Juristische Bedeutung – 4
1.2.2 Vorteile – 5
1.2.3 Nachteile – 5

1.3 Implementierung – 6
1.3.1 Voraussetzungen für die Implementierung – 7

1.4 Pflegeberatung – 7
1.4.1 Kompetenz – 8

1.5 Pflegedokumentation – 10

1.6 Zukunft von Expertenstandards – 10
1.6.1 Verfahrensordnung Expertenstandards – 10

Fast zehn Jahre nach dem Beschluss der Gesundheitsministerkonferenz im Jahr 1999 stehen viele Pflegekräfte dem Nutzen von Expertenstandards noch immer skeptisch gegenüber. Ursache hierfür sind vor allem Probleme bei der Implementierung in den Alltag.

Um die Bedeutung von Expertenstandards zu ermessen, ist es sinnvoll, sich zunächst mit der Entstehung Nationaler Expertenstandards und deren juristischer Bedeutung zu beschäftigen. Dadurch werden Vor- und Nachteile erkennbar, die durch die Veröffentlichung der Expertenstandards entstanden sind.

Die Aufgaben des Deutschen Netzwerks für Qualitätsentwicklung in der Pflege DNQP als Gremium, das bisher Nationale Expertenstandards entwickelt und veröffentlicht hat, werden ebenfalls erläutert, da alle bisher veröffentlichten Standards nach einem einheitlichen Prinzip erarbeitet wurden und deshalb auch eine einheitliche Struktur aufweisen. Die Kenntnisse dieser Strukturen erleichtert die Umsetzung in die Praxis.

Die Zukunft der Expertenstandards unter Berücksichtigung des Pflegeweiterentwicklungsgesetzes ist ein weiterer wichtiger Faktor. Das Bundesministerium für Gesundheit BMG hat im Rahmen der Pflegereform 2008 durch das »Gesetz zur strukturellen Weiterentwicklung der Pflegeversicherung« einschneidende Veränderungen in diesem Bereich vorgenommen, so dass sich für die zukünftige Erstellung von Nationalen Expertenstandards deutliche Veränderungen ergeben. Es bleibt abzuwarten, wie sich diese auf die Implementierung von Expertenstandards auswirken.

In diesem Kapitel werden die allgemeinen Vorgaben und Zielsetzungen der Nationalen Expertenstandards beschrieben. Gleichzeitig sollen grundlegende Vorgehensweisen bei der Implementierung in Form einer »Gebrauchsanweisung« für dieses Buch erklärt werden.

1.1 Bedeutung Nationaler Expertenstandards

Den meisten Mitarbeitern ist die Wichtigkeit der Nationalen Expertenstandards bewusst, dennoch fehlt es immer wieder an der Bereitschaft sich mit dem Thema auseinanderzusetzen. Ursache für diese Diskrepanz ist die zentrale Frage, warum man sich überhaupt an diesen Expertenstandards orientieren muss. Um dies zu erläutern, wird zunächst die Entstehung der Nationalen Expertenstandards beschrieben.

1.1.1 Entstehung

Jedes Jahr treffen sich Vertreter der Ministerien und Senatoren für Gesundheit mit Vertretern des Bundes in der Gesundheitsministerkonferenz GMK, um gesundheitspolitische Themen zu besprechen und die weitere fachliche und politische Entwicklung festzulegen. Im Jahre 1999 wurde von der 72. GMK der Länder in Trier eine große Qualitätsoffensive beschlossen. Unter Berücksichtigung der gesundheitspolitischen Entwicklung in Europa wurde festgelegt, dass eine einheitliche Qualitätsstrategie entstehen soll, die dazu beiträgt, folgende Ziele zu erreichen:

- Einführung von Qualitätsmanagement ab dem 1.1.2005
- Konsequente Patientenorientierung
- Entwicklung einer integrierten, bürgernahen europäischen Gesundheitspolitik
- Sicherung bzw. Verbesserung der Qualität von Gesundheitsdienstleistungen und Erhöhung der Transparenz zum Nutzen der Bürgerinnen und Bürger, insbesondere durch Strukturvergleiche und Erfahrungs- und Informationsaustausch
- Ärztliche Leitlinien und Pflegestandards zur Qualitätsentwicklung
- Sektorenübergreifende Qualitätssicherung
- Weitere Anreize zur kontinuierliche Qualitätsverbesserung

Die Gesundheitsministerkonferenz hat somit durch ihr Entschließungspapier zur »Gewährleistung einer systematischen Weiterentwicklung der Qualität im Gesundheitswesen« die Grundlagen für die Entwicklung von Expertenstandards beschlossen.

Um diese Vorgaben umzusetzen, wurde 1999 das Deutsche Netzwerk für Qualitätsentwicklung in der Pflege DNQP in Kooperation mit dem

Deutschen Pflegerat DPR und mit finanzieller Förderung des Bundesministeriums für Gesundheit BMG als Pilotprojekt gegründet. Diesem Gremium aus Fachkollegen der Pflege wurde die Entwicklung, Konsentierung und Veröffentlichung von evidenzbasierten Nationalen Expertenstandards übertragen. Für die Durchführung wissenschaftlicher Projekte und Veröffentlichungen steht außerdem ein wissenschaftliches Team an der Fachhochschule Osnabrück zur Verfügung.

1.1.2 DNQP

Das Deutsche Netzwerk für Qualitätsentwicklung in der Pflege DNQP hat bisher sieben Expertenstandards erarbeitet und veröffentlicht:

Veröffentlichte Expertenstandards:
1. Expertenstandard Dekubitusprophylaxe in der Pflege (2. Auflage 1999–2002)
2. Expertenstandard Entlassungsmanagement in der Pflege (April 2004)
3. Expertenstandard Schmerzmanagement in der Pflege (Mai 2005)
4. Expertenstandard Sturzprophylaxe in der Pflege (Februar 2006)
5. Expertenstandard Förderung der Harnkontinenz in der Pflege (April 2007)
6. Expertenstandard Pflege von Menschen mit chronischen Wunden (Juni 2008)
7. Expertenstandard Ernährungsmanagement zur Sicherstellung und Förderung der oralen Ernährung in der Pflege (2007–2009)

Geplant sind drei weitere Expertenstandards, sowie die Aktualisierung der bereits veröffentlichten Standards im Abstand von höchstens drei Jahren.

Geplante Expertenstandards:
- Expertenstandard Schmerzmanagement bei chronisch nicht-malignen Schmerzen (2008–2010)
- Pflege von demenziell Erkrankten (2009–2011)
- Medikamentenmanagement (2010–2012)

Die zentralen Funktionen dieser Expertenstandards in der Pflege wurden vom DNQP festgelegt.

Ziele von Expertenstandards:
- Berufliche Aufgaben und Verantwortungen zu definieren
- Innovationen in Gang zu setzen
- Eine evidenzbasierte Berufspraxis, berufliche Identität und Beweglichkeit zu fördern
- Grundlage für einen konstruktiven Dialog über Qualitätsfragen mit anderen Gesundheitsberufen zu sein

Das Vorgehen bei der Erstellung eines Nationalen Expertenstandards orientierte sich bisher immer an einem einheitlichen Schema, bei dem das Ergebnis als professionell abgestimmtes Leistungsniveau betrachtet wurde. Um dies zu erreichen, wurde nach der Auswahl des Themas eine unabhängige Expertenarbeitsgruppe von 8 bis 12 Experten gebildet, die etwa zu gleichen Teilen aus Pflegepraktikern und Pflegewissenschaftlern mit Fachexpertise bestand.

Nach einer ausführlichen Literaturrecherche der nationalen und internationalen Fachliteratur wurde ein Entwurf erarbeitet, der in der sich anschließenden Konsensuskonferenz vorgestellt und diskutiert wurde. Die Ergebnisse dieser Konferenz flossen in die endgültige Version des Expertenstandards ein, der dann nach etwa drei Monaten den Praxiseinrichtungen mit Kommentierungen und umfassender Literaturstudie zur Verfügung stand.

Schließlich erfolgte die modellhafte Implementierung des Expertenstandards mit wissenschaftlicher Begleitung durch das Team des DNQP. Über einen Zeitraum von etwa sechs Monaten wurde der neue Expertenstandard in allen Bereichen der Pflege eingeführt, wobei Einrichtungen der stationären Krankenpflege und Altenhilfe sowie ambulante Pflegedienste als Referenzeinrichtungen an der Implementierung teilnehmen konnten.

Struktur

Alle bisher veröffentlichten Expertenstandards sind nach einer einheitlichen Struktur aufgebaut (Tab. 1.1). Nach einer Einführung, der Beschreibung der Konsensuskonferenz, der Vorstellung der Arbeitsgruppe und der Präambel folgt eine Über-

Tab. 1.1. Grundlegende Struktur eines Expertenstandards

Struktur	Prozess	Ergebnis
S1 Risikoerhebung, Screening, Assessment	P1	E1
S2 Erforderliche Kompetenz	P2	E2
S3 Maßnahmenplanung	P3	E3
S4 Schulung und Beratung	P4	E4
S5 Kooperation	P5	E5
S6 Evaluation	P6	E6

sicht über den Standard, die in Struktur-, Prozess- und Ergebniskriterien unterteilt ist.

Die jeweiligen Unterpunkte werden mit S, P und E bezeichnet und nummeriert. Sie beinhalten immer Aussagen zur Verantwortlichkeit und Qualifikation für das Kriterium.

> In den folgenden Kapiteln zu den einzelnen Expertenstandards werden diese Aussagen zur Vermeidung von Wiederholungen zusammengefasst, etwa S1, P1 und E1. Anschließend erfolgen eine gemeinsame Erläuterung des gesamten Kriteriums und Hinweise für die praktische Umsetzung im Pflegealltag der stationären und ambulanten Pflege.

Alle Standardkriterien werden in der Folge vom DNQP kommentiert und genauer beschrieben. Nach dem Literaturverzeichnis und Glossar folgt ein Abschnitt über die Phasen der Implementierung, der sich vor allem mit der Auditierung des Standards beschäftigt.

Die einheitliche Gliederung der Standards, die auch inhaltlich beibehalten wird, erleichtert die Orientierung und das Verständnis für den Leser und Nutzer.

> **Praxistipp**
> In allen Expertenstandards spielen die Risikoerhebung, die erforderliche Kompetenz, die Maßnahmenplanung, die Schulung und Beratung auch der Angehörigen, die interdisziplinäre Zusammenarbeit und die Evaluation eine entscheidende Rolle.

1.2 Auswirkungen

Expertenstandards haben weitreichende Folgen im Pflegealltag. Zum einen sind insbesondere die Vorteile in der Praxis festzustellen und zum Teil sogar nachweisbar, wenn eine erfolgreiche Implementierung stattfand, zum anderen hat die Veröffentlichung von Expertenstandards auch eine juristische Wertigkeit.

1.2.1 Juristische Bedeutung

Nach bisheriger Auffassung der Rechtsprechung beinhalten Nationale Expertenstandards den allgemein anerkannten, aktuellen Stand der Pflegeforschung.

> Nationale Expertenstandards gelten deshalb als ein antizipiertes, also vorweggenommenes Sachverständigengutachten.

Dadurch entsteht eine strafrechtliche und zivilrechtliche Wertigkeit der Expertenstandards, deren Nichtbeachtung oder Nichtumsetzung aus haftungsrechtlicher Sicht in jedem Fall eine Fahrlässigkeit und folglich ein Verschulden darstellt. Dabei trägt die Pflegefachkraft die Durchführungsverantwortung, Pflegedienstleitung und Einrichtungsleitung übernehmen die Organisationsverantwortung und somit die Haupthaftungsverantwortung für die korrekte Umsetzung der in den Expertenstandards geforderten Inhalte.

> **Praxistipp**
>
> Im Schadensfall kann es dadurch zur Beweislasterleichterung oder -umkehr kommen, wobei die Pflegeeinrichtung anhand der Dokumentationen beweisen muss, dass eine korrekte Leistungserbringung erfolgte. Aus diesem Grund ist es für die Leitung einer Pflegeeinrichtung unerlässlich, eindeutige Dokumentationsvorgaben festzuhalten und deren Umsetzung durch die Mitarbeiter zu kontrollieren.

1.2.2 Vorteile

Ziel der bisher erarbeiteten und veröffentlichten Expertenstandards ist eine Verbesserung der Pflegequalität durch den Transfer von wissenschaftlich überprüften Erkenntnissen in die Pflegepraxis. Dadurch kommt es zur Kompetenzsteigerung der Mitarbeiter und somit zu einer Professionalisierung der Pflege im Allgemeinen. Die Verknüpfung von Pflegewissenschaft und Pflegepraxis durch die Vermittlung von evidenzbasiertem Wissen aber auch umgekehrt durch den Praxis-Theorie-Transfer ist ein nachhaltiger Schritt auf dem Weg der Qualitätsentwicklung in der Pflege.

Durch die Auseinandersetzung mit wichtigen Pflegeproblemen und durch die Fortbildung der Mitarbeiter soll die Sicherheit aller Beteiligten, also sowohl der Mitarbeiter als auch der Patienten, Bewohner und Angehörigen, gestärkt werden. Sicherheit bedeutet in diesem Zusammenhang sowohl die Gewährleistung der körperlichen Unversehrtheit als auch eine juristische Absicherung des Pflegebedürftigen. Außerdem führt die Umsetzung dieser gesicherten Erkenntnisse auch zu einer verbesserten Patientenorientierung, da in allen Kriterien der Expertenstandards eine individuelle Pflege gefordert wird.

> Alle bisher veröffentlichten Expertenstandards beschäftigen sich mit Pflegeproblemen, die weit verbreitet sind und außerdem hohe Kosten verursachen können. Die konsequente Beachtung der Expertenaussagen könnte deshalb bei sinkenden Kosten zu einer verbesserten Pflegequalität bzw. Lebensqualität führen.

Von Vorteil für den Patienten, den Bewohner und seine Angehörigen ist außerdem die immer wiederkehrende Forderung nach Schulung und Beratung durch die Pflegefachkraft, die in allen Expertenstandards eine übergeordnete Rolle spielt. Dadurch wird die Bedeutung der Pflegeberatung ▶ Kap. 1.4 unterstrichen, die in der allgemeinen gesundheitspolitischen Entwicklung eine immer stärkere Position einnimmt. Die Vermeidung von Krankheiten, Folgeerkrankungen und Komplikationen und die Stärkung der Prophylaxe durch Patientenedukation sollen von allen Beteiligten im Gesundheitswesen unterstützt werden und stellen deshalb eine interdisziplinäre Aufgabe dar.

> In diesem Zusammenhang ist es für alle Einrichtungen im Pflegesektor unerlässlich, durch Beratung zu einer Verbesserung der Situation des Patienten oder Bewohners beizutragen und die Inhalte und Ergebnisse dieser Beratung auch zu dokumentieren.

1.2.3 Nachteile

An den bisher veröffentlichten Expertenstandards wurde immer wieder Kritik geäußert, da die Pflegeeinrichtungen große Probleme bei der praktischen Umsetzung haben und dadurch der Nutzen von Expertenstandards insgesamt in Frage gestellt wurde.

Probleme bei der Implementierung der Nationalen Expertenstandards ergeben sich aus der Zielsetzung, Gültigkeit für alle Einrichtungen im Pflegebereich zu besitzen und eine evidenzbasierte Berufspraxis zu erreichen.

> Folglich sind die Formulierungen sehr allgemein gehalten und zum Teil schwer verständlich. Durch die Begrifflichkeiten und die Fachsprache wird die Umsetzung an der Basis behindert.

Um eine allgemeine Gültigkeit zu erreichen, wurden die Standardaussagen aus der Sicht der Kritiker sehr vage formuliert. Gerade im ambulanten Bereich, wo ein Patientenkontakt sich oftmals auf wenige Minuten pro Tag beschränkt, gestaltet sich die Implementierung schwierig. Probleme zeigen sich aber auch in Einrichtungen mit einer kurzen Verweildauer, etwa Ambulanzen oder Intensivstationen bzw. in Pflegeeinrichtungen mit einem speziellen Schwerpunkt, z. B. Hospize oder Tagespflegeeinrichtungen.

> **Praxistipp**
>
> Die Implementierung von Expertenstandards muss auf die besonderen Gegebenheiten jeder einzelnen Einrichtung zugeschnitten werden. In den folgenden Kapiteln finden sich zu den jeweiligen Standards Einzelheiten für die Umsetzung.

Aus diesem Grund ist die Einführung von Expertenstandards in der Pflegepraxis mit hohen Ressourcen verbunden.

Ressourcen bei der Einführung:
- Personal
- Zeit
- Qualifikation
- Finanzielle Mittel

Dabei ist zu berücksichtigen, dass nicht nur die kontinuierliche Fortbildung der Mitarbeiter und die Arbeitsstunden bei der Einführung Kosten verursacht, sondern auch die Beschaffung des Expertenstandards an sich. Im Internet wird zwar die jeweilige Übersicht über den Standard auf der Homepage des DNQP zum Download zur Verfügung gestellt, für eine erfolgreiche Umsetzung ist es jedoch unbedingt notwendig, dass alle Mitarbeiter oder zumindest alle Fachkräfte den genauen Inhalt kennen.

> **Praxistipp**
>
> Die Anschaffung aller bisher veröffentlichten Expertenstandards ist deshalb zu empfehlen.

Von Nachteil bei der Implementierung ist außerdem die Tatsache, dass in den Nationalen Expertenstandards auch Instrumente untersucht und zum Teil empfohlen werden, die nur mit Genehmigung des Verfassers kommerziell verwendet werden dürfen. Viele Einrichtungen sind sich nicht bewusst, dass anderenfalls eine Urheberrechtsverletzung vorliegt.

Immer wieder kritisiert wird auch die Tatsache, dass die Wirksamkeit der Expertenstandards nicht eindeutig untersucht ist. Es ist jedoch davon auszugehen, dass alleine durch die Tatsache der Veröffentlichung einer allgemein gültigen nationalen Expertenmeinung mit entsprechender juristischer Tragweite eine höhere Sensibilität für das jeweilige Thema entsteht und dadurch eine Verbesserung der Problematik erreicht wird. Allerdings sind diese Veränderungen sehr langwierig und deshalb erst im Verlauf von mehreren Jahren zu beobachten.

1.3 Implementierung

Die oben erwähnten Nachteile führen bei der Implementierung der bisher veröffentlichten Nationalen Expertenstandards immer wieder zu Problemen, da die Einrichtungen sich teilweise unsicher fühlen, wie sie bei der Umsetzung vorgehen sollten. Deshalb wird im folgenden Abschnitt der praktische Verlauf der Implementierungsphasen erläutert.

Phasen der Implementierung:
1. Fortbildung aller Mitarbeiter
2. Aktualisierung und Anpassung des einrichtungsinternen Standards
3. Überprüfung der Formulare
4. Verfahrensanweisung im Qualitätsmanagement-Handbuch QMHB
5. Implementierung
6. Kontrolle durch die Leitung, z. B. bei der Pflegevisite

Der Kenntnisstand der aktuellen pflegewissenschaftlichen Grundlagen aller Mitarbeiter oder zumindest aller Pflegefachkräfte ist die Grundvoraussetzung für eine erfolgreiche Umsetzung.

> **Praxistipp**
>
> Die Wissensvermittlung durch Fortbildung und Literatur erleichtert die Implementierung. Entsprechende Angebote durch die Einrichtungsleitung sind auch unter Berücksichtigung der Organisationsverantwortung zu empfehlen.

Anschließend erfolgt die Erstellung oder Überarbeitung des einrichtungsinternen Standards. Dabei ist es sinnvoll, die Ressourcen der Mitarbeiter zu nutzen und diese im Rahmen einer Projektgruppe an der Standarderstellung oder Aktualisierung zu beteiligen. Besonders interessierte oder fortgebildete Mitarbeiter können ihr Wissen in die Gruppe einbringen.

Für diese Arbeit sollte ein genauer Zeitrahmen vorgegeben werden, um Verzögerungen zu vermeiden. Außerdem sollte die Projektgruppe nicht zu groß sein, da sonst das Vorankommen durch unnötige Diskussionen beeinträchtigt wird. Für die Arbeit der Projektgruppe sollte ein strukturierter Ablaufplan vorliegen.

Sobald der einrichtungsinterne Pflegestandard an die Anforderungen des Expertenstandards angepasst wurde, müssen die vorhandenen Formulare überprüft werden. Auch diese Implementierungsphase kann durch die Projektgruppe übernommen werden.

Schließlich wird eine Verfahrensanweisung für das Qualitätsmanagement-Handbuch erstellt, damit alle Mitarbeiter wissen, welche Vorgaben zu berücksichtigen sind. In der letzten Phase der Implementierung wird festgelegt, ab wann der neue Standard gültig ist.

> Zur Evaluation der Umsetzung sollte durch die Leitungsebene der Pflegeeinrichtung eine Kontrollfunktion eingerichtet werden, um sicherzustellen, dass alle Mitarbeiter sich an den Vorgaben des Expertenstandards orientieren. Dadurch wird die juristische Wertigkeit der Nationalen Expertenstandards berücksichtigt, da die Einrichtungsleitung die Organisationsverantwortung tragen muss. Gut geeignet für die Evaluation ist unter anderem das Instrument der Pflegevisite.

1.3.1 Voraussetzungen für die Implementierung

Die Implementierung von Nationalen Expertenstandards ist effektiver, erfolgreicher und einfacher, wenn die notwendigen Rahmenbedingungen beachtet werden. Die beiden wichtigsten Faktoren sind, neben dem aktuellen, pflegewissenschaftlich fundierten Fachwissen, folgende Grundvoraussetzungen.

Voraussetzungen:
- Beratung
- Dokumentation

In Abhängigkeit vom Versorgungsauftrag spielt die Beratung eine erhebliche Rolle bei der korrekten Umsetzung der Expertenstandards (► Kap. 1.4). Gerade in Einrichtungen, in denen keine 24-Stunden-Versorgung stattfindet, etwa in der ambulanten Pflege, in Tages- oder Nachtpflegeeinrichtungen aber auch in Rehabilitationseinrichtungen, müssen der Patient und seine Angehörigen gezielt beraten werden.

> Inhalte und Ergebnisse der Beratung müssen eindeutig aus der Pflegedokumentation hervorgehen.

Insofern kommt auch der Pflegedokumentation (► Kap. 1.5) eine entscheidende Rolle zu, deren Bedeutung allen Mitarbeitern jederzeit bewusst sein sollte. Auch hier obliegt der Einrichtungsleitung die Haupthaftungsverantwortung und somit die Kontrolle der Umsetzung.

1.4 Pflegeberatung

Durch die Gesetze über die Berufe der Gesundheits- und Krankenpflege, der Gesundheits- und Kinderkrankenpflege und der Altenpflege aber auch durch verschiedene Ausführungen in den Sozialgesetzbüchern SGB V, SGB IX, SGB XI und SGB XII wurde der Stellenwert der Beratung und Gesundheitsvorsorge deutlich erhöht. Für die Gesundheitsberufe ergibt sich hieraus eine Verpflichtung, den Patienten oder Bewohner und seine Angehörigen zu beraten, anzuleiten und zu schulen.

Im SGB XI wird darüber hinaus der Beratungseinsatz in § 37,3 und die Schulung von Angehörigen in § 45 gesetzlich definiert.

Eine Übersicht über die Veränderungen durch das Gesetz zur strukturellen Weiterentwicklung der Pflegeversicherung, das am 01.07.2008 in Kraft trat, wird in der folgenden Tabelle dargestellt (◘ Tab. 1.2).

Die praktische Umsetzung dieser gesetzlichen Vorgaben wird erleichtert, wenn Mitarbeiter für Beratungsaufgaben gezielt qualifiziert werden.

Tab. 1.2. Pflegeweiterentwicklungsgesetz

Paragraph	Inhalt
§ 7a	Einsatz von Pflegeberatern
§ 12	Koordination durch die Pflegekassen
§ 37,3	Beratungseinsatz zur Qualitätssicherung (Abrechnung)
§ 45	Pflegekurse, Schonung von Angehörigen
§ 45a	Personen mit eingeschränkter Alltagskompetenz PEA
§ 92c	Pflegestützpunkte

Eine Ausbildung zum Pflegeberater ist derzeit lediglich für Berater in Pflegestützpunkten erforderlich, sinnvoll ist jedoch für alle Einrichtungen die Schulung geeigneter Mitarbeiter in den Bereichen Kommunikation und Gesprächsführung bzw. die Fortbildung in speziellen Pflegebereichen, etwa Diabetes, Ernährung, Wundversorgung, Palliativpflege und andere fachliche Zusatzqualifikationen. Auch Mitarbeiter mit fundierten Kenntnissen im Bereich der Sozialversicherung können beratend tätig werden.

> **Praxistipp**
> Besonders geeignet für Beratungs- oder Schulungsmaßnahmen sind Mitarbeiter mit Zusatzqualifikationen, beispielsweise Case Manager, Stationsleitungen, Qualitätsmanager, Mitarbeiter mit Weiterbildungen zu speziellen Krankheitsbildern oder auch Praxisanleiter.

Dabei richtet sich das Ziel der Beratung auf folgende Aspekte.

Beratungsziele:
- Gesundheitsförderung
- Vermeidung von Krankheiten
- Dadurch Senkung von Behandlungskosten
- Beratungseinsatz nach SGB XI, § 37,3:
  1. Zur Sicherung der Qualität
  2. Zu regelmäßigen Hilfestellung
  3. Zur praktischen pflegefachlichen Unterstützung der häuslich Pflegenden

Pflegeberatung kann allerdings bei jedem Patientenkontakt stattfinden, etwa im Anamnesegespräch, während der Pflegevisite oder im Rahmen der Körperpflege. Inhalte dieser Informationsweitergaben sollten möglichst präzise dokumentiert werden.

1.4.1 Kompetenz

Das DNQP verbindet mit der Beratung ein zentrales ethisches Prinzip, das verpflichtet, Patienten umfassend zu beraten und ihnen Entscheidungs- und Handlungsfreiraum zu eröffnen. Mehrere Handlungsalternativen sollten dem Bewohner vorgestellt werden und die Folgen und Gefahren diskutiert werden. Um eine gute Beratung durchführen zu können, sollte die beratende Fachkraft über spezielle Kompetenzen verfügen.

Beratungskompetenz:
- Fundiertes Fachwissen
- Ggf. Spezialwissen
- Intuition
- Kommunikationsfähigkeit
- Problemlösungskompetenz
- Erkennen der Selbstkompetenz des Patienten bzw. seiner Angehörigen

Die Selbstkompetenz des Patienten und seiner Angehörigen ist ein entscheidender Faktor bei der Realisierung der Beratungsinhalte. Kognitive Fähigkeiten des Patienten und die Bereitschaft zur Verhaltensänderung spielen eine wesentliche Rolle bei der Entscheidung, welcher Beratungsstil gewählt wird.

Beratungsstile:
1. Coachender Stil
2. Werbender Stil
3. Erlaubnis einholender Stil

Je größer die Selbstkompetenz des Patienten bzw. seiner Angehörigen desto intensiver werden sie in die Entscheidungsfindung einbezogen. Von Stufe zu Stufe wird die Kompetenz des Betroffenen größer und er entscheidet selbstständiger, welche Maßnahmen er durchführen möchte.

Tab. 1.3.

Selbsteinschätzung durch die Pflegefachkraft	Fremdeinschätzung durch Patient und Angehörige
Individueller Dialog	Ignoranz, fehlende Wertschätzung
Professionelle Beratung	Zufälliger Alltagsgespräche
Gemeinsame Entscheidungen	Entscheidung nach medizinischen und wirtschaftlichen Kriterien
Kooperation	Kaum Zusammenarbeit
Prozesssteuerung	Man muss alles selbst machen
Individuelles Versorgungsangebot	Nicht bedarfsgerechtes Angebot

Evaluationsprojekt zur Pflegeüberleitung NRW (Sieger u. Kunstmann 2003, Schönlau u.a. 2005, Uhlmann u.a. 2005, Bräutigam u.a. 2005)

> Durch die Berücksichtigung dieser Tatsachen und die Auswahl des geeigneten Beratungsstils wird die Compliance des Patienten und der Angehörigen verbessert.

Der Berater sollte jedoch nicht nur die Selbstkompetenz des Betroffenen eruieren, sondern auch seine Selbstoffenbarungsängste wahrnehmen. Dabei empfiehlt sich ein strukturiertes Vorgehen.

Ablauf der Beratung:
1. Situation analysieren
2. Gemeinsam Verständnis für die Situation entwickeln
3. Gemeinsam Lösungsansätze erarbeiten

Diese Lösungsansätze müssen persönliche, soziale und materielle Ressourcen berücksichtigen. Im Verlauf der Beratung sollte immer zwischen fachlichem und psychosozialem Beratungsbedarf unterschieden werden. Dabei zeigen sich immer wieder ähnliche Beratungsthemen.

Beratungsthemen:
- Probleme und schwierige Lebensthemen
- Prozess des Krankseins
- Akute Krisen und Konflikte
- Akzeptanz von unabwendbaren Veränderungen und Einschränkungen
- Treffen von Entscheidungen
- Erreichen einer befriedigenden Lebensweise trotz Krankheit, Behinderung oder Alter

Interessanterweise unterscheiden sich Bewertungen der Beratungsqualität durch den Patienten oder seine Angehörigen und die durchführende Pflegefachkraft deutlich. Ein Evaluationsprojekt zur Pflegeüberleitung in Nordrhein Westfalen machte dies deutlich (Tab. 1.3).

Diese Ergebnisse zeigen, dass die Angehörigen als »Experten« ihres Patienten eine wichtige Rolle spielen. Belastungen der Angehörigen müssen deshalb als psychosoziale Faktoren in der Beratung wahrgenommen und bearbeitet werden. Die häufigsten Probleme der Angehörigen stellen die folgenden Faktoren dar.

Belastung der Angehörigen:
- Beziehung zwischen Patient und Angehörigen
- Finanzielle Belastung
- Schuldgefühle
- Unzureichende Wahrnehmung der Angehörigen durch Pflegende

Eine Unterstützung der Angehörigen führt somit indirekt zu einer Verbesserung der Pflegesituation des Betroffenen.

Buchtipp
Ausführliche Informationen zur Beratung, Anleitung und Unterstützung von Angehörigen bietet das Buch »Angehörige pflegen – Ein Ratgeber für die Hauskrankenpflege« von Martina Döbele, erschienen 2008 im Springer Verlag, Heidelberg.

1.5 Pflegedokumentation

Die Dokumentation von Pflegemaßnahmen und Beratungsinhalten wird in jedem einzelnen Expertenstandard aufgeführt. Für jede Pflegeeinrichtung ist es deshalb unerlässlich, zu überprüfen, welche Elemente der Pflegedokumentation und Pflegeplanung an die Anforderungen der Nationalen Expertenstandards angepasst werden müssen.

Wichtige Elemente der Dokumentation:
- Pflegeanamnese
- Risikoassessment
- Pflegeplanung und Evaluation
- Einrichtungsinterne Pflegestandards
- Spezielle Formulare, z. B. Lagerungs- und Bewegungsprotokolle, Flüssigkeitsprotokolle
- Leistungsnachweise
- Pflegebericht, z. B. Beratung, Verweigerung, begründete Abweichung

Ein sicherer Umgang aller Mitarbeiter mit der Pflegedokumentation und der Pflegeplanung sowie genaue Vorgaben von Seiten der Einrichtungsleitung sind deshalb für die Umsetzung der Nationalen Expertenstandards dringend notwendig.

> **Praxistipp**
>
> Hilfreich bei der Berücksichtigung der Anforderungen an die Pflegedokumentation sind gezielte Fortbildungen der Mitarbeiter, eindeutige Anweisungen im Qualitätsmanagement-Handbuch und die Bereitstellung einer »Musterkurve«. Eine Kontrolle der Dokumentation bzw. im Idealfall eine statistische Auswertung der Inhalte durch die Einrichtungsleitung oder den Qualitätsmanagement-Beauftragten trägt dazu bei, Defizite frühzeitig zu erkennen und entsprechende Verbesserungsmaßnahmen einzuleiten.

1.6 Zukunft von Expertenstandards

Durch das Gesetz zur strukturellen Weiterentwicklung der Pflegeversicherung wurde die Bedeutung von Expertenstandards noch einmal betont, da die Umsetzung von Expertenstandards für alle Einrichtungen in § 113a als unmittelbar verbindlich beschrieben wird. Dieser Paragraph wurde zur Qualitätssicherung und zum Schutz der Pflegebedürftigen erlassen und regelt außerdem das Vorgehen bei der Erarbeitung der Expertenstandards.

Allerdings wurde in diesem Zusammenhang die Verantwortung für die Entwicklung von Expertenstandards in den institutionellen Rahmen und den rechtlichen Zusammenhang des SGB XI gestellt.

> Die Kosten für die Entwicklung und Aktualisierung von Expertenstandards sind Verwaltungskosten, die vom Spitzenverband Bund der Pflegekassen und von privaten Versicherungsunternehmen getragen werden.

Dabei wurde von den Vertragspartnern eine Verfahrensordnung beschlossen, die den Ablauf der Standardentwicklung beschreibt. Zum 1.7.2008 wurde der GKV Spitzenverband gegründet, der unter anderem für die Steuerung der Standardentwicklung zuständig ist.

> Eine entsprechende Regelung im SGB V wurde noch nicht formuliert, die bisher erstellten Nationalen Expertenstandards gelten in diesem Bereich unverändert weiter; es ist davon auszugehen, dass die sieben vorhandenen Expertenstandards auch für den Bereich des SGB XI ihre Gültigkeit behalten.

Kritisiert wurde diese Entscheidung von verschiedenen Berufsverbänden. So bemängelte beispielsweise der Deutsche Pflegerat DPR, dass an der Entscheidung zur Verabschiedung einer Verfahrensordnung weder der DPR noch die pflegewissenschaftlichen Fachexperten beteiligt wurden. Nach Ansicht des Pflegerats hat sich das DNQP in den vergangenen 16 Jahren mit den erarbeiteten Standards bewährt.

1.6.1 Verfahrensordnung Expertenstandards

Auf Vorschlag der beteiligten Institutionen wird die Entwicklung eines Standards beschlossen und ausgeschrieben.

Das beauftragte pflegewissenschaftliche Institut erarbeitet den Entwurf für einen Experten-

1.6 · Zukunft von Expertenstandards

standard. Dieser wird dann mit den verschiedenen Akteuren diskutiert. Dabei werden die Betroffenen ebenso wie die Praxis und Fachöffentlichkeit einbezogen. Auf dieser Grundlage erfolgt eine modellhafte Implementierung.

Anschließend entscheiden die Vertragspartner (Bundesarbeitsgemeinschaft der überörtlichen Träger der Sozialhilfe, Bundesvereinigung der kommunalen Spitzenverbände, Vereinigungen der Träger der Pflegeeinrichtungen und der GKV-Spitzenverband) gemeinsam über die Einführung des Expertenstandards. Es erfolgt außerdem eine Veröffentlichung im Bundesanzeiger.

> Damit ist er verbindlich für alle Institutionen und gilt als Mindeststandard, an den sich alle halten müssen. Gemeint sind in diesem Zusammenhang momentan Einrichtungen, die nach SGB XI abrechnen, eine entsprechende Anpassung des SGB V ist wahrscheinlich.

Nationaler Expertenstandard Dekubitusprophylaxe in der Pflege

2.1 Vorwort des Expertenstandards – 14

2.2 Standardkriterium 1 – 14
2.2.1 Implementierung – 14
2.2.2 Dekubitusrisiko – 15
2.2.3 Klassifikation des Dekubitus – 15
2.2.4 Risikoskalen – 15
2.2.5 Risikoassessment – 16

2.3 Standardkriterium 2 – 17
2.3.1 Implementierung – 18
2.3.2 Mobilisation und Transfer – 18
2.3.3 Lagerung – 18
2.3.4 Lagerungstechniken – 19
2.3.5 Lagerungsintervalle – 20
2.3.6 Sitzen – 21
2.3.7 Mikrobewegungen – 22
2.3.8 Maßnahmenplanung – 22

2.4 Standardkriterium 3 – 23
2.4.1 Implementierung – 23
2.4.2 Hilfsmittel – 24
2.4.3 Verfügbarkeit von Hilfsmitteln – 25

2.5 Standardkriterium 4 – 25
2.5.1 Implementierung – 25
2.5.2 Pflegemaßnahmen – 26

2.6 Standardkriterium 5 – 29
2.6.1 Implementierung – 30

2.7 Standardkriterium 6 – 30
2.7.1 Implementierung – 30

2.8 Standardkriterium 7 – 31
2.8.1 Implementierung – 31

2.9 Dokumentation – 31

2.10 Organisation – 32

2.11 Auswirkungen des Expertenstandards – 32

Der Dekubitus ist auch durch Medienberichte in den vergangenen Jahren zum »Schreckgespenst der Pflege« geworden. Immer wieder wurde die Entstehung eines Druckgeschwürs als Pflegefehler gewertet und in etlichen Fällen sogar gerichtlich verfolgt. Seit der Einführung des Nationalen Expertenstandards Dekubitusprophylaxe ist die Anzahl der Druckgeschwüre in Heimen und Kliniken von Jahr zu Jahr gesunken, wie eine jährlich stattfindende Studie der Charité in Berlin zeigte.

In diesem Kapitel wird zunächst der Inhalt des Nationalen Expertenstandards Dekubitusprophylaxe in der Pflege anhand der einzelnen Standardkriterien dargestellt und erläutert. Die einzelnen Abschnitte beschreiben jeweils ein Standardkriterium des Expertenstandards sowie wichtige Maßnahmen und Hilfestellungen für die Implementierung.

Den Schwerpunkt der Kommentierung stellt die Implementierung in den Pflegeprozess dar, wobei die einzelnen Schritte Informationssammlung, Risikoerhebung, Zielformulierung, Maßnahmenplanung, Durchführung und Evaluation als Richtschnur dienen.

Für die Implementierung in den einrichtungsinternen Pflegestandard werden Anregungen gegeben, die zwischen den ambulanten, teilstationären und stationären Einrichtungen unterscheiden. Bei diesen Informationen wurden auch die Inhalte der »Grundsatzstellungnahme Dekubitus« des Medizinischen Dienstes Spitzenverband Bund der Krankenkassen MDS und die Veröffentlichung des Handbuchs »Pflegedokumentation stationär« des Bundesministeriums für Familie, Senioren, Frauen und Jugend BMFSFJ mitberücksichtigt, um Doppelarbeit zu vermeiden und eine umfassende Anpassung des einrichtungsinternen Pflegestandards zu ermöglichen.

Die erforderlichen Formulare, z. B. Risikoskalen, Lagerungs- und Bewegungsplan oder Ernährungsanamnese, befinden sich im Anhang, da sie für mehrere Expertenstandards notwendig sein können.

Schließlich beschäftigt sich dieses Kapitel mit organisatorischen Besonderheiten im Zusammenhang mit dem Expertenstandard, etwa der Erstellung einer Dekubitusstatistik.

2.1 Vorwort des Expertenstandards

Das erste Kapitel des Expertenstandards beschreibt eine Strategie für ein Qualitätsmanagement im Gesundheitswesen (▶ Kap. 1), auf das an dieser Stelle nur insofern eingegangen wird, als der Autor eine Aussage trifft, die nicht dazu beiträgt, die gelegentlich angespannte Beziehung zwischen Ärzten und Pflegepersonal zu verbessern.

> Einstellungsänderungen gegenüber dem Gehabten fallen gerade der ärztlichen Profession schwerer als der Pflege. (Vortrag von Dr. Matthias Gruhl auf der 1. Konsens-Konferenz in Osnabrück)

Die Akzeptanz von Expertenstandards wird durch derartige Aussagen vermutlich nicht verbessert, zumal diese sowieso immer wieder kritisiert werden (▶ Kap. 1.2.3).

2.2 Standardkriterium 1

S1 Die Pflegefachkraft verfügt über aktuelles Wissen zur Dekubitusentstehung sowie Einschätzungskompetenz des Dekubitusrisikos. **P1** Die Pflegefachkraft beurteilt das Risiko aller Patienten/Betroffenen, bei denen die Gefährdung nicht ausgeschlossen werden kann, unmittelbar zu Beginn des pflegerischen Auftrags und danach in individuell festzulegenden Abständen sowie unverzüglich bei Veränderungen der Mobilität, der Aktivität und des Druckes u. a. mit Hilfe einer standardisierten Einschätzungsskala z. B. nach Braden, Waterlow oder Norton. **E1** Eine aktuelle, systematische Einschätzung der Dekubitusgefährdung liegt vor.

2.2.1 Implementierung

Das DNQP betont in seiner Kommentierung zunächst die Notwendigkeit von aktuellem Fachwissen und lebenslangem Lernen. Der Zusammenhang zwischen Schulungsprogrammen und dem reduzierten Auftreten von Dekubitalulzera in Pflegeeinrichtungen wird durch die praktische Anwendung von theoretischen Kenntnissen erklärt.

> Theoretische Kenntnisse über die Entstehung eines Dekubitus sind für alle Pflegefachkräfte unerlässlich: Die Einwirkung von Druck in Form von vertikalem Druck und Scherkräften und der Zusammenhang zwischen Druck und Zeit bedingt einen Sauerstoffmangel mit der Folge des Kollabierens der Kapillargefäße.
> Eine verminderte Druckverteilungskapazität des Gewebes findet man beispielsweise bei Dehydration, bei Eiweißmangel, bei Vitaminmangel und bei Stress. Eine veränderte Gewebetoleranz bezüglich eines Sauerstoffmangels liegt bei Ödemen vor, kann aber auch durch Medikamente oder Krankheiten mit vaskulären Veränderungen hervorgerufen werden.
> Auf den Beginn dieser Schädigung reagiert der Körper normalerweise mit Schmerzen, die zur Entlastung der betroffenen Körperzone durch Lageveränderung führen. Infolge altersbedingter Veränderungen der Haut oder Immobilität kann der Druck-Schmerz-Mechanismus beeinträchtigt sein.

2.2.2 Dekubitusrisiko

Die deutsche Gesellschaft für physikalische Medizin und Rehabilitation benennt verschiedene Risikofaktoren, die zur Druckbelastung führen.

Risikofaktoren:
- Immobilität (totale Immobilität besteht, wenn der Patient im Schlaf pro Stunde keine einzige Spontanbewegung durchführt)
- Zu langes Sitzen ohne Druckentlastung
- Bewusstlosigkeit und gravierende Störungen der Vigilanz, z. B. Depression, Katatonie und andere psychiatrische Erkrankungen
- Sedierung
- Hohes Lebensalter
- Neurologische Störungen, z. B. Lähmungen mit Sensibilitätsstörungen
- Kachexie
- Durchblutungsstörungen, vor allem aVK
- Exsikkose, Dehydration, Fieber
- Anämie mit einem Hb < 8 g/l
- Große chirurgische Eingriffe

Angeführt wird außerdem die Inkontinenz, wobei nach Ansicht des DNQP kein direkter Zusammenhang zwischen Inkontinenz und Dekubitusentstehung vorliegt, sondern ein Dekubitus indirekt über die durch Hautfeuchtigkeit ausgelöste Mazeration der Haut entsteht.

2.2.3 Klassifikation des Dekubitus

Dekubitalgeschwüre werden nach W. O. Seiler in vier Grade und drei Stadien eingeteilt (◘ Tab. 2.1).

2.2.4 Risikoskalen

Die Expertengruppe empfiehlt die Anwendung eines standardisierten Einschätzungsverfahrens, wobei nach dem derzeitigen Wissensstand der Einsatz einer bestimmten Risikoskala nicht empfohlen wird, da es bei allen Skalen keine endgültigen Belege für die Validität und Reliabilität gibt. Die am besten untersuchten Skalen sind die Braden-Skala (▶ Anhang 2), die Norton-Skala und die Waterlow-Skala (▶ Anhang 3). Die Grundsatzstellungnahme des MDS beschäftigt sich außerdem mit der Medley-Skala (▶ Anhang 4).

> Wichtig ist, dass eine Skala anhand der für die Anwendung der Skala gültigen Zielgruppe ausgewählt wird. So wird beispielsweise die Verwendung der modifizierten Norton-Skala nach Bienstein für ältere Menschen nicht empfohlen, da zu große Patientenzahlen allein durch das Kriterium Alter und Multimorbidität als dekubitusgefährdet gelten.

In Abhängigkeit von der Patientengruppe einer Pflegeeinrichtung können verschiedene Risikoskalen zum Einsatz kommen (◘ Tab. 2.2). Die (modifizierte) Norton-Skala wird in dieser Tabelle bewusst nicht berücksichtigt, da der MDS sie aus methodisch-wissenschaftlicher Perspektive nicht zur Anwendung empfiehlt. Einer der Kritikpunkte ist das häufige Auftreten von falsch-negativen Ergebnissen bei der Norton-Skala und falsch-positiven Ergebnissen bei der modifizierten Norton-Skala.

Tab. 2.1. Einteilung der Schweregrade und Stadien des Dekubitus

Grad/Stadium	Ausprägung und Symptome
Grad 1	Nicht wegdrückbare umschriebene Hautrötung bei intakter Haut; weitere klinische Zeichen können Ödembildung, Verhärtung und eine lokale Überwärmung sein
Grad 2	Teilverlust der Haut; die Epidermis bis hin zu Anteilen des Koriums sind geschädigt; der Druckschaden ist oberflächlich und kann sich klinisch als Blase, Hautabschürfung oder flaches Geschwür darstellen
Grad 3	Verlust aller Hautschichten, einschließlich Schädigung oder Nekrose des subkutanen Gewebes, die bis auf, aber nicht unter die darunterliegende Faszie reichen kann; der Dekubitus zeigt sich klinisch als tiefes, offenes Geschwür
Grad 4	Verlust aller Hautschichten mit ausgedehnter Zerstörung, Gewebsnekrose oder Schädigung von Muskeln, Knochen oder stützenden Strukturen, wie Sehnen oder Gelenkkapseln, mit oder ohne Verlust aller Hautschichten
Stadium A	Wunde »sauber«, Granulationsgewebe, keine Nekrosen
Stadium B	Wunde schmierig belegt, Restnekrosen, keine Infiltration des umgebenden Gewebes, Granulationsgewebe, keine Nekrosen
Stadium C	Wunde wie Stadium B mit Infiltration des umgebenden Gewebes und/oder Allgemeininfektion (Sepsis)

Tab. 2.2. Risikoskala in Abhängigkeit vom Pflegesektor

Sektor	Risikoskala
Pflegeheim	Braden-Skala, Medley-Skala
Krankenhaus, Normalstation	Braden-Skala, Medley-Skala, Waterlow-Skala
Krankenhaus, Wachstation	Waterlow-Skala
Ambulante Pflege	Braden-Skala, Medley-Skala
Tagespflege, Nachtpflege	Braden-Skala, Medley-Skala
Rehabilitationseinrichtung	Braden-Skala, Medley-Skala
Hospiz	Medley-Skala

Die Auswahl der geeigneten Skala bleibt zunächst der Einrichtung überlassen, sofern begründet wird, warum eine bestimmte Skala gewählt wurde.

Krankenhaus

Im Klinikbereich können je nach Fachrichtung (Intensivstation, Geriatrie) verschiedene Risikoskalen zum Einsatz kommen.

2.2.5 Risikoassessment

Unabhängig von der ausgewählten Risikoskala wird das Fachwissen und die Einschätzungskompetenz der Pflegefachkraft von den Experten als wichtiges Kriterium betrachtet.

Der Zeitpunkt der Einschätzung wird von der Expertenarbeitsgruppe »unmittelbar zu Beginn des pflegerischen Auftrags« festgelegt, also im Erst-

Tab. 2.3. Intervalle der Risikoeinschätzung

Pflegesektor	Mögliches Intervall
Krankenhaus, Intensivstation	1× pro Schicht
Krankenhaus, Normalstation	1× pro Tag bis 1× pro Woche, je nach Fachdisziplin
Pflegeheim	1× pro Monat bis alle 8 Wochen, je nach Pflegezustand
Ambulanter Pflegedienst	1× pro Monat bis alle 3 Monate, je nach Pflegezustand
Hospiz	1× pro Woche, je nach Pflegezustand
Rehabilitationsklinik	Alle 2 Wochen, je nach Pflegezustand
Tagespflege, Nachtpflege	1× pro Quartal, je nach Pflegezustand

gespräch. Das bedeutet, dass in der Informationssammlung der Pflegeanamnese das Dekubitusrisiko erhoben werden muss, wenn ein Risiko nicht ausgeschlossen werden kann, was wahrscheinlich bei den wenigsten Patienten oder Bewohnern der Fall ist. Die Pflegeanamnese muss deshalb ein Risikoassessment beinhalten (► Anhang 1). Außerdem hat die Arbeitsgruppe beschlossen, dass das Risiko danach in »individuell festzulegenden Abständen« kontrolliert werden muss. In der Praxis zeigen sich bei der Umsetzung dieser Anforderung allerdings Probleme. In fast allen Pflegeeinrichtungen wird für alle Betroffenen ein allgemeines Intervall festgelegt, nach dem eine Wiederholung der Einschätzung erfolgt. Dadurch wird eine Einschätzung des Risikos bei plötzlich auftretenden Veränderungen des Gesundheitszustands erschwert.

Legt man individuelle Abstände fest, besteht die Gefahr, dass die Wiederholung vergessen wird. Einige Einrichtungen orientieren sich deshalb beispielsweise an der Pflegestufe oder an dem ermittelten Risikowert. Von Seiten der Einrichtung müssen genaue Vorgaben existieren, die den Mitarbeitern die Bestimmung der Evaluationsintervalle erleichtern. Dabei ist ebenfalls zu berücksichtigen, welches Patientenklientel betreut wird. Vorschläge zu möglichen Einschätzungsintervallen beinhaltet die folgende Tabelle (◘ Tab. 2.3).

In der Tabelle werden mögliche Einschätzungsintervalle dargestellt. Dabei ist zu berücksichtigen, dass der Pflegezustand eines Patienten oder Betroffenen sich akut verändern kann und dann eine sofortige Einschätzung erfolgen muss. Auslösende Faktoren hierfür sind zahlreich.

Beispiele für akute Veränderungen:
- Sturz mit nachfolgender Immobilität
- Plötzlich auftretende Erkrankung z. B.:
  - Apoplex
  - Herzinfarkt
  - Stoffwechselentgleisung
- Operation
- Plötzlich auftretende Bewusstseinseinschränkung
- Infektion, Fieber
- Dehydration
- Veränderungen der Nahrungsaufnahme

Beim Auftreten entsprechender Faktoren muss eine sofortige Einschätzung erfolgen und anschließend das individuelle Wiederholungsintervall neu bestimmt werden.

2.3 Standardkriterium 2

S2 Die Pflegefachkraft beherrscht haut- und gewebeschonende Bewegungs-, Lagerungs- und Transfertechniken. **P2** Die Pflegefachkraft gewährleistet auf der Basis eines individuellen Bewegungsplans sofortige Druckentlastung durch die regelmäßige Bewegung des Patienten/Betroffenen, z. B. 30°-Lagerung, Mikrobewegung reibungs- und scherkräftearmer Transfer und fördert soweit als möglich die Eigenbewegung des Patienten/Betroffenen. **E2** Ein individueller Bewegungsplan liegt vor.

2.3.1 Implementierung

Auch bei diesem Standardkriterium wird zunächst das Fachwissen der Pflegefachkraft über Bewegungs-, Lagerungs- und Transfertechniken gefordert.

> **Praxistipp**
> Entsprechende Fortbildungen werden häufig von Physiotherapeuten angeboten.

Dazu zählen beispielsweise Techniken nach Bobath oder Kinästhetik, die theoretisch erlernt und praktisch geübt werden müssen.

> Im Vordergrund muss in allen Pflegeeinrichtungen die Bewegungsförderung stehen, was bedeutet, dass Techniken angewendet werden, die es dem Betroffenen durch Freihalten bestimmter Körperzonen ermöglichen, Eigenbewegungen und eigenständige Lageveränderungen durchzuführen. Zu diesen Körperregionen gehören insbesondere die Halswirbelsäulen- und Schulterregion sowie das Hüftgelenk.

2.3.2 Mobilisation und Transfer

Förderung und Verbesserung der Mobilität haben unter Berücksichtigung der Lebensqualität für alle Menschen mit einer Mobilitätseinschränkung oberste Priorität, sofern der Betroffene dies wünscht. Dabei müssen verschiedene Grundsätze berücksichtigt werden.

Mobilisation:
- Prinzip der aktivierenden Pflege
- Aktive und passive Bewegungsübungen
- Bewegungsförderung
- Integration in das soziale Leben

Eine regelmäßige Mobilisation wirkt sich deshalb nicht nur auf körperliche Phänomene aus, sie trägt durch soziale Kontakte und Möglichkeiten einer sinnvollen Beschäftigung auch zum seelischen Wohlbefinden bei. Der Teufelskreis von Inaktivität durch Immobilität kann dadurch durchbrochen werden.

Im Pflegealltag stellt man gelegentlich fest, dass eine Mobilisation wegen eines erhöhten Dekubitusrisikos nicht durchgeführt wird. Aber nur in Ausnahmesituationen, etwa bei einem bereits vorhandenen Dekubitus kann es vorübergehend vorkommen, dass das Sitzen kurzfristig nicht möglich ist.

> **Praxistipp**
> Sofern eine vorübergehende Bettruhe notwendig ist, müssen soziale Anreize auf andere Art ermöglicht werden, etwa durch den Transport im Bett.

Bei vollständiger Immobilität und fehlender Transfermöglichkeit erfolgt die Druckentlastung durch Bewegung und Lagerung.

2.3.3 Lagerung

Das oberste Ziel der Lagerung ist die möglichst vollständige Druckentlastung. Dabei ist jedoch zu bedenken, dass dadurch Spontanbewegungen abnehmen können und entsprechende Auswirkungen auf den Organismus auftreten.

Auswirkungen der Immobilität:
- Verlust des Körperschemas und der Tiefensensibilität
- Veränderung der Atemfrequenz und Atemtiefe
- Veränderte Herz-Kreislauffunktionen
- Auswirkungen auf die Blase (▶ Kap. 6)
- Veränderungen des Bewegungsapparates, vor allem an Muskulatur und Knochen
- Reduktion der Reizaufnahme, vor allem von optischen und akustischen Reizen
- Dadurch möglicherweise Verlust der Orientierungsfähigkeit
- Appetitlosigkeit (▶ Kap. 8)
- Erhöhtes Sturzrisiko (▶ Kap. 5)
- Verzögerte Wundheilung (▶ Kap. 7)

Um diese negativen Auswirkungen einer Immobilisierung zu vermeiden, müssen Lagerungstechniken sich an der Bewegungsfähigkeit des Patienten orientieren, um dessen Ressourcen optimal zu nutzen.

2.3.4 Lagerungstechniken

Die Durchführung geeigneter Lagerungstechniken ist für den Erfolg der Dekubitusprophylaxe ausschlaggebend. In den folgenden Abbildungen werden verschiedene Lagerungstechniken zur Druckentlastung dargestellt.

> Grundsatz aller Lagerungstechniken ist die Forderung, dass soviel Körperoberfläche wie möglich aufliegen muss, damit der Druck sich verteilen kann.

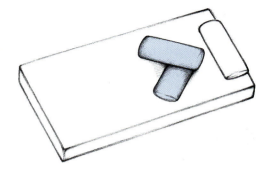

■ Abb. 2.1. A-Lagerung

Die folgenden Lagerungstechniken (■ Abb. 2.1 bis 2.6) sind für unterschiedliche Beschwerdebilder entwickelt worden, führen aber alle zu einer Druckentlastung.

Die A-Lagerung (■ Abb. 2.1) führt durch das Zurückfallen der Schulterblätter und dadurch über eine Entspannung der Schulterregion zu einer verbesserten Belüftung der Lunge und stammt deshalb ursprünglich aus der Pflege von Patienten mit pulmologischen Erkrankungen oder Eingriffen.

Die V-Lagerung (■ Abb. 2.2) entspricht im Prinzip einer umgekehrten A-Lagerung und führt zu einer Entlastung der Wirbelsäule. Sie kann bei vorbestehenden Hautschädigungen an der Wirbelsäule eingesetzt werden. Diese treten bevorzugt bei kachektischen Patienten auf.

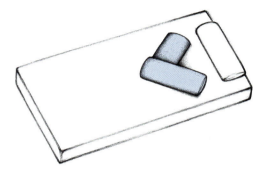

■ Abb. 2.2. V-Lagerung

Die T-Lagerung (■ Abb. 2.3) führt ebenfalls zu einer Entlastung der Wirbelsäulen-, Rippen- und Lendenregion. Sie kann auch in halbsitzender oder sitzender Position eingesetzt werden. Auch hier wird die Belüftung der Lunge verbessert.

Die Semi-Fowler-Lagerung (■ Abb. 2.4) ist in Deutschland kaum bekannt und wenig verbreitet. In den Niederlanden wird diese Lagerungstechnik regelmäßig zur Druckentlastung eingesetzt.

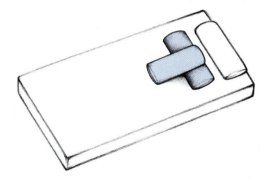

■ Abb. 2.3. T-Lagerung

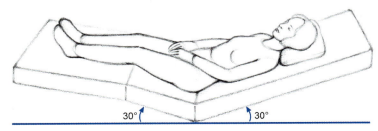

Semi-Fowler-Lagerung 30°-30°

■ Abb. 2.4. Semi-Fowler-Lagerung

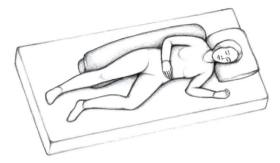

Abb. 2.5. 30°-Lagerung

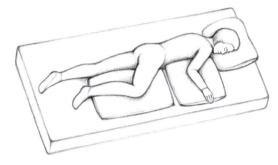

Abb. 2.6. 135°-Lagerung

Die häufigste Lagerungstechnik in Deutschland ist die 30°-Lagerung (■ Abb. 2.5). Bei dieser Lagerungstechnik ist es wichtig, dass der 30°-Winkel genau eingehalten wird, da der Druck bei größeren Winkeln zunimmt und der Patient dann leicht in eine 90°-Lagerung rutscht, insbesondere dann, wenn noch Eigenbewegungen vorhanden sind.

> **Praxistipp**
>
> Viele Pflegebetten haben seitlich einen Winkelmesser, damit der 30°-Winkel exakt eingestellt werden kann, vor allem wenn die gesamte Liegefläche in 30°-Schräglage verbracht wird.

Die 135°-Lagerung (■ Abb. 2.6) wird nicht so häufig eingesetzt, weil sie für den Betroffenen relativ unbequem erscheint und weil bewegungsunfähige Patienten, die nicht kooperationsfähig sind, mit Einsatz größerer Kräfte bewegt werden müssen, um die 135°-Position zu erreichen. Beim Drehen muss darauf geachtet werden, dass der Betroffene nicht auf den Extremitäten zu liegen kommt.

> ❗ Die 90°-Lagerung ist obsolet. Wegen starker Druckbelastung des Trochanter major darf diese Lagerungstechnik nicht eingesetzt werden.

2.3.5 Lagerungsintervalle

Eine sogenannte »Wandersage« in der Pflege, also eine Meinung, von der jeder schon einmal gehört hat, die aber niemals wissenschaftlich belegt wurde, beinhaltet, dass ein dekubitusgefährdeter Mensch alle zwei Stunden gelagert werden muss. Ursprung dieser Aussage ist die Tätigkeit von Florence Nightingale zur Zeit der Krimkriege im Lazarett. Sie hatte angeordnet, dass alle Verletzten gelagert werden und dies dauerte etwa zwei Stunden.

Richtig ist jedoch, dass für jeden dekubitusgefährdeten Patienten oder Bewohner ein individuelles Lagerungsintervall festgelegt werden muss, dass bei Veränderungen des Pflegezustands angepasst wird.

> ❗ Zu Beginn der pflegerischen Versorgung wird die Lagerung zunächst zweistündlich durchgeführt. Grundlage für die Bestimmung des individuellen Lagerungsintervalls ist der Finger-Test. Tritt eine Hautrötung auf, wird diese mit dem Finger kurz eingedrückt und danach der Finger schnell weggezogen. Ist die Haut im Anschluss heller, ist der Finger-Test negativ, der Hautzustand ist physiologisch. Bleibt die Haut jedoch gerötet, liegt eine Stauung der ableitenden Gefäße vor, die prinzipiell einem Dekubitus Grad I entspricht, der Finger-Test ist positiv und das Lagerungsintervall muss entsprechend verkürzt werden.

Das Ergebnis des regelmäßig durchzuführenden Finger-Tests muss dokumentiert werden, wobei das Lagerungs- und Bewegungsprotokoll (▶ Anhang 5) hierfür besonders geeignet ist.

Dabei ist zu unterscheiden zwischen einem Lagerungs- und Bewegungsplan und dem dazugehörigen Protokoll, in dem die tatsächlich durchgeführten Lageveränderungen, Transfers und Bewegungen dokumentiert werden.

Der Bewegungsplan orientiert sich an dem festgelegten Lagerungsintervall und beschreibt, zu welchen Uhrzeiten eine Mobilisation oder Bewegungsförderung stattfinden soll. Dieser Plan kann als Teil der Pflegeplanung oder als separates For-

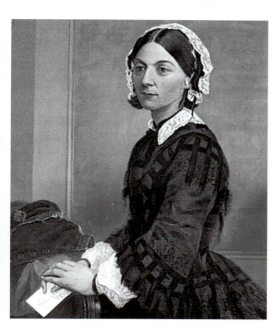

◘ **Abb. 2.7.** Florence Nightingale (1820-1910)

mular in Kombination mit dem Bewegungsprotokoll erstellt werden.

Praxistipp
Niederländische Untersuchungen stellten fest, dass das Lagerungsintervall in Seitenlage kürzer sein sollte als in Rückenlage, da in dieser Position eine größere Auflagefläche vorhanden ist und deshalb eine geringere Druckbelastung entsteht.

Sofern die Pflegeplanung in Form einer Tagesstrukturplanung erarbeitet wird, müssen die geplanten Lagerungen, Transfers und Bewegungsübungen aus der Tagesstruktur deutlich erkennbar sein.

Ambulante Pflege
Die Anforderungen des Expertenstandards bezüglich der regelmäßigen Mobilisation, Lagerung und Bewegungsförderung können im ambulanten Bereich nicht in der Form durchgeführt werden, wie dies bei einer 24-stündigen Anwesenheit im stationären Bereich der Fall ist. Eine wichtige Aufgabe ist deshalb

die kontinuierliche Aufklärung, Beratung, Anleitung und Schulung des Patienten und seiner Angehörigen. Alle Ergebnisse der Beratung müssen dokumentiert werden, insbesondere dann, wenn der Verdacht auf eine mangelnde Compliance besteht.

Einige Prüfer des MDK möchten, dass Beratungsinhalte schon in der Pflegeanamnese erkennbar sind. Deshalb wird zunächst das festgestellte Risiko und die dazugehörigen Beratungsinhalte im Risikoassessment der Pflegeanamnese dokumentiert (► Anhang 1), anschließend muss auch im Rahmen der Evaluation und der Pflegevisite eine Dokumentation des Verlaufs erfolgen. Dabei ist immer zu berücksichtigen, ob Angehörige körperlich in der Lage sind, eine Mobilisation oder Lagerung alleine durchzuführen, ob sie die erforderliche Technik beherrschen und ob sie bereit sind, im Zweifelsfall auch nachts die notwendigen Maßnahmen durchzuführen.

Diese Vorgaben gelten analog im teilstationären Bereich, also in der Tagespflege, in Nachtpflegeeinrichtungen und bei der stundenweisen Betreuung von Pflegebedürftigen im niederschwelligen Bereich, sofern diese von einer Pflegefachkraft übernommen werden.

2.3.6 Sitzen

Die Druckbelastung im Sitzen ist deutlich höher als im Liegen, da das gesamte Körpergewicht auf den Sitzbeinhöckern ruht.

Praxistipp
Ein einfacher Selbsttest verdeutlicht die Problematik: Legen Sie die flachen Hände unter das Gesäß und versuchen Sie, in dieser Position solange wie möglich bewegungslos zu sitzen. Schon nach wenigen Minuten werden Sie feststellen, dass Sie durch unwillkürliche Bewegungen versuchen, das Gesäß zu entlasten.

Entfallen physiologische Makro- und Mikrobewegungen zur Entlastung des Gesäßes in der Sitz-

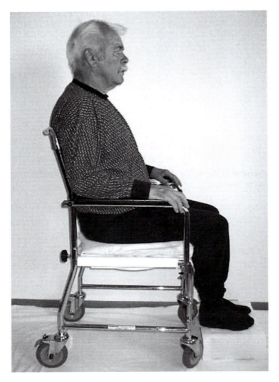

Abb. 2.8. Richtiges Sitzen

position, tritt ein erhöhtes Dekubitusrisiko auf. Durch eine druckentlastende Sitzposition kann die Gefahr einer Gewebeschädigung vermindert werden. Ideal ist eine Sitzposition im Stuhl mit Armlehnen und zurückliegender Rückenlehne. Die Unterschenkel sollten dabei erhöht sein oder die Füße flach auf dem Fußboden stehen (◘ Abb. 2.8).

Jede andere Sitzposition, etwa in Stühlen ohne Armlehne oder mit zur Seite geknicktem Oberkörper, ist ungeeignet. Beim Herunterrutschen können zusätzlich zur Druckbelastung auch noch Scherkräfte auftreten. Dies gilt auch für Sitzpositionen im Bett.

Um Druckschädigungen durch langes Sitzen zu vermeiden, kann die regelmäßige Entlastung einer Seite durch das Unterschieben eines kleinen Kissens, beispielsweise in stündlichen Abständen erfolgen. Diese Form der Bewegungsförderung nennt man Mikrobewegungen, da nicht der ganze Körper sondern nur ein Körperteil in seiner Lage verändert wird. Komplette Lagerungswechsel entsprechen dann einer Makrobewegung, wobei dieser Begriff nicht sehr geläufig ist.

2.3.7 Mikrobewegungen

In ähnlicher Weise kann in jeglicher Körperposition durch Mikrobewegungen oder Mikrolagerungen eine Druckentlastung bewirkt werden.

Mikrobewegungen sind für den Betroffenen weniger belastend und außerdem für die jeweilige Pflegekraft ohne großen Kraftaufwand durchführbar, so dass auch Angehörige diese Lageveränderungen problemlos erlernen und zuhause alleine durchführen können.

In liegender Position kann beispielsweise durch die Veränderung der Lage eines Beines eine Umverteilung der Auflagefläche und dadurch eine Entlastung von Körperpartien erreicht werden. Außerdem können kleine Kissen im Uhrzeigersinn unter bestimmte Körperregionen geschoben werden, zum Beispiel Becken und Schulterregion. Ein gesunder Mensch führt im Liegen pro Stunde unbewusst durchschnittlich 8 bis 40 Mikrobewegungen aus.

> **Ambulante Pflege**
>
> Die Schulung und Anleitung von Angehörigen für die Durchführung von Mikrobewegungen ist dann besonders sinnvoll, wenn Angehörige eine Lagerung nicht alleine durchführen können. Dadurch ist es möglich, den Verbleib in der ambulanten Versorgung zu verlängern.

2.3.8 Maßnahmenplanung

Aus dem festgestellten Dekubitusrisiko ergeben sich Pflegeprobleme, Ziele und Maßnahmen, die in diesem Abschnitt beispielhaft dargestellt werden. Dabei ist zu bedenken, dass die identifizierten Risiken ein jeweils eigenes Problem darstellen, das gesondert in der Planung bearbeitet wird. Die folgende Tabelle konzentriert sich auf die Risiken, die mit Mobilitätseinschränkungen einherge-

Tab. 2.4. Pflegemaßnahmen

Problem	Ressource	Ziele	Maßnahmen
Eingeschränkte Mobilität durch Arthrose	Kann beide Arme schmerzfrei bewegen	Patient möchte wieder möglichst selbstständig aus dem Bett aufstehen Nahziel: Mobilitätssteigerung der Beine, Patient soll in zwei Wochen alleine stehen können Fernziel: In zwei Monaten Gehen mit Rollator, Fördern und Erhalten der vorhandenen Mobilität	Bewegungsförderung laut Plan, Durchführung von regelmäßigen Transfers in den Rollstuhl, auf die Toilette und in den Sessel, Mikrobewegungen und Lagerung nach Plan, Lagerungsintervall je nach Ergebnis des Finger-Tests (s. Bewegungsprotokoll ▶ Anhang. 5), passive und aktive Bewegungsübungen nach Anleitung durch Physiotherapie
Druckbelastung im Sitzen, Neigung zu Hautrötungen nach kurzen Sitzzeiten	Patient kann aufrecht sitzen, knickt nicht zur Seite weg	Patient legt größten Wert auf Transfer in den Rollstuhl Druckerentlastung in sitzender Position, Verhinderung von Hautrötungen	Mikrobewegungen im Sitzen in stündlichen Abständen mit Hilfe eines kleinen Kissens, Hydrogelkissen im Rollstuhl
Patient kann nicht alleine aus dem Bett aufstehen	Kann mit Unterstützung von 2 Pflegekräften von der Bettkante aufstehen	Patient möchte wegen Schmerzen das Bett am liebsten gar nicht verlassen Schonender Transfer zur Vermeidung von Schmerzen bei der Mobilisation	Transfer in den Pflegesessel mit Hilfe von 2 Pflegekräften zu allen Mahlzeiten, Transfer in der Rollstuhl zur Toilette, wenn der Patient sich meldet, Transfer in den Rollstuhl zur Physiotherapie

hen (◘ Tab. 2.4). Alle anderen möglichen Risiken und Probleme werden beim Standardkriterium 3 (▶ Kap. 2.4) behandelt.

Empfehlenswert ist die Unterscheidung von allgemeinen Pflegezielen und individuellen Zielen des Betroffenen. Im Zusammenhang mit der Mobilität gibt es jedoch in diesem Bereich kaum Unterschiede, falls der Patient oder Bewohner kooperativ ist.

2.4 Standardkriterium 3

S3a Die Pflegefachkraft verfügt über die Kompetenz, geeignete druckreduzierende Hilfsmittel auszuwählen. **S3b** Druckreduzierende Hilfsmittel (z. B. Weichlagerungskissen und -matratzen sind sofort zugänglich, Spezialbetten (z. B. Luftkissenbetten) innerhalb von 12 Stunden. **P3** Die Pflegefachkraft wendet die geeigneten und druckreduzierenden Hilfsmittel an, wenn der Zustand des Patienten/Betroffenen eine ausreichende Bewegungsförderung bzw. Druckentlastung nicht zulässt. **E3** Der Patient/Betroffene befindet sich unverzüglich auf einer für ihn geeigneten druckreduzierenden Unterlage, druckreduzierende Hilfsmittel werden unverzüglich angewendet.

2.4.1 Implementierung

Auch in diesem Standardkriterium wird zunächst die Fachkompetenz der Pflegefachkraft bezüglich der Auswahl geeigneter druckreduzierender Hilfsmittel gefordert. Aber auch die Pflegeeinrichtung wird verpflichtet, dafür zu sorgen, dass sofort nach Risikoerkennung entsprechende Hilfsmittel vorhanden sind und von den Pflegefachkräften auch angefordert werden.

> **Praxistipp**
> Häufig werden Fortbildungen über druckreduzierende Hilfsmittel von Sanitätshäusern angeboten.

Dabei ist jedoch zu beachten, dass druckreduzierende Hilfsmittel nur dann eingesetzt werden, wenn eine Bewegungsförderung nicht möglich ist oder nicht ausreicht. Die Expertenarbeitsgruppe benennt verschiedene Krankheitsbilder, bei denen dies der Fall sein kann.

Schwere gesundheitliche Beeinträchtigungen:
- Kachexie
- Völlig fehlende Eigenbeweglichkeit
- Kreislaufinstabilität
- Therapieindizierte Einschränkung der Beweglichkeit, z. B. bei:
  - ARDS (Acute Respiratory Distress Syndrome)
  - Verbrennungen
  - Polytrauma

2.4.2 Hilfsmittel

In der MDS Grundsatzstellungnahme werden die einzelnen Arten von Lagerungsmatratzen und Hilfsmitteln detailliert beschrieben. Die Ergebnisse werden in diesem Abschnitt nur kurz zusammengefasst.

Schaumstoff

Bei Schaumstoffauflagen konnte ab einer Dicke von 10 cm ein Effekt festgestellt werden, der jedoch im Vergleich zu statischen Luftauflagen geringer ist. Bei geringerer Dicke war dieser Effekt weniger ausgeprägt.

Gelauflagen

Der Nutzen wurde durch Untersuchungen im OP als Tischauflage belegt, problematisch ist jedoch die hohe Wärmeleitfähigkeit und Wärmespeicherkapazität.

Statische Luftauflagen

Das Ergebnis der gekammerten statischen Luftauflage ist abhängig vom Füllungszustand der Matratze. Deshalb muss eine regelmäßige Kontrolle und Erneuerung erfolgen. In der professionellen Pflege ist die statische Luftauflage dann nutzbringend.

Wechseldruckauflagen

Die Erfahrungen mit diesen Systemen sind unterschiedlich und nicht vergleichbar, der Effekt ist ungünstiger als statische Luftauflagesysteme oder Wassermatratzen. Außerdem verändert sich der Kammerdruck bei Höhlenverstellung des Kopfteils.

Ähnliche Erfahrungen wurden mit den entsprechenden Matratzensystemen beschrieben.

Lagerungshilfsmittel

Der Effekt von Materialien zur Weichlagerung resultiert aus der Vergrößerung der Auflagefläche. Dazu zählt Schaumstoff, Wasser oder Luft, allerdings nicht in Form von Ringen, da der Druck im Randbezirk zunimmt.

> Natur- oder Synthetikfelle bewirken keine Druckreduzierung, sondern wahrscheinlich lediglich eine Verminderung von Scherkräften, wenn die Fasern nicht verklumpt sind und wenn das Material nicht am Körper fixiert wird, wie bei Fersen- oder Ellenbogenschonern. Das Material führt jedoch zu verstärkter Feuchtigkeitsbildung auf der Haut. Insgesamt sind Felle zur Dekubitusprophylaxe deshalb nicht geeignet.

Eine Druckverteilung von belasteten Körperregionen auf das umgebende Gewebe erreichen Gelauflagen und sind deshalb zum Schutz prominenter knöcherner Vorsprünge gut geeignet. Sie wirken ähnlich dem körpereigenen Fettgewebe stoßabsorbierend. Aus diesem Grund werden sie häufig bei Rollstuhlfahrern eingesetzt.

> Prinzipiell gilt für den Einsatz von Lagerungshilfsmitteln: so wenig wie möglich, so viel wie nötig. Alle ineffizienten Lagerungshilfsmittel müssen entfernt werden.

Bei der Verwendung von Lagerungsmaterialien muss immer darauf geachtet werden, dass die Eigenbewegungsmöglichkeiten des Betroffenen nicht zu stark eingeschränkt werden.

2.5 · Standardkriterium 4

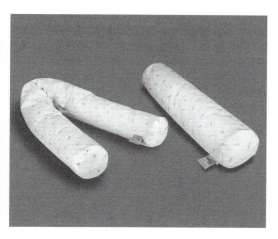

Abb. 2.9. Lagerungsrollen ermöglichen Bewegungsfreiheit

Praxistipp

Lagerungsrollen (Abb. 2.9) oder Halbmondkissen mit einer Füllung aus Polystyrol-Mikrokügelchen sind flexibel einsetzbar und für jede Lagerungstechnik zu verwenden. Dieses Material wird inzwischen auch für Fersenschuhe verwendet. Im ambulanten Bereich können diese Materialien auch als sogenannte »Stillkissen« bezogen werden.

2.4.3 Verfügbarkeit von Hilfsmitteln

Der Expertenstandard legt genaue Zeitlimits – sofort bzw. innerhalb von 12 Stunden – für die Beschaffung von druckentlastenden Hilfsmitteln fest. In der Praxis sind diese jedoch in diesem Zeitrahmen nicht in jedem Pflegesektor verfügbar. Im stationären Klinikbereich ist die Beschaffung von entsprechenden Matratzen oder Lagerungskissen normalerweise unproblematisch.

Erheblich schwieriger gestaltet sich die Beschaffung jedoch in der stationären Altenpflege und in der ambulanten Pflege. Hier muss zunächst eine Verordnung und somit eine Kontaktaufnahme mit dem Hausarzt erfolgen. Wird das Hilfsmittel verordnet, kommt es immer wieder vor, dass der Kostenträger die Bereitstellung ablehnt.

> Die meisten Kranken- und Pflegekassen genehmigen beispielsweise eine Antidekubitusmatratze nur dann, wenn bereits ein Dekubitus fortgeschrittenen Grades vorhanden ist.

Auch bei Lagerungshilfsmitteln sind der Kreativität aus Kostengründen oder wegen fehlender Verordnung keine Grenzen gesetzt. So findet man in der ambulanten Versorgung von Sofakissen über Handtücher und manchmal sogar Müllsäcke alle möglichen Hilfsmittel aus dem Haushalt in den Betten von Pflegebedürftigen.

Altenpflege + Ambulante Pflege

Aus diesem Grund spielt die Dokumentation im Pflegeheim und im ambulanten Bereich bei der Umsetzung des Expertenstandards eine wichtige Rolle. Folgende Fragen können dann eindeutig beantwortet werden:
- Wurden Hilfsmittel als notwendig erachtet?
- Wie wurden Angehörige beraten?
- Wurde dies mit dem Arzt kommuniziert?
- Wurden Hilfsmittel beantragt?
- Wann wurde der Antrag gestellt?
- Erfolgte ein Widerspruch bei Ablehnung?

2.5 Standardkriterium 4

S4 Die Pflegefachkraft kennt neben Bewegungsförderung und Druckreduktion weitere geeignete Interventionen zur Dekubitusprophylaxe, die sich aus der Risikoeinschätzung ergeben. **P4** Die Pflegefachkraft leitet auf Grundlage der Risikoeinschätzung für alle identifizierten Risikofaktoren weitere Interventionen ein, die beispielsweise die Erhaltung und Förderung der Gewebetoleranz betreffen. **E4** Die durchgeführten Interventionen zu den Risikofaktoren sind dokumentiert.

2.5.1 Implementierung

Betrachtet man die einzelnen Risikobereiche der oben erwähnten Risikoskalen können verschiedene Faktoren benannt werden, die das

Dekubitusrisiko beeinflussen und entsprechend in der Pflegeplanung berücksichtigt werden müssen. Dabei ist zu beachten, dass diese Risiken sich unter Umständen gegenseitig beeinflussen und für den momentanen Gesundheitszustand eine unterschiedliche Wertigkeit besitzen.

> Es ist also notwendig, den Risikobereich bzw. die Risikobereiche zu identifizieren, die aktuell den größten Einfluss ausmachen, und diese gezielt anzugehen.

Bei der Identifizierung der verschiedenen Risikobereiche ist es sinnvoll, anhand einer Prioritätenliste den Bereich mit dem größten Gefährdungspotenzial als erstes zu bearbeiten. Möglicherweise spielen jedoch mehrere Faktoren zusammen.

Risikobereiche:
- Sensorisches Empfindungsvermögen
- Feuchtigkeit der Haut
- Aktivität
- Ernährung, Appetit
- Reibung und Scherkräfte
- Bewusstsein
- Urin- und Stuhlinkontinenz
- Körperbau
- Hauttyp
- Spezielle Erkrankungen
- Chirurgische Eingriffe
- Medikation

Ein Teil dieser Risikofaktoren kann in der Pflegeplanung berücksichtigt und durch gezielte Maßnahmen beeinflusst werden. Andere Risikobereiche sind nicht beeinflussbar, etwa die Notwendigkeit eines chirurgischen Eingriffs, einer Medikation oder vorbestehende Erkrankungen. Der Körperbau und der Hauttyp sind nur bedingt und nicht zeitnah zu beeinflussen. Diese Faktoren müssen jedoch zumindest als Risiko zur Kenntnis genommen werden.

> **Praxistipp**
>
> Die Expertenarbeitsgruppe empfiehlt im Fachexperten, etwa Ernährungsberater oder Wundmanager.

2.5.2 Pflegemaßnahmen

In der folgenden Beispielpflegeplanung (Tab. 2.5) finden sich verschiedene Bereiche des Risikoassessment.

Bei der Medikation werden in der Medley-Skala Steroide und Zytostatika benannt. Darüber hinaus können noch andere Substanzen einen Einfluss auf die periphere Durchblutung und die Mobilität ausüben, etwa Herz-Kreislaufmedikamente, Analgetika und Psychopharmaka.

> Eine Forschungsstudie des BMFSFJ und der Robert-Bosch-Stiftung beschäftigte sich mit Ursachenzusammenhängen der Dekubitusentstehung und belegte die Auswirkungen von zentralnervös-dämpfenden Substanzen auf das Dekubitusrisiko, gerade bei älteren Menschen. Eine sedierende Medikation von jüngeren Menschen in Kombination mit einer Fixierung muss im akut-psychiatrischen Bereich ebenfalls als erhöhtes Dekubitusrisiko wahrgenommen werden.

Altenpflege

Das Dekubitusrisiko durch eine Medikation mit Psychopharmaka in der Altenpflege und Geriatrie ist in vielen Fällen durch andere Maßnahmen ersetzbar oder könnte zumindest durch eine Dosisreduktion an die Bedürfnisse des Betroffenen angepasst werden. Detaillierte Kenntnisse über die Nebenwirkungen der verabreichten Medikamente erleichtern die Beurteilung der Pflegesituation, dabei sollte jede Pflegefachkraft immer wieder berücksichtigen, dass insbesondere klassische Neuroleptika Auswirkungen auf die Mobilität, das Schmerzempfinden, die Aktivität und den Appetit haben.

Hautpflege

Die Haut als Barriere zwischen Körper und Umwelt, ist mit ungefähr zwei Quadratmetern Größe ein wichtiges Organ und dient auch der Reizaufnahme von Sinneswahrnehmungen. Eine entscheidende Rolle spielt dabei die Epidermis, die zum

Tab. 2.5. Pflegemaßnahmen

Problem	Ressource	Ziele	Maßnahmen
Vermindertes Schmerzempfinden	Patient meldet sich bei starken Schmerzen	Verhinderung von Gewebeschädigung durch erhöhten Auflagedruck	Regelmäßige Bewegungen, Mikrobewegungen und Lagerungen, regelmäßige Kontrolle der gefährdeten Bezirke mittels Finger-Test, Lagerungsintervall zunächst zweistündlich, bzw. je nach Ergebnis des Finger-Tests (s. Bewegungsprotokoll ▶ Anhang. 5)
Ständig feuchte Haut in der Leistenregion	Patient meldet sich gelegentlich bei Nässegefühl	Gewährleistung von trockenen Hautfalten	Einlegen von Kompressen bei starkem Schwitzen oder Nässegefühl, individuelle Versorgung mit Inkontinenzmaterial
Eingeschränkte Aktivität durch schlechten Allgemeinzustand	Patient ist bemüht, sich so oft wie möglich selbstständig zu bewegen	Patient möchte in drei Wochen wieder alleine laufen können und sobald als möglich den Haushalt wieder alleine führen. Schrittweise Aktivierung in Abhängigkeit vom Allgemeinzustand, wochenweise Festlegung von neuen Zielen in Absprache mit dem Patienten	Steigerung der körperlichen Aktivität unter Berücksichtigung der individuellen Ziele des Patienten
Gewichtsverlust von 15 % in den letzten 6 Wochen	Kann selbstständig essen	Patient möchte gerne ein bisschen zunehmen, empfindet den Gewichtsverlust jedoch nicht so massiv. Nahziel: Gewichtszunahme von 1 kg in 2 Wochen. Fernziel: Zielgewicht 52 kg; Ziel-BMI 21, soll in max. 3 Monaten erreicht sein	Kalorienzufuhr nach errechnetem Bedarf, 3 angereicherte Hauptmahlzeiten und 3 Zwischenmahlzeiten anbieten, Einsatz von Kalorienpulver nach ärztlicher Verordnung, wöchentliche Kontrolle von Gewicht und BMI, Mahlzeiten in gemütlicher Atmosphäre und zu individuellen Zeiten anbieten: Patient möchte um 9.00 Uhr frühstücken, Mittagessen um 12.00 Uhr, Abendessen nicht vor 19.00 Uhr (s. Ernährungsplan ▶ Kap. 8), Ernährungsprotokoll für 4 Wochen
Eingeschränkte Flüssigkeitsaufnahme	Patient kann das Glas alleine zum Mund führen	Patient möchte nicht ständig an das Trinken erinnert werden, kann jedoch die Notwendigkeit einer ausreichenden Flüssigkeitszufuhr nachvollziehen. Nah- und Fernziel: Errechnete Trinkmenge von 1400 ml/d soll erreicht werden	Angebot von Getränken nach Plan, Getränk wird bereitgestellt, Angehörige bringen regelmäßig Säfte, Einfuhrprotokoll für 2 Wochen (▶ Kap. 8)
Appetitlosigkeit	Isst immer eine halbe Portion	Patient möchte wieder normal essen können. Appetitanregung	Angenehme Atmosphäre beim Essen, Erhebung von biografischen Aspekten bezüglich der Ernährung, Rückfrage über den Zeitpunkt des Essens bei jeder Mahlzeit, ggf. Wunschkost

Tab. 2.5. Pflegemaßnahmen (Fortsetzung)

Problem	Ressource	Ziele	Maßnahmen
Bewusstseinseinschränkung, Patient ist über längere Phasen schläfrig und schwer erweckbar	Ist kooperativ	Patient möchte seine Aktivität steigern, befürchtet jedoch Überforderung Nah- und Fernziel: Steigerung der Alltagsaktivitäten in angepassten Schritten	Vereinbarung von festen Wach- und Ruhephasen, Patient wird geweckt und bekommt Beschäftigungsangebote
Intermittierende Harninkontinenz	Meldet sich überwiegend bei Harndrang	Möchte bei Harndrang schnell auf die Toilette begleitet werden Nahziel: Abhängig kompensierte Kontinenz Fernziel: Abhängig erreichte Kontinenz	Führen eines Miktionsprotokolls für 2 Wochen, sofortige Toilettengänge, wenn Patient sich meldet, regelmäßiges Angebot von begleiteten Toilettengängen
Trockene, schuppige Altershaut	Kann bei der Körperpflege Wünsche äußern	Patient möchte Hautpflege mit seinen gewohnten Pflegemitteln Nah- und Fernziel: Intakte, regelmäßig gepflegte Haut, Vermeidung von Austrocknung	Hautpflege nach Standard, Auswahl der Pflegemittel nach Hauttyp, Beobachtung der Haut zweimal täglich bei der Körperpflege und entsprechende Dokumentation

Schutz der darunterliegenden Schichten einen Hydrolipidfilm bildet und aus Talg, Schweiß und CO_2 den Säureschutzmantel produziert.

Allgemeine und spezielle Pflegeziele bei der Hautpflege im Rahmen der Dekubitusprophylaxe sollten differenziert beschrieben werden, wobei die speziellen Ziele des Betroffenen von den allgemein wünschenswerten Zielen unterschieden werden.

Eine Unterteilung in Nah- und Fernziele ist meistens schwierig, lediglich bei vorbestehender Hautschädigung ist das Nahziel zunächst die Abheilung des Hautdefekts. Das Fernziel ändert sich wenig, da als übergeordnetes Ziel immer das Wohlbefinden des Patienten und die unversehrte, intakte Haut zu betrachten ist.

> **Praxistipp**
> Die Vorgaben und Anforderungen des Expertenstandards zur Kontinenzförderung sind ebenfalls immer zu beachten, etwa das Erreichen eines verbesserten Kontinenzprofils oder die Prophylaxe von Harnwegsinfekten bzw. Dehydration (▶ Kap. 6).

Allgemeine Maßnahmen

Bei nicht geschädigter Haut erfolgt eine intensive, an den Bedürfnissen der Haut orientierte Pflege. Ein Teil der Betroffenen leidet unter trockener Altershaut, die besonders vorsichtig gereinigt und gepflegt werden muss. Der Hautturgor ist meist ab dem 6. Lebensjahrzehnt durch eine verminderte Wasserbindungskapazität herabgesetzt, die Haut ist rau, schuppig und neigt zu Juckreiz.

> Die Beobachtung des Hautzustands erfolgt in regelmäßigen Abständen durch eine Pflegefachkraft und wird entsprechend dokumentiert.

Hautreinigung und Hautpflege:
- Klares Wasser
- Keine alkalihaltigen Seifen oder tensidintensiven Syndets
- Verzicht auf routinemäßige tägliche Reinigung
- Bei starker Verunreinigung Waschlotion mit leicht saurem pH (< 5,5)
- Sparsame Dosierung von Reinigungsmitteln

- Gründliches Abspülen der Waschsubstanz
- Waschlappen nicht mehrfach verwenden
- Gut trocknen aber nicht rubbeln
- Duschen statt Baden
- Wassertemperatur möglichst niedrig wählen
- Hauttypgerechte Verwendung von Pflegemitteln
- Bei trockener Haut W/Ö-Produkte
- Trockene Hautfalten durch Einlage von Kompressen oder Saugkompressen

! Salben, Pasten, Puder, Öle, gerbende oder desinfizierende Lösungen, durchblutungsfördernde Maßnahmen und Massagen sind kontraindiziert. Eine ausführliche Auflistung und Begründung der Ineffektivität verschiedener Substanzen beinhaltet die Grundsatzstellungnahme »Dekubitus« des MDS.

Unklarheit herrscht immer wieder im Zusammenhang mit Öl-in-Wasser-(Ö/W-) und Wasser-in-Öl-(W/Ö-)Produkten, zumal dies auf der Verpackung nur selten deklariert wird. Grundsätzlich gilt, dass hydrophile Ö/W-Emulsionen von leichterer Konsistenz sind, schnell einziehen, keinen Fettfilm hinterlassen und gut mit Wasser entfernt werden können. Sie sind deshalb für normale und fettige Haut geeignet.

Lipophile W/Ö-Emulsionen sind für trockene bis sehr trockene Haut geeignet, da sie einen leichten Fettfilm auf der Haut hinterlassen, der Wasser von der Haut abperlen lässt.

> **Praxistipp**
>
> Umstritten ist ebenfalls der Einsatz von speziellen Substanzen zur Dekubitusprophylaxe, wie beispielsweise PC30V und sanyrène. Sie sollen einen Hautschutz bewirken und die Haut widerstandsfähiger machen und werden deshalb im praktischen Pflegealltag positiv bewertet und häufig verwendet.
> Der Hersteller von sanyrène, die Firma Urgo, hatte in einer Studie die Wirksamkeit nachgewiesen. Diese Studie wurde jedoch vom Deutschen Institut für Pflegehilfsmittelforschung und -beratung unter Federführung von Prof. Dr. Dr. hc Neander widerlegt. Schließlich stellte sich jedoch heraus, dass Herr Neander kein Professor ist und niemals promovierte. Die Staatsanwaltschaft Göttingen hatte im Jahr 2004 einen Strafbefehl erlassen. Die Studien des Instituts waren zum Teil nicht nachvollziehbar vom zeitlichen Ablauf her, dennoch blieb das Hautpflegemittel in Verruf.
> Der Hersteller von PC30V, die Firma Cheplapharm hatte ebenfalls eine Studie in Auftrag gegeben, die Mitte des Jahres 2009 abgeschlossen sein soll.

Inkontinenz

Dieses Pflegeproblem wird im Zusammenhang mit dem entsprechenden Expertenstandard »Förderung der Harnkontinenz in der Pflege« (► Kap. 6) erläutert. Im Zusammenhang mit dem Thema Dekubitus werden nur einige sehr wichtige Punkte angeführt.

! Unerlässlich ist zur Vermeidung eines Dekubitus der regelmäßigen Wechsel des Inkontinenzmaterials und eine gute Hautpflege. Dabei muss immer darauf geachtet werden, dass die Haut möglichst trocken bleibt.
Ein transurethraler Dauerkatheter ist keine Maßnahme zur Dekubitusprophylaxe!

2.6 Standardkriterium 5

S5 Die Pflegefachkraft verfügt über Fähigkeiten, Informations- und Schulungsmaterial zur Anleitung und Beratung des Patienten/Betroffenen und seiner Angehörigen zur Förderung der Eigenbewegung des Patienten/Betroffenen und zur Druckreduktion. **P5** Die Pflegefachkraft erläutert die Dekubitusgefährdung und die Notwendigkeit von prophylaktischen Maßnahmen, plant diese individuell mit dem Patienten/Betroffenen und seinen Angehörigen. **E5** Der Patient/Betroffene und seine Angehörigen kennen die Ursachen der Dekubitusgefährdung sowie die geplanten Maßnahmen und wirken auf der Basis ihrer Möglichkeiten an deren Umsetzung mit.

2.6.1 Implementierung

Die Umsetzung dieses Standardkriteriums beinhaltet die Zusammenarbeit von Patient, Angehörigen und Pflegefachkraft. Die Pflegefachkraft benötigt hierfür entsprechende Fach- und Beratungskompetenz (► Kap. 1.4).

> Die Kompetenz zur Anleitung und Beratung des Patienten/Betroffenen und seiner Angehörigen muss sich immer an der Motivation, an physischen und kognitiven Fähigkeiten und an der aktuellen Situation orientieren, um eine effektive Förderung der Eigenbewegung und eine Druckreduktion zu erreichen.

Probleme zeigen sich bei diesem Standardkriterium immer dann, wenn der Patient oder seine Angehörigen nicht kooperativ sind und Beratungsinhalte ignorieren. Ursache für diese mangelnde Compliance können Verständnisschwierigkeiten sein. Sie tritt aber auch dann auf, wenn die Ziele des Patienten nicht mit den Zielen der Pflegefachkraft übereinstimmen. Derartige Abweichungen müssen bei der Evaluation berücksichtigt und angepasst werden.

Ambulante Pflege

Die Beratung und Anleitung von Patienten und Angehörigen spielt in der ambulanten Pflege eine wichtige Rolle, weil keine ständige Anwesenheit der Pflegefachkraft gegeben ist. Aus diesem Grund müssen Beratungsangebote kontinuierlich stattfinden und die Ergebnisse der Beratung regelmäßig dokumentiert werden.

Compliance

Häufig liest man in Pflegeberichten, dass der Patient nicht gelagert werden kann, weil er sich selbst entlagert. In diesem Fall muss überprüft werden, ob eine Lagerung überhaupt sinnvoll ist, da der Betroffene offensichtlich noch eine Restmobilität besitzt und sich durch die Lagerung in seiner Eigenbewegung eingeschränkt fühlt.

Sinnvoll ist deshalb die Planung von Pflegemaßnahmen in Kooperation mit dem Patienten und seinen Angehörigen. Eine Einwilligung und Mitarbeit wird erst dann ermöglicht, wenn Patient und Angehörige um die Dekubitusgefährdung wissen.

> In allen Bereichen der Pflege, insbesondere in der Altenpflege und im ambulanten Bereich werden auch Pflegehelfer bei der Durchführung der Dekubitusprophylaxe eingesetzt. Die Verantwortung für die korrekte Ausführung von Maßnahmen trägt jedoch die Pflegefachkraft, die deshalb dafür Sorge tragen muss, dass alle von ihr festgelegten Maßnahmen sachgerecht erfolgen. Auch hier ist deshalb eine systematische Anleitung notwendig.

Die Expertenarbeitsgruppe empfiehlt den Einsatz von Informations- und Schulungsmaterial für Patienten und Angehörige in Form von Printmedien aber auch durch Internetangebote. Diese Materialien können unter anderem über Kranken- und Pflegekassen, Sanitätshäuser und Hersteller von Verbandsmaterialien bezogen werden.

2.7 Standardkriterium 6

S6 Die Einrichtung stellt sicher, dass alle an der Versorgung des Patienten/Betroffenen Beteiligten den Zusammenhang von Kontinuität der Intervention und dem Erfolg der Dekubitusprophylaxe kennen und gewährleistet die Informationsweitergabe über die Dekubitusgefährdung an externe Beteiligte. **P6** Die Einrichtung informiert die an der Versorgung des Patienten/Betroffenen Beteiligten über die Notwendigkeit der kontinuierlichen Fortführung der Interventionen (z. B. Personal in Arztpraxen, OP- und Röntgenabteilungen oder Transportdiensten). **E6** Die Dekubitusgefährdung und die notwendigen Maßnahmen sind allen an der Versorgung des Patienten/Betroffenen Beteiligten bekannt.

2.7.1 Implementierung

Der entscheidende Punkt in diesem Standardkriterium ist die Kontinuität der Maßnahmen, die notwendig ist, um einen Dekubitus wirkungsvoll zu verhindern. Deshalb müssen alle an der Versorgung beteiligten Berufsgruppen und alle externen Leistungserbringer über das aktuelle Dekubitusrisiko und die erforderlichen Prophylaxen informiert werden.

Für alle Einrichtungen ist deshalb die unmittelbare und nachweisbare Informationsweitergabe an mit- oder weiterbehandelnde Institutionen unerlässlich. Diese Informationsweitergabe erfolgt direkt und mündlich, wenn Patienten beispielsweise durch einen Krankentransport befördert werden sowie indirekt und schriftlich durch ein Verlegungs- oder Überleitungsblatt.

Inhalte der Überleitung:
- Aktuelles Dekubitusrisiko
- Fähigkeiten und Ressourcen
- Aktuelle Probleme
- Geplante Maßnahmen
- Besonderheiten bei der Durchführung, z. B. Zeitpunkt, Durchführung mit mehreren Personen
- Kooperation der Angehörigen

Prinzipiell werden diese Vorgaben auch durch den Expertenstandard »Entlassungsmanagement« (▶ Kap. 3) eingefordert.

2.8 Standardkriterium 7

S7 Die Pflegefachkraft verfügt über die Kompetenz, die Effektivität der prophylaktischen Maßnahmen zu beurteilen. **P7** Die Pflegefachkraft begutachtet den Hautzustand des gefährdeten Patienten/Betroffenen in zu bestimmenden Zeitabständen. **E7** Der Patient/Betroffene hat keinen Dekubitus.

2.8.1 Implementierung

Wichtigster Faktor bei der Implementierung dieses Standardkriteriums ist die regelmäßige Inspektion der Haut an gefährdeten Körperstellen, um einen Dekubitus Grad 1 identifizieren zu können und die geplanten Maßnahmen an die veränderte Gefährdung anzupassen.

Handlungsleitendes Ziel ist die Verhinderung eines Dekubitus, was üblicherweise auch möglich ist. Ausnahmen findet man bei Patienten mit lebensbedrohlichen Zuständen, bei denen die erforderlichen Prophylaxemaßnahmen wegen einer vitalen Gefährdung nicht durchgeführt werden können, bei Patienten mit gravierenden Durchblutungsstörungen und in der Sterbephase.

Die Hautinspektion erfolgt über den Finger-Test und wird an geeigneter Stelle dokumentiert, etwa im Lagerungs- und Bewegungsprotokoll (▶ Anhang 5). Die Evaluation beinhaltet aber auch die regelmäßige Überprüfung der erhobenen Risiken, der vorhandenen Ressourcen, der festgelegten Ziele und der geplanten Maßnahmen.

Entsprechend dem individuellen Intervall zur Überprüfung des Dekubitusrisikos, muss auch für die Evaluation des Pflegeprozesses ein individuelles Intervall festgelegt werden. In diesem Zeitraum werden alle Schritte des Pflegeprozesses neu durchlaufen, sofern nicht vorher gravierende Veränderungen des Gesundheits- und Pflegezustandes aufgetreten sind (▶ Kap. 2.2.5).

2.9 Dokumentation

Die Vorgaben für die Pflegedokumentation wurden bei den Vorschlägen zur Implementierung der einzelnen Standardkriterien erwähnt. An dieser Stelle werden noch einmal die erforderlichen Formulare und Vordrucke aufgeführt.

Formulare:
- Risikoskala, z. B. Braden-Skala, Waterlow-Skala, Medley-Skala (▶ Anhang 2–4)
- Lagerungs- und Bewegungsplan, Bewegungsprotokoll (▶ Anhang 5)
- Ernährungsanamnese, Ernährungsplan, Ernährungsprotokoll (▶ Kap. 8)
- Flüssigkeitsbedarf, Einfuhrprotokoll (▶ Kap. 8)
- Dekubitusstatistik
- Informationsweitergabe bei Dekubitusrisiko, z. B. Überleitungsbogen
- Information und Beratung zum Dekubitusrisiko (▶ Anhang 1)

! Für die Dokumentation sollten in der Einrichtung eindeutige Vorgaben vorhanden sein, die allen Mitarbeitern bekannt sind und die im Rahmen der Einarbeitung vermittelt werden.

2.10 Organisation

Eine weitere Aufgabe der Leitungsebene ist die Erstellung einer Dekubitusstatistik mit entsprechender Auswertung der Ergebnisse.

Viele Pflegeeinrichtungen führen ein Reportsystem, in dem kritische Ereignisse in regelmäßigen Abständen erhoben werden, um entsprechende Korrekturmaßnahmen einzuleiten. Dabei werden verschiedene Pflegeprobleme erfasst.

Beispiele für kritische Ereignisse:
- Neuauftreten eines Dekubitus
- Sturz
- BMI < 20
- Patienten mit PEG
- Freiheitsentziehungen
- Spezielle Medikamente, z. B. Psychopharmaka, im Sommer auch Diuretika
- Infektionen

In stationären Einrichtungen wird täglich ein entsprechendes Ereignis an die Pflegedienstleitung gemeldet, in der ambulanten Pflege erfolgt dies analog. Die verantwortliche Pflegekraft ist dann in der Lage, die vorhandenen Daten wöchentlich und monatlich auszuwerten, um folgende Erkenntnisse zu gewinnen.

Mögliche Ergebnisse:
- Probleme in einzelnen Stationen oder Wohnbereichen
- Probleme zu speziellen Tages- oder Nachtzeiten
- Probleme mit einem spezifischen Patientenklientel
- Probleme mit einzelnen Mitarbeitern

> **Praxistipp**
>
> Wenn eine ausreichende Datenmenge vorliegt, kann bei den festgestellten Problemen eine gezielte Maßnahme zur Vermeidung der Wiederholung getroffen werden.

2.11 Auswirkungen des Expertenstandards

Der Nationale Expertenstandard Dekubitusprophylaxe hat zu einer wahrnehmbaren Veränderung im Bereich der Dekubitusentstehung geführt.

Seit der Veröffentlichung haben Wissenschaftler der Charité Universitätsmedizin Berlin im Fachbereich Medizin-, Pflegepädagogik und Pflegewissenschaft jährlich eine Erhebung der Dekubitushäufigkeit in Pflegeheimen und Krankenhäusern durchgeführt. Bei der letzten Erhebung im April 2008 konnte festgestellt werden, dass der Anteil der Druckgeschwüre weiter rückläufig ist.

Auch der MDS beobachtet in seinen Qualitätsberichten eine weitere Verbesserung der Pflegequalität.

Es ist davon auszugehen, dass sich durch die Veröffentlichung des Nationalen Expertenstandards Dekubitusprophylaxe in der Pflege ein verändertes Bewusstsein im Umgang mit einer Dekubitusgefährdung entwickelt hat. Auch die juristische Tragweite des Expertenstandards hat zur Abnahme der Dekubitushäufigkeit beigetragen.

Nationaler Expertenstandard Entlassungsmanagement in der Pflege

3.1　Besonderheiten bei der Entlassung　– 34

3.2　Standardkriterium 1　– 35
3.2.1　Implementierung　– 35
3.2.2　Ablauf des Verfahrens　– 35
3.2.3　Einschätzung des Unterstützungsbedarfs　– 37
3.2.4　Assessmentinstrumente　– 38

3.3　Standardkriterium 2　– 39
3.3.1　Implementierung　– 39
3.3.2　Entlassungsplanung　– 39

3.4　Standardkriterium 3　– 40
3.4.1　Implementierung　– 40

3.5　Standardkriterium 4　– 41
3.5.1　Implementierung　– 41
3.5.2　Terminierung der Entlassung　– 41

3.6　Standardkriterium 5　– 42
3.6.1　Implementierung　– 42
3.6.2　Evaluation　– 42

3.7　Standardkriterium 6　– 43
3.7.1　Implementierung　– 43
3.7.2　Telefoninterview　– 43

3.8　Dokumentation　– 44

3.9　Aktualisierung des Expertenstandards 2009　– 44

3.10　Auswirkungen des Expertenstandards　– 44

Auch in diesem Kapitel wird zunächst der Inhalt des Expertenstandards unter Berücksichtigung der einzelnen Standardkriterien dargestellt.

Nach eingehender Literaturrecherche hat sich die Expertenarbeitsgruppe dafür entschieden, die Gültigkeit des Expertenstandards auf die Entlassung aus stationären Einrichtungen einzugrenzen. Aus den Erfahrungen der Vergangenheit und der Entwicklung der Thematik mit mangelnder Forschungstradition in Deutschland entwickelten sich nach und nach Modellprojekte, die sich mit der Versorgungskontinuität beschäftigten.

Anschließend folgen Hinweise für die Implementierung in den Pflegeprozess, etwa Informationen zur Erhebung des Pflegebedarfs, zur Auswahl von Hilfsmitteln und eine Beschreibung der Kompetenzen für die Beratung und Anleitung von Angehörigen.

Eine Implementierung in den einrichtungsinternen Pflegestandard mit entsprechenden Verfahrensregelungen ist bei diesem Expertenstandard besonders wichtig, da die Standardkriterien entsprechende Vorgaben durch die Einrichtung fordern.

Im Anschluss werden erforderliche Formulare, etwa ein Pflegebedarfsformular beziehungsweise der Überleitungsbogen erläutert, um die Implementierung des Expertenstandards in die Pflegedokumentation zu erleichtern. In diesem Abschnitt werden außerdem organisatorische Besonderheiten, beispielsweise die Verantwortung für die Umsetzung oder die Kontrolle der Durchführung erwähnt.

3.1 Besonderheiten bei der Entlassung

In der Vergangenheit war das Entlassungsmanagement und somit die Gewährleistung der Versorgungskontinuität eine klassische Aufgabe der Sozialarbeit. In den 80er- und 90er-Jahren des vergangenen Jahrhunderts kamen aus der Pflege Bestrebungen, die Lücke zwischen stationärer und ambulanter Versorgung zu schließen, das Thema Pflegeüberleitung wurde in verschiedenen Modellversuchen untersucht.

Benannt wird im Expertenstandard unter anderem das Modell von Böhm in Wien (1985), am Humboldt Krankenhaus in Berlin (Liedke et al. 1990) oder an Gemeinschaftskrankenhaus Witten-Herdecke (Joosten 1995). In Baden Württemberg entstanden die »Brückenschwestern«. Das Agnes-Karll-Institut für Pflegeforschung in Frankfurt entwickelte die »Kooperative Qualitätssicherung« und das Institut für Pflegewissenschaft Bielefeld führte das »Inter KiK«-Projekt durch. Durch diese und andere Projekte stieß das Thema letztlich auch in der Gesundheitspolitik auf Resonanz, so dass mit der Gesundheitsreform 2000 ein entsprechender Paragraph verabschiedet wurde (§ 140 a-h SGB V)

> § 140a Integrierte Versorgung
> (1) Abweichend von den übrigen Regelungen dieses Kapitels können die Krankenkassen Verträge über eine verschiedene Leistungssektoren übergreifende Versorgung der Versicherten oder eine interdisziplinär-fachübergreifende Versorgung mit den in § 140 b Abs. 1 genannten Vertragspartnern abschließen. Soweit die Versorgung der Versicherten nach diesen Verträgen durchgeführt wird, ist der Sicherstellungsauftrag nach § 75 Abs. 1 eingeschränkt. Das Versorgungsangebot und die Voraussetzungen seiner Inanspruchnahme ergeben sich aus dem Vertrag zur integrierten Versorgung. (SGB V in der Fassung vom 21.7.2004)

Ursache der Verabschiedung dieses Paragraphen war der sogenannte »Drehtür-Effekt«, bei dem der Patient kurz nach der Entlassung wieder stationär aufgenommen wird und der erhebliche Kosten im Gesundheitswesen verursacht. Begünstigt werden diese Schnittstellenprobleme durch Versorgungsbrüche, die durch eine mangelnde oder fehlerhafte Informationsweitergabe entstehen.

Die Expertenarbeitsgruppe hat unter Berücksichtigung dieser Voraussetzungen festgelegt, dass der Expertenstandard Entlassungsmanagement in der Pflege deshalb für spezielle Patientengruppen gelten soll.

Gültigkeit für spezielle Patienten:
- Patienten mit verkürzten Liegezeiten, z. B. nach minimal invasiven Eingriffen
- Multimorbide und pflegebedürftige ältere Menschen, die auch nach der Entlassung wei-

terer medizinisch-pflegerischer Dauerbetreuung bedürfen
- Patienten, die aufgrund eines mangelhaften Entlassungsmanagement Rehabilitations- und gesundheitsfördernde Potenziale verlieren

> Diese Patientengruppen, die zahlenmäßig nicht erfassbar sind, leiden nach Meinung der Experten langfristig unter einer Einschränkung der Lebensqualität, eventuell einer nicht ausreichend koordinierten Schmerzbehandlung und einem oftmals viel zu früh entstehenden professionellen Pflege- und Hilfebedarf.

Unter Berücksichtigung nationaler und internationaler Erkenntnisse der Erforschung sollte Entlassungsmanagement deshalb zu einer Sicherung der Versorgungskontinuität und zur Förderung von abgestimmten Handlungsschemata führen, die die Gesamtsituation des Patienten im Blick behalten.

> Für die übernehmende Einrichtung entsteht daraus die Verpflichtung, die empfangenen Informationen zu berücksichtigen und dadurch ihren Beitrag zur Versorgungskontinuität zu leisten. Grundsätzlich müssen alle Einrichtungen im Pflegesektor bzw. im Gesundheitswesen im Sinne der Patienten und Bewohner an einer reibungslosen und korrekten Informationsweitergabe interessiert sein und sich deshalb an den Vorgaben des Nationalen Expertenstandards Entlassungsmanagement orientieren. Das bedeutet, dass auch ambulante Pflegedienste, Altenpflegeheime, Kurzzeitpflegeeinrichtungen und andere Einrichtungen, in denen Pflegeleistungen erbracht werden, bei Bedarf für eine ausreichende Überleitung Sorge tragen müssen.

3.2 Standardkriterium 1

S1a Die Einrichtung verfügt über eine schriftliche Verfahrensregelung für ein multidisziplinäres Entlassungsmanagement. Sie stellt sicher, dass die für ihre Patientengruppen erforderlichen Einschätzungskriterien, Assessment- und Evaluationsinstrumente vorliegen. **S1b** Die Pflegefachkraft beherrscht die Auswahl und Anwendung von Instrumenten zur Einschätzung des zu erwartenden Versorgungs- und Unterstützungsbedarfs nach der Entlassung. **P1** Die Pflegefachkraft führt mit allen Patienten und ihren Angehörigen innerhalb von 24 Stunden nach der Aufnahme eine erste kriteriengeleitete Einschätzung des zu erwartenden Unterstützungsbedarfs durch. Diese Einschätzung wird bei Veränderung des Krankheits- und Versorgungsverlaufs aktualisiert. Die Pflegefachkraft nimmt bei voraussichtlichem poststationärem Unterstützungsbedarf ein differenziertes Assessment mit dem Patienten und seinen Angehörigen mittels eines geeigneten Instruments vor. **E1** Eine aktuelle, systematische Einschätzung des zu erwartenden poststationären Unterstützungs- und Versorgungsbedarfs liegt vor.

3.2.1 Implementierung

Bei der Umsetzung dieses Standardkriteriums sind zunächst die organisatorischen Abläufe in der Pflegeeinrichtung gefordert. Ein strukturiertes Entlassungsmanagement ist nur dann möglich, wenn eine schriftliche Verfahrensregelung vorliegt. Dabei beschreibt die Expertenarbeitsgruppe auch, welche Inhalte diese Verfahrensregelung unter anderem umfassen sollte.

3.2.2 Ablauf des Verfahrens

Erster Schritt der Umsetzung ist die Erarbeitung einer internen Verfahrensregelung zum Entlassungsmanagement.

Inhalte der Verfahrensregelung:
1. Ein Organigramm, mit dem Kooperationen und Zuständigkeiten der einzelnen Berufsgruppen geklärt werden
2. Ein Ablaufdiagramm für das Entlassungsmanagement (Abb. 3.1)
3. Die Auswahl von Einschätzungskriterien, Assessment- und Evaluationsinstrumenten
4. Die Vorgehensweise bei der Einschätzung bzw. Identifizierung von Patienten mit Risiko
5. Eine Aussage zur generellen Einbeziehung von Angehörigen unter Wahrung der Patientenautonomie
6. Vorgaben zur Dokumentation des Entlassungsmanagements

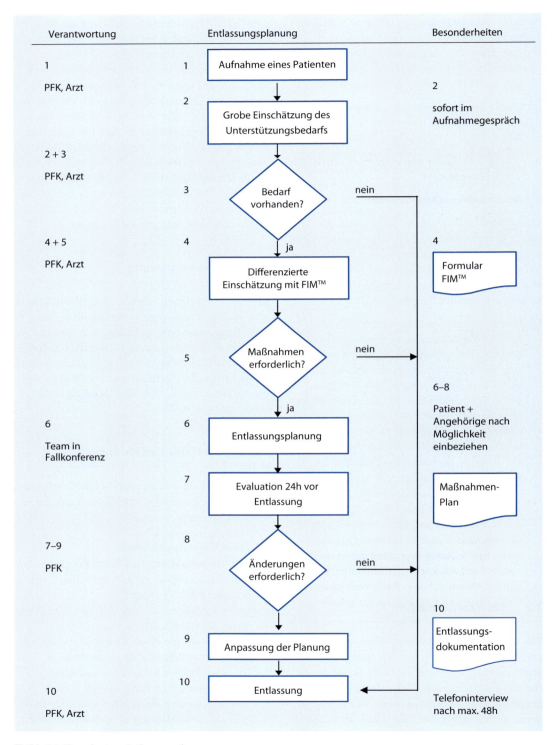

Abb. 3.1. Flow-chart zur Entlassungsplanung

Nach Ansicht der Experten sollte die Verfahrensregelung an die Pflegeprozessmethode gekoppelt werden. Dabei sind verschiedene Formen der Organisation möglich.

Organisationsformen:
1. Indirektes Entlassungsmanagement mit Hilfe einer zentral angesiedelten Pflegefachkraft, ggf. auch mit Zusatzausbildung
2. Direktes Entlassungsmanagement durch Pflegekräfte der Station

> Die Auswahl der Organisationsform bleibt der Pflegeeinrichtung überlassen, nach Literaturrecherche wurden keine der beiden Methoden als überlegen ausgemacht und entsprechend favorisiert.

Die zweite Anforderung bezieht sich auf das Wissen der Pflegefachkräfte über geeignete Erfassungs- und Einschätzungsinstrumente. Aufgrund mangelnder praktischer Erfahrung erwarten die Experten in diesem Zusammenhang die Notwendigkeit eines entsprechenden Kompetenzzuwachses bei den Pflegefachkräften, wobei geeignete Schulungs- und Fortbildungsmaßnahmen erforderlich erscheinen.

Prinzipiell wird jedoch die Rolle der Pflege als Koordinationsstelle im Entlassungsmanagement betrachtet, da sie aufgrund ihrer Nähe zu Patienten und Angehörigen und zu anderen Berufsgruppen, wie Medizin, Sozialarbeit, Physiotherapie, Ergotherapie und Psychologie, eine geeignete Kontaktstelle darstellt.

> Bei allen Schritten des Entlassungsmanagements sind immer die Vorgaben des Datenschutzes zu berücksichtigen. Unter Umständen können Kliniken schon in ihrem Versorgungsvertrag explizit auf die Datenweitergabe im Entlassungsprozess hinweisen.

Begriffsdefinition

An dieser Stelle wird im Expertenstandard eine exakte Begriffsdefinition angegeben, die genauer zwischen Versorgungsbedarf und Unterstützungsbedarf differenziert.

> Unter **Versorgungsbedarf** versteht man die notwendige professionelle Unterstützung zur Wiederherstellung oder Kompensation krankheitsbedingter und anderer Beeinträchtigungen.
> Der Begriff **Unterstützungsbedarf** beinhaltet darüber hinaus die individuelle Patientenperspektive, indem die individuelle Lebenssituation, die individuellen Ressourcen sowie das soziale Umfeld einbezogen werden, um krankheitsbedingte Selbstpflege- und Versorgungsdefizite ausgleichen zu können.

3.2.3 Einschätzung des Unterstützungsbedarfs

Das erste Prozesskriterium unterscheidet nun zwischen einer initialen Einschätzung des poststationären Pflegebedarfs und einem differenzierten Assessment, sobald die Einschätzung einen erwartbaren poststationären Unterstützungsbedarf ergeben hat.

Für das initiale Assessment (▶ Anhang 1) wird der Rahmen des Aufnahmegesprächs vorgeschlagen. Verschiedene Anhaltspunkte für die grobe Einschätzung einer möglichen nachstationären Funktionseinschränkung ergeben sich größtenteils aus der Informationssammlung und Pflegeanamnese.

Hinweise auf einen poststationären Unterstützungsbedarf können durch verschiedene Fragestellungen gewonnen werden.

Fragestellungen als Hinweise:
- Häufige Krankenhausaufenthalte
- Alter
- Sozialer Status
- Wohnsituation
- Besondere Diagnosen
- Funktionseinschränkungen im täglichen Leben

Wenn schon direkt bei der Aufnahme ein offensichtlicher Unterstützungsbedarf erkennbar ist, kann auf diese grobe Einschätzung zugunsten eines ausführlichen Assessments verzichtet werden.

3.2.4 Assessmentinstrumente

Sofern bei der groben Einschätzung ein poststationärer Versorgungsbedarf festgestellt wurde, sollte die Einrichtung ein Assessmentinstrument festlegen, mit dem eine genauere Einschätzung erfolgen kann.

> **Praxistipp**
>
> Im Expertenstandard wird die Pflegefachkraft als ausführende Person konkret benannt. Daraus ergibt sich, dass in jeder Einheit der Klinik eine Pflegefachkraft mit entsprechenden Kenntnissen beschäftigt sein muss oder dass alle Pflegefachkräfte eine entsprechende Schulung durchlaufen haben und dann die zuständige Bezugspflegekraft das Assessment für ihre Patienten durchführt.

Im Standardkriterium 1 werden verschiedene Instrumente für ein differenziertes Assessments benannt.

Beispiele für Assessmentinstrumente:
- Barthel-Index (▶ Anhang 6)
- FIM™ (Functional Independence Measure), der Funktionale Selbstständigkeitsindex (▶ Anhang 7) mit oder ohne FAM (Functional Assessment Measure)
- NNAI Nursing Needs Assessment Instrument
- RAP Reha Aktivitäten Profil

Der Barthel-Index und der FIM™ sind die in Deutschland am häufigsten verwendeten Assessmentinstrumente. Der FAM ist eine Erweiterung des FIM™, bei dem zusätzlich Kriterien aufgenommen wurden, die die kognitiven Bereiche überprüfen. Im Anhang werden beide Instrumente vorgestellt, wobei die FAM-Zusatzkriterien in der Tabelle kursiv hervorgehoben sind (▶ Anhang 7).

Das NNAI wird in Deutschland bisher wenig genutzt. Es handelt sich um ein englischsprachiges Erhebungsinstrument, das von Diane Holland erstellt wurde und 1998 von Maike Higgen übersetzt wurde.

Das RAP stammt aus den Niederlanden und wurde 1991 an der Abteilung Rehabilitation des Academisch Ziekenhuis der Vrije Universiteit te Amsterdam entwickelt. Es ermöglicht eine systematische Erfassung und Bestandsaufnahme von Fähigkeitsstörungen und sozialen Beeinträchtigungen in den Bereichen Kommunikation, Mobilität, Selbstversorgung, alltägliche Beschäftigung und Beziehungen. Im Vordergrund steht dabei eine Einschätzung durch multiprofessionelle Teams und das formulierte Ziel, ein möglichst umfassendes Bild der Fähigkeitsstörungen und Beeinträchtigungen der Funktionsfähigkeit im täglichen Leben sowie des jeweiligen Problemerlebens zu erhalten.

> **Praxistipp**
>
> Das Krankenhaus muss in seiner Verfahrensregelung festlegen, welches Instrument in welchem Bereich verwendet werden soll. Die Expertenarbeitsgruppe empfiehlt kein bestimmtes Instrument, schlägt jedoch vor, die zentralen Dimensionen des Trajekt-Modells von Corbin und Strauss zur Orientierung heranzuziehen. Dabei handelt es sich um ein Pflegemodell, das in besonderem Maße die Situation chronisch kranker Menschen berücksichtigt. Es wurde in den USA von der Pflegewissenschaftlerin Juliet Corbin und dem Soziologen Anselm Strauss entwickelt. Verschiedene Phasen des Krankheitsverlaufs erfordern unterschiedliche Bewältigungsstrategien und somit eine phasengerechte Begleitung durch die Pflegekraft.
>
> **Zentrale Dimensionen des Trajekt-Modells:**
> - Die erforderlichen krankheits- und pflegebezogenen Bewältigungsarbeiten
> - Die alltagsbezogenen Bewältigungsarbeiten
> - Die biografischen Rekonstruktions- und psychosozialen Bewältigungsarbeiten der Patienten und Angehörigen

Ein konkreter Zeitpunkt für die differenzierte Einschätzung wird in diesem Standardkriterium zwar nicht festgelegt, unter Berücksichtigung der Liegezeiten im Krankenhaus ist jedoch ein möglichst frühzeitiges Assessment notwendig, um entsprechende Maßnahmen einleiten zu können und Kontakt zur nachversorgenden Einrichtung aufzunehmen.

⚠ Alle Maßnahmen der Einschätzung müssen nachvollziehbar dokumentiert sein. Erkennbar zu unterscheiden ist bei der Dokumentation die Einschätzung des Versorgungsbedarfs durch die Pflegefachkraft und die Einschätzung durch den Patienten und seine Angehörigen.
Eine eindeutige Verfahrensregel und die dazugehörigen Formulare sind Grundvoraussetzung für einen gut funktionierenden Entlassungsprozess, wie die modellhafte Implementierung in 20 Einrichtungen ergab.

3.3 Standardkriterium 2

S2 Die Pflegefachkraft verfügt über Planungs- und Steuerungswissen in Bezug auf das Entlassungsmanagement. **P2** Die Pflegefachkraft entwickelt in Abstimmung mit dem Patienten und seinen Angehörigen sowie den beteiligten Berufsgruppen unmittelbar im Anschluss an das differenzierte Assessment eine individuelle Entlassungsplanung. **E2** Eine individuelle Entlassungsplanung liegt vor, aus der die Handlungserfordernisse zur Sicherstellung einer bedarfsgerechten poststationären Versorgung hervorgehen.

3.3.1 Implementierung

In diesem Standardkriterium werden zunächst genaue Kenntnisse der regionalen Versorgungsangebote durch die Pflegefachkraft, die für das Entlassungsmanagement zuständig ist, erwartet. Der Kontakt zu weiteren Ansprechpartnern soll durch die Pflegefachkraft vermittelt werden. Eine umfassende Weitergabe von Informationsmaterial und Adressen von ambulanten und stationären Angeboten muss unter Beachtung der individuellen Erfordernisse des Patienten zur Verfügung gestellt werden.

Regionale Angebote:
— Ärztliche und fachärztliche Versorgung
— Ambulante Pflege
— Stationäre Pflege und Kurzzeitpflege
— Pflegestützpunkte
— Selbsthilfeorganisationen
— Pflegekassen

Die Finanzierungsmöglichkeiten und eine entsprechende Unterstützung bei der Beantragung kann durch die Sozialarbeit unterstützt werden.

⚠ Bei all diesen Aufgaben übernimmt die Pflegefachkraft eine vermittelnde Funktion.

3.3.2 Entlassungsplanung

Das wichtigste Element des Nationalen Expertenstandards Entlassungsmanagement ist die individuelle Planung der Entlassung, die von der Pflegefachkraft initiiert und von allen an der Versorgung Beteiligten durchgeführt wird. Besonders geeignet für diese Planung sind Teambesprechungen oder Fallkonferenzen, an denen alle an der Versorgung beteiligten Berufsgruppen teilnehmen. In vielen Klinikbereichen finden solche Besprechungen mindestens einmal in der Woche statt.

Aufgaben im Rahmen der Entlassungsplanung:
— Terminplanung mit allen beteiligten Personen
— Erstellung eines Aktionsplans, in dem die Aufgaben verteilt werden
— Feststellung der erforderlichen Maßnahmen
— Kontaktaufnahme zur nachsorgenden Einrichtung
— Vereinbarung einer gemeinsamen Pflegeübergabe

> **Praxistipp**
> Zu diesem Zeitpunkt ist es sinnvoll, bereits den zuständigen MDK einzuschalten, falls eine Begutachtung zur Feststellung der Pflegebedürftigkeit notwendig ist.

Die Planung einer gemeinsamen Pflegeübergabe mit der nachbetreuenden Einrichtung stellt in der Praxis ein erhebliches Problem dar. Bisher fanden den Kontakte zwischen Klinik, Pflegeheim oder ambulantem Pflegedienst nur in Ausnahmefällen statt, wobei der Grund für dieses Problem fast ausschließlich in der Terminierung und im Zeitmangel zu suchen ist.

> **Pflegeheim + Ambulante Pflege**
>
> Der Zeitaufwand, einen Patienten im Krankenhaus zu besuchen, um dort bereits eine Pflegeübergabe zu erhalten, ist mit Sicherheit enorm, vor allem dann, wenn die Anfahrtszeit berücksichtigt wird. Für die Versorgungskontinuität und dadurch die Vermeidung von unnötigen Pflegeproblemen und Komplikationen ist dieser Zeitaufwand jedoch gerechtfertigt. Allerdings entsteht durch dieses Vorgehen in jedem Fall für die nachbetreuende Einrichtung ein Finanzierungsproblem bezüglich dieser Maßnahme.
> Zu bedenken ist, dass die aufgewendete Zeit zumindest teilweise bei der Erhebung der Informationssammlung und Pflegeanamnese im Erstgespräch wieder eingespart werden kann. In jedem Fall ist die Möglichkeit des Kennenlernens durch die »stationäre« Pflegeübergabe von Vorteil für Patient und Angehörige und erleichtert das Zustandekommen einer vertrauensvollen Beziehung. Diese Kooperation zwischen Krankenhaus und übernehmender Pflegeeinrichtung ist als Marketingeffekt mit Sicherheit ebenfalls bedeutend.

Das Ergebnis der Entlassungsplanung in Kooperation mit dem Patienten und seinen Angehörigen wird schriftlich festgehalten und dadurch transparent für alle Beteiligten. Dadurch können Angehörige besser planen, welche Vorbereitungsmaßnahmen erforderlich sind, etwa die Beschaffung von Hilfsmitteln und welche Veränderungsmaßnahmen eingeleitet werden müssen. Dazu gehören häufig Maßnahmen zur Wohnraumanpassung, die unter Umständen mit einem Berater der Kranken- und der Pflegekasse abgesprochen werden müssen.

Mögliche Inhalte der Entlassungsplanung:
- Poststationärer Unterstützungsbedarf
- Absprachen mit Angehörigen
- Wohnraumanpassung
- Unterstützende Hilfen, z. B. Nachbarschaftshilfe, Freunde und Bekannte
- Unterstützende Dienstleistungen, z. B. Essen auf Rädern
- Medikamentenversorgung
- Hilfsmittelversorgung
- Behandlungspflege
- Risikomanagement
- Schmerzmanagement
- Notfallmanagement
- Finanzielle Situation
- Psychosoziale Situation von Patient und Angehörigen
- Transport
- Terminierung
- Ansprechpartner und Kontakt zur nachsorgenden Pflegeeinrichtung

> Für Angehörige ist deshalb eine exakte und verlässliche Zeitplanung vonnöten, da sie zusätzlich zu diesen organisatorischen Aufgaben auch die Auswirkungen von Krankheit und Verlust der Unabhängigkeit eines ihnen nahestehenden Menschen bewältigen müssen.

3.4 Standardkriterium 3

S3 Die Pflegefachkraft verfügt über die Fähigkeiten, Patienten und Angehörige in Bezug auf den poststationären Pflegebedarf zu beraten und zu schulen sowie die Koordination der weiteren an der Schulung und Beratung beteiligten Berufsgruppen vorzunehmen. **P3** Die Pflegefachkraft gewährleistet für den Patienten und seine Angehörigen eine bedarfsgerechte Beratung und Schulung. **E3** Patienten und Angehörige sind bedarfsgerechte Schulung und Beratung angeboten worden, um veränderte Versorgungs- und Pflegeerfordernisse bewältigen zu können.

3.4.1 Implementierung

In diesem Standardkriterium wird noch einmal auf die Bedeutung der Pflegeberatung (▶ Kap. 1.4) eingegangen.

Die Expertenarbeitsgruppe erörtert an dieser Stelle noch einmal die einzelnen Begriffe. Dabei bedeutet »gewährleisten«, dass die Pflegefachkraft entweder selbst beratend tätig wird und Patienten und Angehörige schult oder dass andere Personen innerhalb oder außerhalb der Klinik diese Aufgabe übernehmen.

In diesem Fall muss die Pflegefachkraft ebenfalls sicherstellen, dass es sich dabei um eine »bedarfsgerechte« Beratung handelt. Dies bedeutet wiederum, dass sowohl der Patient als auch seine Angehörigen ausreichend über die individuelle Entlassungsplanung und über die Veränderungen der Lebenssituation in der Zukunft informiert werden.

> Dabei geht es nicht nur um Wissen und technische Fähigkeiten sondern auch darum, die Veränderungen durch die Pflegebedürftigkeit in den eigenen Alltag integrieren zu können und die daraus resultierenden Belastungen sowohl körperlich als auch psychisch zu verkraften.

Bei optimalem Ablauf der individuellen Entlassungsplanung können Patient und Angehörige das erlernte Wissen, den Umgang mit neuen Pflegetechniken und Hilfsmitteln und die möglichen Bewältigungsstrategien direkt nach der Entlassung einsetzen.

3.5 Standardkriterium 4

S4 Die Pflegefachkraft ist zur Koordination des Entlassungsprozesses befähigt und autorisiert. **P4** Die Pflegefachkraft stimmt in Kooperation mit dem Patienten und seinen Angehörigen sowie den internen und externen beteiligten Berufsgruppen und Einrichtungen rechtzeitig den voraussichtlichen Entlassungstermin und den Unterstützungsbedarf des Patienten ab. Die Pflegefachkraft bietet den Mitarbeitern der weiterbetreuenden Einrichtungen eine Pflegeübergabe unter Einbeziehung des Patienten und seiner Angehörigen an. **E4** Mit dem Patienten und seinen Angehörigen sowie den weiter versorgenden Berufsgruppen und Einrichtungen sind der Entlassungstermin sowie der Unterstützungs- und Versorgungsbedarf abgestimmt.

3.5.1 Implementierung

Zunächst wird in diesem Standardkriterium noch einmal die Verantwortlichkeit und Autorisierung der Pflegefachkraft für die Überleitung betont, wobei noch einmal unterschieden wird zwischen der direkten und einer indirekten Organisationsform (▶ Kap. 3.2.2).

Die Aufgaben der autorisierten Pflegefachkraft werden zusammengefasst als Kooperation mit dem Patienten, seinen Angehörigen und der weiterbetreuenden Pflegeeinrichtung, wobei insbesondere die Informationsweitergabe über den zu erwartenden Unterstützungsbedarf und den Entlassungstermin als wichtig erachtet wird.

> Eine frühzeitige Vorbereitung, Planung und Abstimmung mit allen Beteiligten dient der Vermeidung von Versorgungsdefiziten und von Wiedereinweisungen des Patienten.

Die Umsetzung dieses Standardkriteriums konzentriert sich auf die konkrete Terminierung der Entlassung, da die anderen Anforderungen schon im 3. Standardkriterium bearbeitet wurden. Dabei sollen eindeutige Absprachen mit der nachversorgenden Einrichtung getroffen und eingehalten werden.

3.5.2 Terminierung der Entlassung

> **Praxistipp**
>
> Unter Berücksichtigung des Vorbereitungsbedarfs sollte der Wochentag der Entlassung mit der nachbetreuenden Einrichtung im Vorfeld explizit besprochen werden. Sowohl im ambulanten Bereich als auch im Pflegeheim ist es beispielsweise am Freitagnachmittag schwierig, die erforderlichen Hilfsmittel und Medikamente zu besorgen, da zuvor ein Hausarztbesuch zur Ausstellung von Rezepten oder Verordnungen erforderlich ist.

Im Klinikalltag sind zwei Problemfelder im Zusammenhang mit der Terminierung des Entlassungstermins immer wieder erkennbar. Zum einen kann der geplante Entlassungstermin unter Umständen bei »Bettendruck« kurzfristig vorverlegt werden, so dass Patienten im »Hauruck-Verfahren« entlassen werden. Auf dieses Prozedere hat die Pflegefachkraft generell wenig Einfluss. Eine

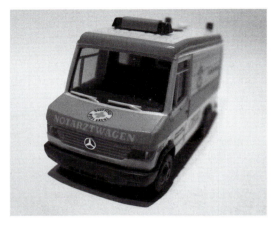

☐ Abb. 3.2. Krankentransport © Florian Gleisenberg/PIXELIO

konkrete Terminabsprache hat dann zwar stattgefunden, wurde aber nicht eingehalten.

Zum anderen ist die Einhaltung der Terminierung auch von der Pünktlichkeit des Transports abhängig. So kommt es in der Praxis vor, dass Patienten erst am späten Abend oder gar nachts in der nachversorgenden Einrichtung ankommen, obwohl der Transport für den Vormittag bestellt war.

Derartige Probleme führen dazu, dass Patient, Angehörige und nachbetreuende Einrichtung trotz optimaler Entlassungsplanung über die Terminierung verärgert sind. Gerade im Pflegeheim legt man normalerweise großen Wert auf die Möglichkeit, den neuen Bewohner adäquat zu begrüßen, um ihm die Eingewöhnung zu erleichtern.

> **Praxistipp**
>
> Gewöhnlich treten diese Transportprobleme seltener auf, wenn statt eines Krankentransports ein Behindertentaxi beauftragt wird.

Dennoch sind viele Pflegefachkräfte im stationären Klinikbereich von den Rahmenbedingungen der Entlassung enttäuscht und bedauern die Schwierigkeiten bei der Umsetzung. Aus Sicht der Experten ist es jedoch nicht möglich, gesundheitspolitische Probleme durch die Implementierung eines Expertenstandards zu »reparieren«. Auslöser für die Schwierigkeiten bei der Umsetzung sind oftmals Finanzierungsfragen.

3.6 Standardkriterium 5

S5 Die Pflegefachkraft verfügt über die Fähigkeiten, zu beurteilen, ob die Entlassungsplanung dem individuellen Bedarf von Patienten und Angehörigen entspricht. **P5** Die Pflegefachkraft führt mit dem Patienten und seinen Angehörigen spätestens 24 Stunden vor der Entlassung eine Überprüfung der Entlassungsplanung durch. Bei Bedarf werden Modifikationen eingeleitet. **E5** Die Entlassung des Patienten ist bedarfsgerecht vorbereitet.

3.6.1 Implementierung

Die Expertenarbeitsgruppe betont die Notwendigkeit der fachlichen Kompetenz der Pflegefachkraft, um eine geeignete Bewertung der Entlassungsplanung vorzunehmen, da diese in der Praxis häufig vernachlässigt wird.

> Die Bewertung der Entlassungsplanung sollte unbedingt mit dem Patienten und nach Möglichkeit mit seinen Angehörigen gemeinsam erfolgen. Entscheidend ist außerdem, dass diese Überprüfung rechtzeitig vor der Entlassung stattfindet, um notwendige Veränderungen in die Wege leiten zu können. Die Arbeitsgruppe spricht sich für einen Zeitpunkt aus, der maximal 24 Stunden vor der geplanten Aufnahme liegt. Dieser Zeitrahmen wurde gewählt, damit auch auf kurzfristige Ereignisse reagiert werden kann, etwa eine plötzliche Verschlechterung des Gesundheitszustandes des Patienten, auf den Ausfall eines pflegenden Angehörigen oder auf Verzögerungen bei der Beschaffung wichtiger Hilfsmittel.

3.6.2 Evaluation

Die Zusammenführung der Patientenperspektive und der professionellen Sichtweise aller beteiligten Berufsgruppen führt zu einer bedarfsgerechten Entlassung. Dabei ist zu bedenken, dass diese beiden Sichtweisen sich sehr stark voneinander unterscheiden können und deshalb unter Berücksichtigung der Selbstmanagementkompetenz des Patienten in einem Aushandlungsprozess angenähert werden müssen.

Die Sichtweise der Laienpflege von Patienten und Angehörigen besteht größtenteils aus Erfahrungswissen, dass vor allem bei chronisch Kranken im Lauf der Jahre angesammelt wurde. Aus diesem Grund sind der Patient und seine Angehörigen als medizinische Laien dennoch in der Lage, die Qualität des Entlassungsmanagements aus ihrer Perspektive zu bewerten.

> Das Ergebnis der Evaluation der geplanten Entlassung in Kooperation mit den beteiligten Personen sollte dokumentiert werden. Je nach Verfahrensregelung der Einrichtung kann ein Formular verwendet werden oder eine Gesprächsnotiz im Pflegebericht bzw. im Beratungsforrmular erfolgen.

3.7 Standardkriterium 6

S6 Die Pflegefachkraft ist befähigt und autorisiert, eine abschließende Evaluation der Entlassung durchzuführen. **P6** Die Pflegefachkraft nimmt innerhalb von 48 Stunden nach der Entlassung Kontakt mit dem Patienten und seinen Angehörigen oder der weiterbetreuenden Einrichtung auf und überprüft die Umsetzung der Entlassungsplanung. **E6** Der Patient und seine Angehörigen haben die geplanten Versorgungsleistungen und bedarfsgerechte Unterstützung zur Bewältigung der Entlassungssituation erhalten.

3.7.1 Implementierung

Eine endgültige Überprüfung der Entlassungsplanung ist erst nach der Entlassung tatsächlich möglich, so dass dieses Standardkriterium sich noch einmal mit der Evaluation beschäftigt. Allerdings wird an dieser Stelle gefordert, dass nach der Entlassung noch einmal eine Kontaktaufnahme mit dem Patienten, seinen Angehörigen oder der weiter betreuenden Einrichtung stattfindet.

Im Expertenstandard ist hierfür ein Telefonat vorgesehen, das innerhalb von 48 Stunden nach der Entlassung stattfinden muss. Im praktischen Alltag hat sich dieses Vorgehen noch kaum durchgesetzt.

Denkbar wäre auch ein Besuch vor Ort, was im praktischen Alltag jedoch noch schwieriger durchzuführen ist. Fest steht jedoch die rechtliche Verpflichtung der stationären Einrichtung, einen nahtlosen Übergang von der Klinikbehandlung in die poststationäre Versorgung zu bewerkstelligen.

> **Praxistipp**
>
> Für die Evaluation der Entlassungsplanung wird an dieser Stelle der Telefonkontakt empfohlen.

3.7.2 Telefoninterview

Erleichtert wird die Kontaktaufnahme, wenn der Patient schon vor der Entlassung darüber informiert wird und ein Telefontermin vereinbart wird. Außerdem sollte das Telefongespräch strukturiert werden, um wichtige Informationen zu gewinnen.

Ein Beispiel für einen Leitfaden für das Telefoninterview befindet sich im Anhang (▶ Anhang 8). Eine statistische Auswertung der Befragungen ein- bis zweimal pro Jahr zeigt wiederkehrende Probleme und Schwachstellen im Entlassungsmanagement auf und trägt dazu bei, diese soweit als möglich zu verhindern.

> **Praxistipp**
>
> In Abhängigkeit von der Organisationsform der Entlassung ist entweder die zentrale Stelle des Entlassungsmanagements oder bei einer dezentralen Organisation die Leitungsebene für die Auswertung verantwortlich. Beauftragt werden kann auch eine Stelle im Controlling, in der Verwaltung oder im IT-Bereich.

Sofern im Telefongespräch Versorgungsdefizite deutlich werden, ist es wichtig, die nachbetreuende Pflegeeinrichtung darüber zu informieren. Diese muss dann dafür sorgen, dass Versorgungslücken umgehend geschlossen und derartige Risiken zukünftig vermieden werden.

3.8 Dokumentation

Die Umsetzung des Nationalen Expertenstandards Entlassungsmanagement in der Pflege wird vereinfacht, wenn die entsprechenden Formulare und Dokumente vorhanden sind. An dieser Stelle wird bewusst der Begriff Dokumentation verwendet, nicht wie in den anderen Kapiteln der Begriff Pflegedokumentation, da die Eintragungen von allen beteiligten Berufsgruppen vorgenommen werden. Sinnvoller ist deshalb die Erstellung eines Entlassungsordners oder einer entsprechenden Datei im PC.

> Alle Berufsgruppen, die an der Entlassungsplanung beteiligt sind, müssen Zugriff auf diesen Ordner haben.

Beispielhaft werden an dieser Stelle einige Formulare benannt, die für das Entlassungsmanagement erforderlich sind und somit auch bei der Erarbeitung einer Verfahrensregelung hilfreich sind. Zum Teil finden sich die Inhalte auch im Anhang dieses Buches.

Formulare:
- Verfahrensregelung
- Pflegeanamnese und Informationssammlung
- Grobe Ersteinschätzung
- Differenziertes Risikoassessment
- Entlassungsplanung
- Schulungs- und Informationsmaterial für Betroffene und Angehörige
- Adresslisten von regionalen Anbietern sortiert nach Fachbereich
- Telefoninterview
- Statistik der Telefoninterviews

3.9 Aktualisierung des Expertenstandards 2009

Im Jahr 2009 wurde der Expertenstandard Entlassungsmanagement in der Pflege aktualisiert. Die überarbeiteten Inhalte wurden der Fachöffentlichkeit zur Diskussion auf der Homepage des DNQP zur Verfügung gestellt. Erstmals konnte dadurch jeder Interessierte an der Verbesserung der Inhalte mitarbeiten.

Wichtigste Veränderung in der vorläufigen, aktualisierten Version ist die Tatsache, dass nunmehr kein spezielles Assessmentinstrument, wie etwa der Barthel-Index oder der FIM^{TM}, explizit empfohlen wird. Stattdessen werden Kriterien genannt, die für die Einschätzung des poststationären Versorgungsbedarfs als Anhaltspunkt dienen können. Verschiedene Lebensbereiche des Betroffenen sollen betrachtet werden.

Initiales Assessment:
- Mögliche krankheits- und pflegebezogene Versorgungs-/Unterstützungserfordernisse
- Mögliche alltagsbezogene Versorgungs-/Unterstützungserfordernisse
- Mögliche psychosoziale und biografisch bedingte Unterstützungserfordernisse der Patienten und Angehörigen
- Möglicher Unterstützungsbedarf hinsichtlich erwartbarer Selbstmanagement-Erfordernisse
- Möglicher Unterstützungsbedarf bei der Auswahl und Koordination verschiedener erforderlicher Hilfeleistungen und Hilfsmittel

Diese Bereiche sollen bei der Einschätzung überprüft werden, ein Instrument kann jedoch aus Gründen der Übersichtlichkeit und Vollständigkeit dennoch weiter eingesetzt werden, zumal die oben genannten Kriterien sicherlich erfüllt werden.

> Weitere Veränderungen in der vorläufigen aktualisierten Version sind die genaue Festlegung der organisatorischen (z. B. Zeitressourcen, Festlegung der Arbeitsteilung, Schulungsräume), personellen (z. B. Pflegefachkräfte mit hinreichender Qualifikation) und fachlichen Rahmenbedingungen (z. B. Einschätzungskriterien, -instrumente) im Standardkriterium S1a. In Kriterium P1 wurde hingegen das differenzierte Assessment mittels eines geeigneten Instruments durch ein Assessment mittels geeigneter Kriterien ersetzt.

3.10 Auswirkungen des Expertenstandards

Der Nationale Expertenstandard Entlassungsmanagement in der Pflege hat noch keine deutlichen

Veränderungen bewirkt, da die Umsetzung im Pflegealltag noch nicht flächendeckend erfolgt ist. In der Praxis stellt man immer noch fest, dass Patienten bei Bettendruck überstürzt und unvorbereitet in die weitere Versorgung entlassen werden.

Der Expertenstandard ist außerdem nicht dazu geeignet, existierende gesundheitspolitische Probleme zu lösen, sondern dient lediglich einer Optimierung der Abläufe in der jeweiligen stationären Einrichtung.

Insgesamt wird die Umsetzung des Expertenstandards im Klinikbereich wenig kontrolliert. Eine zügigere und praktischere Implementierung in den Alltag kann möglicherweise nur durch regelmäßige Überprüfung mit entsprechenden Konsequenzen erreicht werden.

Nationaler Expertenstandard Schmerzmanagement in der Pflege

4.1 Grundlagen des Schmerzmanagements – 48
4.1.1 Pathophysiologie von Schmerzen – 49

4.2 Standardkriterium 1 – 49
4.2.1 Implementierung – 49
4.2.2 Schmerzassessment – 50
4.2.3 Schmerzskalen – 51

4.3 Standardkriterium 2 – 54
4.3.1 Implementierung – 55
4.3.2 Analgetika – 55
4.3.3 WHO Stufenschema – 56
4.3.4 Verfahrensregelung – 56

4.4 Standardkriterium 3 – 57
4.4.1 Implementierung – 57

4.5 Standardkriterium 4 – 57
4.5.1 Implementierung – 57
4.5.2 Unterstützende Maßnahmen – 58

4.6 Standardkriterium 5 – 59
4.6.1 Implementierung – 59

4.7 Pflegedokumentation – 60

4.8 Organisation – 60
4.8.1 Betäubungsmittel – 60
4.8.2 Verabreichung von Medikamenten – 61

4.9 Auswirkungen des Expertenstandards – 62

> In diesem Kapitel werden zunächst die Inhalte der Standardkriterien mit entsprechender Erläuterung dargestellt. Außerdem erfolgen Hinweise für die Implementierung in den Pflegeprozess und die Implementierung in den einrichtungsinternen Pflegestandard. Dabei werden verschiedene Informationen berücksichtigt, etwa das WHO-Stufenschema aber auch Aussagen über die Wirkungen und Nebenwirkungen von Analgetika sowie weitere Maßnahmen zur Schmerzreduzierung.
> Die erforderlichen Formulare, z. B. Schmerzskalen oder Verlaufsformulare, werden im Abschnitt Pflegedokumentation aufgeführt.
> Organisatorische Besonderheiten in Zusammenhang mit dem Schmerzmanagement sind beispielsweise der Umgang mit Betäubungsmitteln, die Vorgaben zur Medikamentenverabreichung und die dazugehörige Dokumentation.

4.1 Grundlagen des Schmerzmanagements

Physiologisch betrachtet ist Schmerz immer ein wichtiges Warnsignal des Körpers, chronischer Schmerz muss jedoch als eigenständige Krankheit betrachtet und entsprechende Maßnahmen in der Pflege ergriffen werden.

> Schätzungsweise 13 bis 20 Millionen Bundesbürger leiden unter Schmerzen, wobei die Versorgung und die Information der Patienten mangelhaft sind. Viele glauben, dass ihnen nicht geholfen werden kann.

In einer Befragung gaben immerhin 82 % der Ärzte und 46 % des Pflegepersonals an, sich im Bereich Schmerztherapie nicht ausreichend ausgebildet zu fühlen. Deshalb sind die Inhalte des Nationalen Expertenstandards Schmerzmanagement in der Pflege genau wie die jeweiligen ärztlichen Leitlinien inhaltlich bedeutend.

Gerade weil Schmerzen die Lebensqualität des Betroffenen deutlich beeinträchtigen und im Gesundheitswesen durch schmerzbedingte Komplikationen, durch eine Verlängerung der Verweildauer im Krankenhaus sowie durch eine Chronifizierung von Schmerzen beträchtliche Kosten entstehen, ist ein frühzeitiges Schmerzmanagement von Vorteil.

Dabei muss zunächst festgestellt werden, wann ein Patient überhaupt an Schmerzen leidet.

> Schmerz ist das, was der Betroffene über die Schmerzen mitteilt. Sie sind vorhanden, wenn der Patient mit Schmerzen sagt, dass er Schmerzen hat. (Margo McCaffery 1968)

Jegliches Auftreten von Schmerzäußerungen sollte ernst genommen werden, wobei dadurch noch keine Aussage zur Schmerzintensität und Schmerzqualität getroffen wird. Außerdem sind nicht alle Patienten oder Bewohner in der Lage, Schmerzen adäquat zum Ausdruck zu bringen. Besondere Aufmerksamkeit benötigen einige Patientengruppen.

Einschränkungen bei der Schmerzäußerung:
- Bewusstseinsstörung, Bewusstlosigkeit, Koma
- Beatmung
- Demenz
- Delir oder andere Bewusstseinsveränderungen
- Neugeborene, Säuglinge, Kleinkinder
- Geistige Retardierung
- Kommunikationsstörungen

Deshalb ist ein differenziertes Assessment erforderlich, das sich je nach Dauer und Ursache der Schmerzen unterscheidet. Aus diesem Grund hat die Expertengruppe die Gültigkeit des Nationalen Expertenstandards Schmerzmanagement in der Pflege auf eine bestimmte Patientengruppe eingeschränkt.

> Der Expertenstandard beschäftigt sich ausschließlich mit akuten oder tumorbedingten chronischen Schmerzen, schmerzbedingten Problemen oder zu erwartenden Schmerzen in allen Bereichen der pflegerischen Versorgung. Patienten mit nicht-tumorbedingten chronischen Schmerzen werden explizit nicht angesprochen. Für diese Gruppe ist ein separater Expertenstandard vorgesehen, der voraussichtlich im Jahr 2010 veröffentlicht wird. Chronisch bedeutet, dass der Schmerz seit mindestens drei Monaten besteht. Eine andere

Einteilung, das Mainzer Stadienmodell der Chronifizierung, unterscheidet:
1. (Sub)-akute, remittierende Schmerzen mit wenigen komplizierenden Faktoren
2. Chronische Schmerzen mit mehreren komplizierenden Faktoren
3. Lang andauernde Schmerzen mit vielen komplizierenden Faktoren

4.1.1 Pathophysiologie von Schmerzen

Zum besseren Verständnis der Maßnahmen zur Schmerbekämpfung werden an dieser Stelle die Entstehungsmechanismen von Schmerzen kurz zusammengefasst.

Schmerz entsteht entweder durch die Reizung von Schmerzrezeptoren, sogenannten Nozizeptoren an der Hautoberfläche, die auf Reize wie Druck, Zug, Kälte oder Hitze oder bei einer Schädigung des Gewebes durch körpereigene schmerzauslösende Substanzen reagieren, z. B. Serotonin oder Histamin. Gleichzeitig werden Kinine oder Prostaglandine ausgeschüttet, die zur Sensibilisierung der Nozizeptoren führen.

Dadurch wird ein elektrischer Impuls an das Zentrale Nervensystem über das Hinterhorn des Rückenmarks weitergeleitet. Der Schmerzimpuls wird in der Hirnrinde bewusst erfasst. Schmerzhemmsysteme haben die Aufgabe, die Handlungsfähigkeit in lebensbedrohlichen Situationen zu erhalten.

Schmerzhemmsysteme:
- Endorphinausschüttung
- Rückkopplung der aufsteigenden exzitatorischen Bahnen mit absteigenden hemmenden Bahnen
- »Gate-control-Theorie«: Diese Theorie besagt, dass einfache Reize, wie Druck, Massage, Kälte oder Wärme, ähnlich einer Schranke die Wahrnehmung von zu intensiven Schmerzreizen aus der Peripherie abschwächen können. Die Theorie ist allerdings umstritten.

Unter Kenntnis dieser pathophysiologischen Abläufe, kann der Schmerz durch Medikamente oder andere Maßnahmen vermindert oder bekämpft werden. Dabei kommen zentral und peripher wirksame Methoden in Betracht, die in den folgenden Abschnitten aufgegriffen werden.

4.2 Standardkriterium 1

S1a Die Pflegefachkraft verfügt über das notwendige Wissen zur systematischen Schmerzeinschätzung. **S1b** Die Einrichtung stellt zielgruppenspezifische Einschätzungs- und Dokumentationsinstrumente zur Verfügung. **P1** Die Pflegefachkraft erhebt zu Beginn des pflegerischen Auftrags, ob der Patient/Betroffene Schmerzen oder schmerzbedingte Probleme hat. Ist dies nicht der Fall, wird die Einschätzung in individuell festzulegenden Zeitabständen wiederholt. Die Pflegefachkraft führt bei festgestellten Schmerzen oder schmerzbedingten Problemen eine systematische Schmerz-Ersteinschätzung mittels geeigneter Instrumente durch. Die Pflegefachkraft wiederholt die Einschätzung der Schmerzintensität so wie der schmerzbedingten Probleme in Ruhe und bei Belastung/Bewegung in individuell festzulegenden Zeitabständen. **E1** Eine aktuelle, systematische Schmerzeinschätzung und Verlaufskontrolle liegen vor.

4.2.1 Implementierung

Grundvoraussetzung für ein effektives Schmerzmanagement ist die professionelle Einschätzung von Schmerzen durch die Pflegefachkraft. Dabei müssen folgende Prinzipien berücksichtigt werden.

Prinzipien der Schmerzeinschätzung:
- Selbsteinschätzung hat Vorrang vor Fremdeinschätzung
- Kompetenz zur Auswahl und Anwendung des geeigneten Instruments
- Bei einem Patienten wird immer dasselbe Instrument verwendet

Aufgabe der Einrichtung ist in diesem Zusammenhang die Bereitstellung geeigneter Einschätzungsinstrumente, auch für vulnerable Patientengruppen, etwa Kinder oder Menschen mit kognitiven Defiziten.

> **Praxistipp**
>
> Ist eine Selbsteinschätzung nicht möglich, kann unter Umständen eine Fremdeinschätzung erfolgen, dazu gehört die Befragung von Bezugspersonen oder die Verhaltensbeobachtung durch die Pflegefachkraft.

4.2.2 Schmerzassessment

Zunächst besteht die Möglichkeit einer orientierenden Schmerzerhebung im Aufnahmegespräch. Die Expertenarbeitsgruppe empfiehlt hierfür beispielsweise die, von den amerikanischen Pflegewissenschaftlern Margo McCaffery und Chris Pasero (Abb. 4.1) formulierten Fragen, zur Schmerzanamnese. Diese Fragen können jedoch an die Beson-

---

Fragen zur Schmerzsituation im Rahmen der pflegerischen Routineaufnahme:
Haben Sie zurzeit irgendwelche schmerzbedingten Probleme?

Ja ☐   Nein ☐

Haben sich jetzt Schmerzen?
Ja ☐   Nein ☐

Wenn eine der Antworten mit Ja beantwortet wurde:
Lokalisation der Schmerzen _____ (evtl. Skizze)
Schmerzintensität (NRS 0-10) jetzt: _____
im Durchschnitt (meistens): _____
Nehmen Sie Schmerzmedikamente ein und wenn ja, welche?
_____

Sind ihre Schmerzen ausreichend gelindert?
Ja ☐   Nein ☐

Hinweis:
Wenn ein Schmerzproblem festgestellt wird, das nicht zufriedenstellend gelöst ist, kann eine umfassendere Schmerzeinschätzung angezeigt sein.

Sofern schmerzbedingte Probleme bejaht werden, können folgende Fragen ergänzt werden:

Fürchten Sie sich vor Schmerzen?
Ja ☐   Nein ☐
Leiden Sie unter Nebenwirkungen der Schmerzmedikation?
Ja ☐   Nein ☐
Falls Ja, welche? _____
Kennen Sie sich im Umgang mit Medikamenten gut aus?
Ja ☐   Nein ☐
Falls Nein, welche Informationen fehlen? _____
_____

Abb. 4.1. Fragen zur Schmerzeinschätzung nach McCaffery M. und Pasero C. (1999)

derheiten der in der Pflegeeinrichtung betreuten Patienten oder Bewohner angepasst werden. Im Risikoassessment »Expertenstandards« werden die Fragen ebenfalls bearbeitet (▶ Anhang 1).

> **Praxistipp**
>
> Die Befragung des Betroffenen erfordert eine neutrale Einstellung zum Thema Schmerzen. Untersuchungen zeigten, dass medizinisches Personal oftmals eine negative Grundeinstellung bezüglich des Wahrheitsgehalts von Schmerzäußerungen durch Patienten hat. Eine offene, annehmende Haltung gegenüber dem Betroffenen fokussiert McCaffery auf folgende Aussagen:
> - Ich pflege Sie
> - Ich glaube Ihnen Ihre Schmerzen
> - Ich respektiere Ihre Art, wie Sie auf Schmerzen reagieren
> - Ich möchte ergründen, was Ihre Schmerzen lindert
> - Ich möchte Ihnen weiter beistehen, auch wenn ich Ihnen bei der Schmerzkontrolle nicht behilflich sein kann
> - Wenn Sie mit mir nicht zurechtkommen, werde ich jemanden anderen für Sie finden

Sofern die Erstbefragung keine Schmerzen ergibt, muss in regelmäßigen Abständen eine Wiederholung stattfinden, um neu auftretende Beschwerden nicht zu übersehen (▶ Anhang 1).

Wenn Anzeichen für das Vorliegen von Schmerzen vorhanden sind, muss eine differenzierte Schmerzeinschätzung mithilfe einer geeigneten Skala vorgenommen werden (▶ Kap. 4.2.3).

> ❗ Selbstverständlich ist auch die zeitnahe Dokumentation der Ergebnisse Bestandteil dieses Standardkriteriums. Aufgabe der Pflegeeinrichtung ist es wiederum, geeignete Materialien bereitzuhalten (▶ Kap. 4.7).

Ein weiterer Aspekt des Standardkriteriums ist neben der Schmerzerhebung die Erfassung von schmerzbedingten Problemen. Dabei handelt es sich um Veränderungen, die durch den Schmerz verursacht werden oder gemeinsam mit Schmerzen auftreten.

Schmerzbedingte Probleme:
- Furcht vor Schmerzen
- Wissensdefizite im Umgang mit Analgetika
- Nebenwirkungen von Analgetika, z. B. erhöhter Sympathikotonus mit:
  - Anstieg der Pulsfrequenz
  - Blutdruckanstieg
  - Erhöhter Gefäßwiderstand
  - Dadurch verzögerte Wundheilung
  - Auftreten von Thrombosen und Embolien

Fragen nach schmerzbedingten Problemen können bei der Ersterhebung ergänzt werden, um auch für diesen Bereich eine vollständige Dokumentation vorweisen zu können (◘ Abb. 4.1).

4.2.3 Schmerzskalen

Zur Messung der Schmerzintensität stehen verschiedene Schmerzskalen zur Verfügung. Aufgabe der Pflegefachkraft ist es, das geeignete Instrument auszuwählen.

VAS

Die einfachste Schmerzskala ist die Visuelle Analogskala VAS (◘ Abb. 4.2). Dieses Instrument ist für den Patienten leicht verständlich, schwieriger ist es jedoch für die Pflegefachkraft, einen Wert auf der Skala zu definieren, um diesen für den Verlauf zu dokumentieren.

NRS

Einfacher ist die Bestimmung eines numerischen Schmerzwertes mit der Numerischen Rating Skala NRS (◘ Abb. 4.3). Hier ist jeder Schmerzintensität ein genauer Zahlenwert zugeordnet. Einige Hersteller bieten eine Kombination aus den beiden Schmerzskalen an. Auf der Vorderseite befindet sich die VAS, auf der der Patient die Schmerzintensität anzeigen kann, auf der Rückseite kann dann der Wert auf der NRS abgelesen werden. Die Expertenarbeitsgruppe orientiert sich bei der Einleitung von Maßnahmen in Standardkriterium 2 ebenfalls an der NRS.

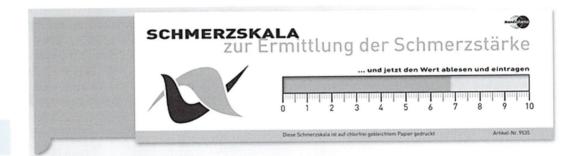

Abb. 4.2. VAS Visuelle Analogskala. Mit freundlicher Genehmigung Mundipharma.

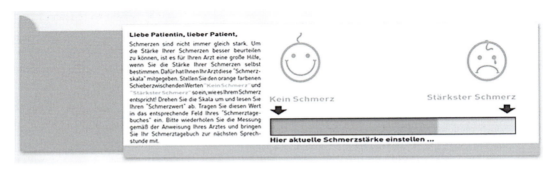

Abb. 4.3. NRS Numerische Rating Skala. Mit freundlicher Genehmigung Mundipharma.

Der Anhang des Expertenstandards beinhaltet die NRS in verschiedenen Sprachen.

Bei der Schmerzerhebung ist zu beachten, dass der Zahlenwert 1 dem Nullpunkt der Skala entspricht und deshalb die Aussage »Keine Schmerzen« beinhaltet.

VRS

Die Verbale Rating Skala VRS verwendet begriffliche Darstellungen zur Beschreibung der Schmerzstärke.

Begriffe der VRS:
- Keine Schmerzen
- Leichte Schmerzen
- Mäßige Schmerzen
- Starke Schmerzen
- Sehr starke Schmerzen
- Unerträgliche Schmerzen

Wong Baker

Menschen mit kognitiven Problemen sind möglicherweise mit der Verwendung der VAS, der NRS und der VRS überfordert. Auch für Kinder ist deshalb die Schmerzskala nach Wong Baker (Abb. 4.4) gut geeignet.

Weitere Instrumente

Zur Schmerzmessung bei Demenz stehen außerdem verschiedene andere Instrumente zur Verfügung. Diese Assessmentinstrumente basieren auf Verhaltensbeobachtungen des Betroffenen und berücksichtigen Faktoren, wie Schmerzäußerungen, Mimik, Körperhaltung, Abwehrreaktionen, verbale Äußerungen, Appetit, Schlaf, Atmung und Reaktion auf Trösten. Die Skalen stammen aus dem englisch- und französischsprachigen Raum.

0 Erläutern Sie dem Kind, dass jedes Gesicht zu einer Person gehört, die froh ist keine Schmerzen zu haben oder die sehr traurig ist, weil sie mäßige bis starke Schmerzen hat. Benutzen Sie Begriffe für Schmerzen, die auch das Kind verwendet

1

Zeigen Sie auf das entsprechende Gesicht und sagen Sie:

2
„Ich bin sehr froh, weil ich keine Schmerzen habe"

„Es tut ein bisschen mehr weh"

3
„Es tut noch mehr weh"

„Es tut ziemliche weh"

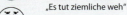
4
„Es tut so weh, wie ich mir nur vorstellen kann"

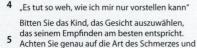
5
Bitten Sie das Kind, das Gesicht auszuwählen, das seinem Empfinden am besten entspricht. Achten Sie genau auf die Art des Schmerzes und den Zeitpunkt des Schmerzes.

Abb. 4.4. Schmerzskala nach Wong Baker

Schmerzintensität bei Demenz:

- ECPA Échelle comportementale de la douleur pour personnes âgées non communicantes – Skala zur Verhaltensbeobachtung bei Schmerzen für ältere, nicht kommunizierende Menschen (► Anhang 9)
- BISAD Beobachtungsinstrument für das Schmerzassessment bei alten Menschen mit Demenz, eine deutsche Variante der ECPA
- PAINAD-Scale Pain Assessment IN Advanced Dementia
- BESD-Skala Beurteilung von Schmerzen bei Demenz, deutsche Übersetzung der PAINAD-Scale

Obwohl diese beiden Skalen und ihre jeweilige Übersetzung momentan die verlässlichsten Instrumente sind, bedeutet ein Wert von 0 auf der Skala nicht automatisch, dass der Patient keine Schmerzen hat. Es müssen immer auch andere Faktoren berücksichtigt werden, wobei vor allem die Angehörigen eine große Rolle spielen. Bei der ECPA werden zwei Zeitpunkte verglichen, z. B. vor und nach der Gabe eines Schmerzmedikaments.

Für Menschen mit tumorbedingten Schmerzen existiert eine eigene Schmerzskala, das BPI Brief Pain Inventory in deutscher Übersetzung (► Anhang 10).

Die Expertenarbeitsgruppe hat darüber hinaus eine Übersicht aufgeführt, die Verhaltensmerkmale von Menschen, die nicht kommunizieren können, beinhaltet. Das Vorhandensein dieser Verhaltensweisen, etwa bei Menschen mit kognitiven Defiziten, deutet auf Schmerzen hin und sollte deshalb als Schmerzindikator berücksichtigt werden. Eine Übersicht über diese Merkmale befindet sich im Anhang (► Anhang 11).

In diesem Zusammenhang wird auf die Rolle der Angehörigen bei der Problematik hingewiesen. Gerade bei Kommunikationsproblemen zeigt sich, dass Angehörige zwar dazu neigen, Schmerzen eher überzubewerten, aber dennoch durch den täglichen Umgang mit dem Patienten genaue Kenntnisse über die Eigenarten des Betroffenen besitzen und deshalb Verhaltensänderungen gut erkennen können. Obwohl die Selbsteinschätzung der Fremdeinschätzung deutlich überlegen ist, kann bei kommunikationsunfähigen Menschen auf die Einschätzung der Angehörigen zurückgegriffen werden.

Weitere Faktoren

Zusätzlich zur Schmerzintensität müssen einige andere Faktoren erfragt und dokumentiert werden. Ein allgemeingültiger Kriterienkatalog hierfür existiert nicht, erforderlich ist jedoch für die Verlaufskontrolle das Erfragen folgender Fakten:
- Schmerzlokalisation
- Schmerzqualität, Dauer, zeitlicher Verlauf
- Verstärkende und lindernde Faktoren

> **Praxistipp**
>
> Ruhe und Belastung können zu Veränderungen der Schmerzintensität beitragen. Wenn mit zunehmender Belastung die Schmerzintensität steigt, führt dies möglicherweise zu einer Schonhaltung mit einem in der Folge erhöhten Risiko für Pneumonie, Dekubitus, Thrombose und Kontrakturen. In diesem Fall entspricht die Schmerztherapie also auch der Prophylaxe von verschiedenen schmerzbedingten Problemen und Komplikationen.

Schmerzersteinschätzung

Um eine pflegerelevante Diagnose erstellen zu können und um daraus Maßnahmen für die Pflegeplanung abzuleiten, erfolgt eine erste Einschätzung der Schmerzsituation mithilfe verschiedener Methoden. Zur Auswahl des jeweils geeigneten Instruments durch die Pflegefachkraft kann die folgende Tabelle hilfreich sein (◘ Tab. 4.1).

Eine Einteilung der Schmerzintensität in leicht, mittelstark und stark ist im Alltag hilfreich, da sich auch das WHO-Stufenschema (► Kap. 4.3.2) an dieser Einteilung orientiert.

> Studien haben ergeben, dass NRS-Werte bis 4 als leichte, von 5 bis 6 als mittelstarke und von 7 bis 10 als starke Schmerzen bezeichnet werden können.

4.3 Standardkriterium 2

S2 Die Pflegefachkraft verfügt über das erforderliche Wissen zur medikamentösen Schmerzbehandlung. Die Einrichtung verfügt über eine interprofessionell geltende Verfahrensregelung zur medikamentösen Schmerzbehandlung. **P2** Die

◘ **Tab. 4.1.** Schmerzersteinschätzung: Kriterien, Bedeutung, Erhebungsmethoden

Kriterium	Bedeutung	Methode
Schmerzlokalisation	Gibt Aufschluss über Schmerzenentstehung, verbessert den Informationsaustausch zwischen Patient und Therapeuten	Patient zeigt selbst auf schmerzende Körperregionen oder trägt Schmerz in eine Körperskizze ein
Schmerzintensität	Grundlage für Einleitung bzw. Anpassung pharmakologischer Schmerztherapie, gibt Aufschluss über Verlauf und Therapieerfolg	Patient schätzt Schmerzintensität (SI) anhand von standardisierten Schmerzskalen ein (NRS, VAS, VRS) – mögliche Parameter: SI in Ruhe und bei Bewegung SI jetzt SI stärkster Schmerz SI durchschnittlicher Schmerz SI geringster Schmerz
Schmerzqualität	Gibt Aufschluss über Schmerzenentstehung, wichtige Grundlage für Auswahl der Schmerzmedikamente bzw. Co-Analgetika	Patient zuerst in eigenen Worten den Schmerz beschreiben lassen, hat er Schwierigkeiten bei der Beschreibung, können Wörter vorgegeben werden
Zeitliche Dimensionen (erstes Auftreten, zeitlicher Verlauf, Rhythmus)	Wichtige Merkmale von Schmerz, z. B. erstes Auftreten > 6 Monate ist ein Indikator für Chronifizierung, wichtig für Pflegeplan (Tagesablauf und Medikamenteneinnahme bzw. non-pharmakologische Interventionen planen)	»Wann sind diese Schmerzen das erste Mal aufgetreten?« »Sind die Schmerzen zu manchen Zeiten schlimmer oder besser im Verlauf des Tages oder der Nacht oder an bestimmten Tagen im Monat?«
Verstärkende und lindernde Faktoren	Wichtig für die Pflegeplanung, um Faktoren, die schmerzverstärkend sind, zu meiden und bewährte Maßnahmen fortzuführen sowie Lösungsstrategien zu entwickeln	Patient befragen, beobachten, ggf. Familie einbeziehen
Auswirkungen auf das Alltagsleben	Wichtig für Pflegeplanung und Evaluation der Schmerztherapie; gibt Aufschluss über Umgang mit Schmerzen	Patient befragen, beobachten, ggf. Familie einbeziehen (Brief Pain Inventory)

Pflegefachkraft setzt spätestens bei einer Schmerzintensität von mehr als 3/10 analog der Numerischen Rangskala (NRS) die geltende Verfahrensregelung um oder holt eine ärztliche Anordnung zur Einleitung oder Anpassung der Schmerzbehandlung ein und setzt diese nach Plan um. Die Pflegefachkraft überprüft bei Neueinstellung bzw. Anpassung der Medikation den Behandlungserfolg in den Zeitabständen, die dem eingesetzten Analgesieverfahren entsprechen. Die Pflegefachkraft sorgt dafür, dass bei zu erwartenden Schmerzen präventiv ein adäquates Analgesieverfahren erfolgt. E2 Der Patient/Betroffene ist schmerzfrei bzw. hat Schmerzen von nicht mehr als 3/10 analog der Numerischen Rangskala (NRS).

4.3.1 Implementierung

In diesem Standardkriterium werden sowohl die Einrichtung als auch die Pflegefachkraft aufgefordert, eine adäquate medikamentöse Schmerzbehandlung zu ermöglichen und durchzuführen. Als Zielwert wird ein NRS von unter 3/10 gefordert.

Die erforderlichen Formulare werden im Zusammenhang mit der Pflegedokumentation (▶ Kap. 4.7) aufgeführt.

Das Fachwissen der Pflegefachkraft im Zusammenhang mit der medikamentösen Schmerztherapie beinhaltet insbesondere die verschiedenen analgetisch wirksamen Medikamente.

4.3.2 Analgetika

In WHO-Stufenschema werden bei leichten bis mäßigen Schmerzen in Stufe 1 zunächst Nicht-Opioid-Analgetika eingesetzt, insbesondere nichtsteroidale Antirheumatika NSAR. Diese wirken entzündungshemmend, da sie die Prostaglandine in ihrer Funktion hemmen. In den beiden nächsten Stufen kommen schwach und stark wirksame Opioide zum Einsatz (◘ Abb. 4.5).

An dieser Stelle erfolgt eine Auflistung der wichtigsten Substanzgruppen von Analgetika und anderen Medikamenten bzw. Maßnahmen, die supportiv einsetzbar sind.

NSAR:
- Acetylsalicylsäure, z. B. Aspirin®
- Diclofenac, z. B. Voltaren®
- Ibuprofen, Ketoprofen, z. B. Imbun, Ibuprofen®
- Indometazin, z. B. Amuno®
- Paracetamol, z. B. ben-u-ron®
- Metamizol, z. B. Novalgin®

Schwach wirksame Opioide:
- Tramadol, z. B. Tramal®
- Dihydrocodein, z. B. Codein-Tropfen®
- Tilidin, z. B. Valoron®

Stark wirksame Opioide:
- Pethidin, z. B. Dolantin®
- Piritramid, z. B. Dipidolor®
- Buprenorphin, z. B. Temgesic®
- Fentanyl, z. B. Durogesic®
- Morphin, z. B. MST®

Diese Substanzgruppen werden im WHO-Stufenschema zur Schmerztherapie (▶ Kap. 4.3.3) berücksichtigt. Eine Verabreichung erfolgt nach ärztlicher Anordnung unter Berücksichtigung des hauseigenen Standards und den Dokumentationsvorgaben für Betäubungsmittel.

Zum Einsatz kommen außerdem unterstützende Medikamente, die selbst schmerzhemmend wirken oder die Begleiterscheinungen der Behandlung reduzieren, etwa Übelkeit und Erbrechen oder Entzündungsreaktionen. Diese Medikamente werden als Co-Analgetika oder adjuvante Analgetika bezeichnet. Die Verminderung von Nebenwirkungen beeinflusst direkt die Medikamenten-Compliance des Betroffenen.

Co-Analgetika:
- Koffein
- Antidepressiva
- Antikonvulsiva
- Kortison
- Neuroleptika
- Antiemetika
- Magentherapeutika

Von Bedeutung für die Wirksamkeit ist auch die Applikationsart. Prinzipiell sollte immer eine Applikationsart gewählt werden, die möglichst wenig invasiv ist. Nach der Einnahme von Analgetika kann eine Überprüfung der Wirksamkeit durch die NRS erfolgen. Zu berücksichtigen ist der Zeitabstand zur Verabreichung.

Wirkungseintritt:
- Intravenöse Verabreichung: nach 30 Minuten
- Orale Applikation: nach 1 Stunde
- Transdermal nach 12 bis 16 Stunden

Bei mangelnder Wirksamkeit der analgetischen Therapie ist eine individuelle Dosisanpassung notwendig. Die Gabe von Placebo ist aus ethischen Gründen nicht zulässig.

PCA

Bei der patientenkontrollierten Analgesie PCA wird eine angepasste Schmerzmedikation ermöglicht, bei der der Patient selbst steuern kann, welche Dosierung er benötigt. Die Verabreichung erfolgt epidural bei der PCEA (patient controlled epidural analgesia) oder intravenös bei der PCIA (patient controlled intravenös analgesia). In beiden Fällen wird ein stark wirksames Opioid, etwa Piritramid oder Morphin, über eine Infusionspumpe kontinuierlich und zusätzlich als Bolus verabreicht.

Der Patient kann den Bolus mittels eines Steuergeräts anfordern: Um eine Überdosierung zu vermeiden, folgt im Anschluss an die Bolusgabe eine zeitlich befristete Sperrung.

Nicht-medikamentöse Behandlung

Nicht-medikamentöse Maßnahmen zur Schmerzreduktion können die Behandlung ebenfalls unterstützen.

Unterstützende Maßnahmen:
- Rotlicht
- Transkutane elektrische Nervenstimulation TENS
- Wickel, Kräuterextrakte (Arnika, Belladonna aus der Tollkirsche, Capsici in Paprika und Pfeffer, Salix aus der Weidenrinde wirkt außerdem antipyretisch)
- Salben
- Verschiedene Öle in der Nahrung haben Einfluss auf die Prostaglandinsynthese, z. B. Omega-3-Fettsäuren in Fischöl, Leinöl, Ölsäure des Olivenöls, Nachtkerzenöl

Für die Pflegefachkraft ist es sehr wichtig, mögliche Nebenwirkungen der analgetischen Behandlung frühzeitig zu erkennen, beispielsweise Übelkeit, Kreislaufprobleme, Obstipation, Harnretention oder Atemdepression und entsprechende Informationen an den Arzt weiterzuleiten bzw. Maßnahmen zu planen.

4.3.3 WHO Stufenschema

1986 hat die Weltgesundheitsorganisation WHO ein Stufenschema zur Behandlung von Tumorschmerzen erstellt (◘ Abb. 4.5). Auslöser war unter anderem die Tatsache, dass Patienten mit Tumorschmerzen aufgrund von Ängsten bei der Opiattherapie nur unzureichend behandelt wurden.

Kernsatz des Stufenschemas ist die Aussage:
»by the mouth,
by the clock,
by the ladder,
for individual,
attention to detail«.

Das bedeutet übersetzt, die Schmerztherapie soll oral, nach einem festen Zeitschema, nach der Stufenleiter, in individueller Dosierung und unter Beachtung individueller Besonderheiten stattfinden.

Inzwischen äußern einige Experten auch Kritik am Stufenschema, da es zu einer rigiden Handlungsweise führt. Befürwortet wird stattdessen bei chronischen Schmerzen eine frühzeitige Verabreichung von stark wirksamen Opioiden der Stufe 3. Unter anderem werden auch die Nebenwirkungen der NSAR als risikoreich bewertet. In den letzten Jahren konnte deshalb ein vermehrter Einsatz von Betäubungsmitteln in transdermaler Applikation festgestellt werden.

4.3.4 Verfahrensregelung

Die Pflegeeinrichtung wurde in diesem Standardkriterium explizit aufgefordert, eine interprofessio-

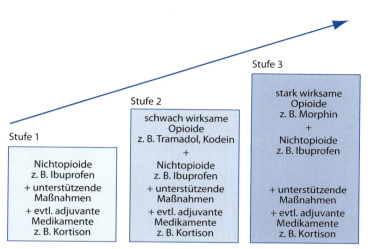

Abb. 4.5. Das WHO-Stufenschema zur Behandlung von Tumorschmerzen

nell geltende Verfahrensregelung zur medikamentösen Schmerzbehandlung bereitzustellen. Mehrere Inhalte sollten in dieser Verfahrensregelung genauer beschrieben werden.

Inhalte der Verfahrensregelung:
- Benennung und Erreichbarkeit zuständiger Ärzte
- Einrichtungsinterne Behandlungsschemata
- Schmerzprävention bei schmerzhaften Eingriffen
- Empfehlungen von Fachgesellschaften, z. B. DGP (Deutsche Gesellschaft für Palliativmedizin)

4.4 Standardkriterium 3

S3 Die Pflegefachkraft kennt schmerzmittelbedingte Nebenwirkungen, deren Prophylaxe und Behandlungsmöglichkeiten. **P3** Die Pflegefachkraft führt in Absprache mit dem zuständigen Arzt Maßnahmen zur Prophylaxe und Behandlung von schmerzmittelbedingten Nebenwirkungen durch. **E3** Schmerzmittelbedingte Nebenwirkungen wurden verhindert bzw. erfolgreich behandelt.

4.4.1 Implementierung

Schmerzmittelbedingte Nebenwirkungen können jederzeit auftreten und müssen im Verlauf einer Behandlung frühzeitig wahrgenommen und durch geeignete Pflegemaßnahmen reduziert werden. In der folgenden Tabelle werden einige Beispiel dargestellt (Tab. 4.2).

Die Beispiele der Tabelle müssen entsprechend des Pflegezustands ergänzt werden.

4.5 Standardkriterium 4

S4 Die Pflegefachkraft kennt nicht-medikamentöse Maßnahmen zur Schmerzlinderung sowie deren mögliche Kontraindikationen. **P4** Die Pflegefachkraft bietet in Absprache mit den beteiligten Berufsgruppen dem Patienten/Betroffenen und seinen Angehörigen als Ergänzung zur medikamentösen Schmerztherapie nicht-medikamentöse Maßnahmen an und überprüft ihre Wirkung. **E4** Die angewandten Maßnahmen haben sich positiv auf die Schmerzsituation und/oder die Eigenaktivität des Patienten/Betroffenen ausgewirkt.

4.5.1 Implementierung

Im Expertenstandard sind einige nicht-medikamentöse Maßnahmen zur Linderung von Schmerzen aufgeführt. Die Umsetzung dieses Kriteriums erfordert ein kontinuierliches und aktualisiertes Angebot von Fortbildungen, damit alle Mitarbeiter über aktuelles Wissen zur Schmerzbekämpfung

Tab. 4.2. Pflegemaßnahmen

Problem	Ressource	Ziele	Maßnahme
Der Patient leidet unter einer analgetikabedingten Obstipation	Patient ist in der Lage, mit seinen Angehörigen über die Problematik zu sprechen	Patient wünscht sich, dass das Völlegefühl sich verbessert, damit eine Nahrungsaufnahme möglich wird Nahziel: Schonende Stuhlentleerung unter Berücksichtigung des Schamgefühls des Patienten Fernziel: Erreichen einer physiologischen Stuhlfrequenz von 1–3 ×/Tag bis 2 ×/Woche durch prophylaktische Maßnahmen	Maßnahmen zur Entleerung des Darms, z. B. Verabreichung von Suppositorien, Laxantien oder Einläufen Unterstützende Maßnahmen, z. B. Colonmassage, Wickel, Wärmeanwendungen Prophylaktische Maßnahmen z. B. ballaststoffreiche Kost, Flüssigkeit, Mobilisation
Mundtrockenheit durch Opiatgabe	Er versucht, das unangenehme Gefühl durch Trinken und Bonbons zu bekämpfen	Patient möchte, dass der Mund sich nicht allzu trocken anfühlt Nah- und Fernziel: Intakte, feuchte Mundschleimhaut	Angebot von Getränken, Bonbons oder Gummibärchen mindestens 1 ×/h Mundpflege mit adstringierender Lösung nach Standard
Der Patient beklagt Übelkeit durch die Medikation	Patient meldet sich bei beginnender Übelkeit	Pat fürchtet sich vor Erbrechen, möchte deshalb sofort Bedarfsmedikation Nah- und Fernziel: Vermeidung von Übelkeit	Sofortige Reaktion auf beginnende Übelkeit, umgehende Verabreichung von Bedarfsmedikation Beobachtung von Mimik und Hautfarbe, wenn Patient schläfrig ist
Über weite Strecken des Tages leidet der Patient unter Benommenheit	Patient ist ansprechbar in Phasen der Benommenheit	Patient kommt mit der Einschränkung zurecht, möchte jedoch in Phasen der Benommenheit auf keinen Fall stürzen Nah- und Fernziel: Ermöglichen einer angemessenen Tagesstruktur mit ausreichenden Ruhephasen	Erstellen und regelmäßige Überprüfung der Tagesstruktur 1 ×/Woche (Montag), Einhaltung der Ruhephasen, rechtzeitiges Wecken des Patienten, da er lange braucht, bis er richtig wach ist

verfügen. Aufgrund der mangelhaften Forschungslage sind nicht alle Methoden nachweislich wirksam, abhängig ist die Effektivität auch von der Einstellung des Patienten gegenüber nicht-medikamentösen Maßnahmen.

> Nicht-medikamentöse Maßnahmen können Analgetika nicht ersetzen. Sie dienen auch nicht dazu, das Einnahmeintervall zu verlängern. Der Einsatz von nicht-medikamentösen Maßnahmen der Schmerzlinderung geschieht immer supportiv zur medikamentösen Therapie.

4.5.2 Unterstützende Maßnahmen

In der folgenden Übersicht werden Maßnahmen aufgeführt, die im Expertenstandard Schmerzmanagement unterstützend zur Schmerzlinderung eingesetzt werden können.

Nicht-medikamentöse Maßnahmen:
- Peripher wirkende Maßnahmen, z. B.
  - Kälteanwendungen
  - Wärmeanwendungen
  - TENS (transkutane elektrische Nervenstimulation)

- Zentral wirkende Maßnahmen (kognitiv verhaltensorientiert), z. B.
  - Ablenkung durch
    - Imaginationsübungen
    - Musik
    - humorvolle Videos
    - Fernsehen
  - Entspannungstechniken, z. B.
    - Atemübungen
    - Massage
    - Progressive Muskelrelaxation
    - Autogenes Training
    - Meditation
    - Tiere

Nach einer Ablenkung kann es zu erhöhter Aufmerksamkeit kommen, mit der Folge, dass dann die Schmerzen besonders stark wahrgenommen werden. Zu beachten sind immer auch die Kontraindikationen.

> Menschen, die auf äußere Reize sensibel reagieren, sollten bei ablenkenden Methoden vorsichtig vorgehen, etwa Patienten mit Migräne oder Meningitis. Depressive Menschen sollten keine Meditationsübungen durchführen.

4.6 Standardkriterium 5

S5a Die Pflegefachkraft verfügt über die notwendigen Beratungs- und Schulungskompetenzen in Bezug auf Schmerz und schmerzbedingte Probleme. **S5b** Die Einrichtung stellt die erforderlichen Beratungs- und Schulungsunterlagen zur Verfügung. **P5** Die Pflegefachkraft gewährleistet eine gezielte Schulung und Beratung für den Patienten/Betroffenen und seine Angehörigen. **E5** Dem Patienten/Betroffenen sind gezielte Schulung und Beratung angeboten worden, um ihm zu befähigen, Schmerzen einzuschätzen, mitzuteilen und zu beeinflussen.

4.6.1 Implementierung

Die Beratung und Schulung des Betroffenen und seiner Angehörigen spielt gerade beim Schmerzmanagement eine wichtige Rolle. Schon das Gefühl der Sicherheit, keine Schmerzen erdulden zu müssen, kann eine Verbesserung der Situation für den Betroffenen bewirken.

Übergeordnetes Ziel der Beratung durch Schulungsmaßnahmen ist die Verbesserung der medikamentösen Compliance des Betroffenen durch das Ausräumen von Vorbehalten gegenüber Schmerzmitteln aber auch die Senkung der Schmerzintensität. Weitere Effekte sind die Verbesserung der Kommunikation über Schmerzen und über Nebenwirkungen von Medikamenten, die dann früher erkannt und beseitigt werden können.

Krankenhaus

Präoperative Schulungen werden beispielsweise in den USA schon seit vielen Jahren erfolgreich durchgeführt. Dabei konnte beobachtet werden, dass die Schulungen besonders hilfreich sind, wenn verschiedene Informationen an den Patienten weitergegeben werden, etwa Informationen zum Verlauf der präoperativen Phase, Informationen zum Empfinden, praktische Übungen zu postoperativen Verhaltensweisen und eine psychosoziale Beratung. Untersucht wurde außerdem der Zeitpunkt der Patientenschulung. Dabei konnte in einer Studie festgestellt werden, dass bei Schulungen, die schon vor dem stationären Aufenthalt erfolgten und somit weiter vom OP-Ereignis entfernt waren, ein besseres Ergebnis erzielt wurde. Vermutlich sind die Patienten durch geringere Ängste zu diesem Zeitpunkt weniger im Lernen blockiert. Bei dieser Studie wurden die Patienten allerdings zweimal geschult und hatten zusätzlich die Möglichkeit, in einem Telefongespräch Fragen zu stellen.

Ein positiver Effekt konnte außerdem bei der Schulung von Patienten mit tumorbedingten Schmerzen beobachtet werden. Bei den Betroffenen sind zusätzlich zu den Schmerzen erhebliche emotionale und psychosoziale Faktoren zu beachten, die einen großen Einfluss auf die Verarbeitung der Erkrankung und der Schmerzen haben. Neben dem Umgang mit Medikamenten, möglichen nicht-medikamentösen Maßnahmen und Möglichkeiten der sozialen

Unterstützung sollte bei dieser Art der Schulung möglichst die Familie einbezogen werden.

4.7 Pflegedokumentation

Die Pflegedokumentation von Schmerzen und schmerzbedingten Problemen beinhaltet die in dem Standardkriterium vorgeschlagenen Instrumente zur Schmerzersteinschätzung, zur Erhebung der Schmerzintensität und zur Beschreibung des Verlaufs. Geeignet für die Dokumentation sind verschiedene Formulare.

Formulare:
- Erfassung der Schmerzsituation
- Schmerztagebuch
- Schmerzskalen
- Checkliste zur Einschätzung nonverbaler Schmerzäußerungen
- Dokumentation der Schmerzmedikation
- Standard für die medikamentöse Schmerztherapie
- Standard für die nicht medikamentöse Schmerztherapie
- Standard für den Umgang mit Betäubungsmitteln

4.8 Organisation

Die Anforderungen der Expertenarbeitsgruppe an die Pflegeeinrichtung beinhalten vor allem organisatorische Elemente. An dieser Stelle wird deshalb der Umgang mit Betäubungsmitteln und Vorgaben zur Verabreichung von Medikamenten beschrieben.

4.8.1 Betäubungsmittel

Im Umgang mit Medikamenten, die unter das Betäubungsmittelgesetz BtMG fallen, sind besondere Vorsichtsmaßnahmen zu beachten und von der Einrichtung in Form eines Standards festzulegen.

Regelungsbedarf besteht in den Bereichen Aufbewahrung, Dokumentation und Vernichtung der Betäubungsmittel.

Aufbewahrung

Nach § 15 des BtMG müssen Betäubungsmittel gesondert aufbewahrt und gegen unbefugte Entnahme gesichert werden. Üblicherweise werden hierfür geeignete und zertifizierte Wertschutzschränke verwendet.

Die Aufbewahrung der entsprechenden Schlüssel ist durch einen schriftlichen Verteilerplan zu regeln. Die Schlüssel sind von den Berechtigten grundsätzlich in persönlichen Gewahrsam zu nehmen.

> **Praxistipp**
> Von Vorteil ist ein Schlüsselübergabebuch, so dass die Weitergabe des Schlüssels nachvollziehbar ist.

Dokumentation

Auch hierfür werden im Betäubungsmittelgesetz genaue Bestimmungen festgeschrieben:

> § 17 Aufzeichnungen
> (1) Der Inhaber einer Erlaubnis nach § 3 ist verpflichtet, getrennt für jede Betriebsstätte und jedes Betäubungsmittel fortlaufend folgende Aufzeichnungen über jeden Zugang und jeden Abgang zu führen:
> 1. das Datum,
> 2. den Namen oder die Firma und die Anschrift des Lieferers oder des Empfängers oder die sonstige Herkunft oder den sonstigen Verbleib,
> 3. die zugegangene oder abgegangene Menge und den sich daraus ergebenden Bestand,
> (2) Die in den Aufzeichnungen oder Rechnungen anzugebenden Mengen sind
> 1. bei Stoffen und nicht abgeteilten Zubereitungen die Gewichtsmenge und
> 2. bei abgeteilten Zubereitungen die Stückzahl. (BtMG)

Verwendet werden sollen für die Dokumentation gebundene Betäubungsmittelbücher, die beispielsweise über den Deutschen Apothekerverlag zu beziehen sind.

4.8 · Organisation

> **Ambulante Pflege**
>
> Eine Ausnahme dieser Regelung stellt der ambulante Bereich dar, da die Betäubungsmittel hier in der Wohnung des Pflegebedürftigen aufbewahrt werden. Zur Dokumentation wird eine Betäubungsmittelkarte verwendet, die sich inhaltlich nicht vom Betäubungsmittelbuch unterscheidet, die aber personenbezogen in der Pflegedokumentation aufbewahrt wird.

Vernichtung

Die Vernichtung von Betäubungsmitteln stellt in der Praxis immer wieder ein Problem dar, weil den Mitarbeitern von Pflegeeinrichtungen die Vorgaben des Betäubungsmittelgesetzes nicht ausreichend bewusst sind. So kommt es immer wieder vor, dass nicht mehr benötigte Betäubungsmittel an Hausärzte oder Angehörige ausgehändigt werden. An dieser Stelle wird deshalb der entsprechende Paragraph des BtMG zitiert.

> § 16 Vernichtung
> (1) Der Eigentümer von nicht mehr verkehrsfähigen Betäubungsmitteln hat diese auf seine Kosten in Gegenwart von zwei Zeugen in einer Weise zu vernichten, die eine auch nur teilweise Wiedergewinnung der Betäubungsmittel ausschließt sowie den Schutz von Mensch und Umwelt vor schädlichen Einwirkungen sicherstellt. Über die Vernichtung ist eine Niederschrift zu fertigen und diese drei Jahre aufzubewahren. (BtMG)

Um eine sachgerechte Vernichtung zu gewährleisten, ist es für Pflegeeinrichtungen von Vorteil, das Betäubungsmittel durch die Apotheke vernichten zu lassen und ein Vernichtungsprotokoll aufzubewahren.

❗ Die sachgemäße Verabreichung und der korrekte Umgang mit dem Betäubungsmittel soll durch den verordnenden Arzt einmal im Monat überprüft werden und die Durchführung der Kontrolle im Betäubungsmittelbuch in der äußersten rechten Spalte durch den Arzt abgezeichnet werden.

4.8.2 Verabreichung von Medikamenten

Jede Einrichtung sollte außerdem genaue Vorgaben für den allgemeinen Umgang mit Medikamenten in einer Verfahrensregelung formulieren. Inhaltlich sind mehrere Faktoren sinnvoll, beispielsweise die Qualifikation der Mitarbeiter, die Medikamente richten, bereitstellen oder verabreichen, Vorgaben bezüglich der ärztlichen Anordnung, Umgang mit telefonischen Anordnungen, Lagerung und Kontrolle von Medikamenten.

Anordnung

Eine Medikamentengabe darf prinzipiell nur nach ärztlicher Anordnung ausgeführt werden. Dabei ist darauf zu achten, dass die Anordnung vollständig mit korrektem Namen des Medikaments, genauer Dosierung, Anordnungsdatum sowie Name und Handzeichen des verordnenden Arztes in der Pflegedokumentation festgehalten ist.

Für Bedarfsmedikationen muss zusätzlich die eindeutige Festlegung des Bedarfsfalls, die einmalige Höchstdosis und die maximale Tagesdosis aus der Anordnung hervorgehen.

Telefonische Anordnungen sind nicht zulässig bzw. nur in Notfallsituationen möglich. Ein entsprechender Eintrag in der Pflegedokumentation ist unerlässlich, die am Telefon gehörte Anordnung sollte von der ausführenden Person noch einmal wiederholt und im Anschluss formal bestätigt werden. In jedem Fall ist es sicherer, zusätzlich eine schriftliche Verordnung per Telefax einzuholen. Diese muss neben dem Praxisstempel immer auch das Datum und die Unterschrift des verordnenden Arztes beinhalten.

> **Ambulante Pflege**
>
> In der ambulanten Pflege ist das Abzeichnen der Medikamente oftmals schwierig, insbesondere dann, wenn der Pflegedienst nicht für die Verabreichung der Medikation zuständig ist. Sinnvoll ist es in diesen Fällen, zumindest eine Anordnung mittels Telefax einzuholen, auch um mögliche Nebenwirkungen rechtzeitig erkennen zu können.

Aufbewahrung

Notwendig ist neben der richtigen Medikamentengabe und Dokumentation auch die ordnungsgemäße Aufbewahrung. Die Medikamente müssen in einem abgeschlossenen Schrank aufbewahrt werden, idealerweise im Dienstzimmer der jeweiligen Station oder des Wohnbereichs.

Pflegeheim

Im Altenpflegebereich werden die Medikamente üblicherweise bewohnerbezogen aufbewahrt, es sei denn, die Medikamente werden von der Apotheke gerichtet. Bewohnerbezogene Medikamente müssen immer mit dem Namen des Bewohners versehen werden.

Medikamente sollten generell nicht über 25 °C gelagert werden, höhere Temperaturen sind lediglich zu vertreten, wenn die Medikamente in speziellen, tropengeeigneten Blistern verpackt sind. Kühl zu lagernde Medikamente werden in einem separaten Medikamentenkühlschrank mit einer Temperatur zwischen 2 °C und 7 °C aufbewahrt. Die Temperatur des Kühlschranks muss regelmäßig kontrolliert und die Kontrolle dokumentiert werden.

> Bei Lösungen oder Tropfen muss das Anbruchsdatum mit einem permanenten Stift vermerkt werden und gleichzeitig im Beipackzettel der Verfall nach Anbruch überprüft werden. Gleiches gilt für Insulinpens, Spüllösungen, Infusionslösungen, Sondennahrung und andere Medikamentenzubereitungen mit begrenzter Haltbarkeit.

Verabreichung

Um Verwechslungen, Fehlmedikationen oder falsche Dosierungen auszuschließen, muss vor jeder Medikation die 6-R-Regel angewendet werden.

6-R-Regel:
1. Richtiger Patient
2. Richtige Zeit
3. Richtiger Wirkstoff/Medikament
4. Richtige Dosis
5. Richtige Applikationsform
6. Richtige Dokumentation

4.9 Auswirkungen des Expertenstandards

Die Wirksamkeit des Nationalen Expertenstandards Schmerzmanagement in der Pflege wurde bisher noch nicht gezielt hinterfragt. Dennoch bleibt festzustellen, dass das Thema Schmerzen in den letzten Jahren sensibler behandelt wurde und dadurch vermutlich eine Verbesserung erreicht werden konnte.

Zumindest kann beobachtet werden, dass sich die Verabreichung von Schmerzmedikamenten im Pflegealltag und insbesondere der Umgang mit Betäubungsmitteln verbessert hat.

Problematisch ist auch momentan mit Sicherheit noch das Schmerzmanagement bei nicht-kommunikationsfähigen und vor allem bei dementen Menschen. Hier überwiegt vermutlich noch die Medikation mit Psychopharmaka, besonders beim Auftreten von Unruhezuständen, die eventuell auch schmerzbedingt sein könnten.

Nationaler Expertenstandard Sturzprophylaxe in der Pflege

5.1   Grundlagen und Folgen des Sturzes   – 64

5.2   Standardkriterium 1   – 64
5.2.1   Implementierung   – 66
5.2.2   Sturzrisiko   – 66

5.3   Standardkriterium 2   – 66
5.3.1   Implementierung   – 66
5.3.2   Beratung   – 66

5.4   Standardkriterium 3   – 68
5.4.1   Implementierung   – 68
5.4.2   Maßnahmenplan   – 72
5.4.3   Freiheitsentziehung   – 72

5.5   Standardkriterium 4   – 74
5.5.1   Implementierung   – 74
5.5.2   Hilfsmittel   – 74

5.6   Standardkriterium 5   – 75
5.6.1   Implementierung   – 76

5.7   Standardkriterium 6   – 76
5.7.1   Implementierung   – 76

5.8   Pflegedokumentation   – 76

5.9   Organisation   – 77

5.10   Auswirkungen des Expertenstandards   – 77

Das Kapitel beschäftigt sich mit der Vermeidung von Stürzen durch die Beeinflussung von entsprechenden Risikofaktoren und die Umsetzung der Inhalte des Expertenstandards in die Pflegepraxis.
Dargestellt wird die Implementierung in den Pflegeprozess, z. B. durch eine Anpassung des Umfelds, durch den Einsatz von geeigneten Hilfsmitteln oder durch Gleichgewichtstraining, sowie die Implementierung in die hauseigenen Pflegestandards.
Die erforderlichen Formulare, etwa geeignete Sturzrisikoskalen oder Sturzprotokolle werden vorgestellt, außerdem daraus resultierende organisatorische Besonderheiten, wie die Erhebung einer Sturzstatistik.

5.1 Grundlagen und Folgen des Sturzes

Samuel Shem schreibt in seinem Roman »House of god«:

> Gomer gehen zu Boden
> (Gomer ist die Abkürzung für »Go out of my emergency room«)

Er beschreibt in satirischer Form eine alltägliche Realität, die für den Betroffenen häufig Pflegebedürftigkeit und Abhängigkeit auslöst und bei Angehörigen und Pflegekräften Schuldgefühle und Selbstvorwürfe verursacht.

In Deutschland stürzen pro Jahr mindestens 120.000 Menschen mit der Folge einer Fraktur, jeder Mensch über 65 Jahre stürzt durchschnittlich einmal pro Jahr, Frauen häufiger als Männer. Daraus entstehen Kosten pro Hüftfraktur in Höhe von etwa 10.000 €. Geschätzt werden die Kosten durch Stürze und Sturzfolgen auf ca. 500 Millionen € pro Jahr.

Stürze treten prinzipiell in jedem Lebensalter auf, allerdings sind die daraus resultierenden Verletzungen mit zunehmendem Alter gravierender, so dass es in der Pflege mittlerweile selbstverständlich ist, zur Vermeidung von Stürzen ein Bettgitter oder einen Rollstuhlgurt anzubringen.

> **Eine Freiheitsentziehung dient nicht der Sturzprophylaxe!**

Die physischen und psychischen Folgen eines Sturzes stellen für die Betroffenen zum Teil einen enormen Einschnitt in die selbstständige Lebensführung dar, vor allem dann, wenn durch den Verlust des Vertrauens in die eigenen Fähigkeiten eine soziale Isolation entsteht. In einigen Fällen führt der Sturz sogar zum Tod.

Stürze und Sturzfolgen waren zudem immer wieder Thema juristischer Auseinandersetzungen, bei denen die Frage des Verschuldens und der Aufsichtspflicht konträr diskutiert wurde. Letztendlich hat der Bundesgerichtshof 2005 festgelegt, dass eine Sturzgefahr nicht prinzipiell durch eine Freiheitsentziehung vermieden werden muss.

Das Erkennen von Sturzrisiken und die Konsequenz auf ein identifiziertes Risiko durch adäquate Maßnahmen sind jedoch für alle Pflegeeinrichtungen unerlässlich.

> **Ambulante Pflege**
>
> Eingeschränkt gilt diese Aussage in der ambulanten Pflege, da eine Umsetzung des Expertenstandards nur bedingt möglich ist. Für den ambulanten Pflegedienst, der keinen vollumfänglichen Pflegevertrag hat, liegt der Schwerpunkt der Umsetzung in einer nachweislichen Beratung, Anleitung und Schulung.

5.2 Standardkriterium 1

S1 Die Pflegefachkraft verfügt über aktuelles Wissen zur Identifikation von Sturzrisikofaktoren. **P1** Die Pflegefachkraft identifiziert unmittelbar zu Beginn des pflegerischen Auftrags systematisch die personen- und umgebungsbezogenen Risikofaktoren aller Patienten/Bewohner, bei denen ein Sturzrisiko nicht ausgeschlossen werden kann (◘ Tab. 5.1). Die Pflegefachkraft wiederholt die Erfassung der Sturzrisikofaktoren bei Veränderungen der Pflegesituation und nach jedem Sturz des Patienten/Bewohners. **E1** Eine aktuelle, systematische Einschätzung der Sturzrisikofaktoren liegt vor.

Tab. 5.1. Sturzrisiko

Intrinsische Risikofaktoren	Ja	Nein
Bewegungsbezogene Funktionseinbußen und Funktionsbeeinträchtigungen: – Probleme mit der Körperbalance/Gleichgewicht – Gangveränderungen, eingeschränkte Bewegungsfähigkeit – Erkrankungen, die mit veränderter Mobilität, Motorik und Sensibilität einhergehen z. B. MS, M. Parkinson, Apoplexie, Polyneuropathie, Osteoarthritis, Krebserkrankungen, andere chronische Erkrankungen, schlechter Allgemeinzustand		
Sehbeeinträchtigungen: – Reduzierte Kontrastwahrnehmung – Reduzierte Sehschärfe – Ungeeignete Brillen		
Beeinträchtigung von Kognition und Stimmung: – Demenz – Depression – Delir		
Erkrankungen, die zu kurzzeitiger Ohnmacht führen können: – Hypoglykämie – Haltungsbedingte Hypotension – Herzrhythmusstörungen – Transitorische ischämische Attacke TIA – Epilepsie		
Inkontinenz und Ausscheidungsverhalten: – Dranginkontinenz, Nykturie – Probleme beim Toilettengang		
Angst vor Stürzen		
Sturzvorgeschichte		

Extrinsische Risikofaktoren	Ja	nein
Verwendung von Hilfsmitteln		
Schuhe und Kleidung		
Medikamente: – Psychopharmaka – Sedativa, Hypnotika – Antiarrhythmika		

Gefahren in der Umgebung:
– Innerhalb von Räumen und Gebäuden:
  – Schlechte Beleuchtung
  – Steile Treppen
  – Mangelnde Haltemöglichkeiten
  – Glatte Böden
  – Stolpergefahren (Teppich, Haustiere, Gegenstände)
– Außerhalb von Räumen und Gebäuden:
  – Unebene Gehwege und Straßen
  – Mangelnde Sicherheitsausstattung (Haltemöglichkeit, Beleuchtung)
  – Wetterverhältnisse		

5.2.1 Implementierung

Die Expertenarbeitsgruppe hat in diesem Standardkriterium eindeutig festgelegt, dass im Verlauf der Pflegeanamnese oder des Erstgesprächs eine Erhebung von Sturzrisikofaktoren erfolgen muss. Zu diesem Zweck wurden verschiedene Sturzrisikoskalen überprüft, ohne dass eine spezielle Skala empfohlen wird, da alle Skalen die üblichen Gütekriterien nicht ausreichend erfüllen.

5.2.2 Sturzrisiko

Aus diesem Grund wurden anerkannte Risikofaktoren von den Experten zusammengefasst, wobei zum einen personenbezogene Faktoren und zum anderen umgebungsbezogene Gefährdungen unterschieden werden. Ergänzt wird die Auflistung durch sogenannte »Prädiktoren«, also Annahmen, aus denen eine Sturzgefährdung abgeleitet werden kann. Die daraus resultierenden Risikofaktoren werden in der folgenden Tabelle (Tab. 5.1) dargestellt; zu beachten ist die Unterteilung in intrinsische (in der Person liegend) und extrinsische Risikofaktoren (außerhalb der Person liegend).

Anhand dieser identifizierten Risikofaktoren können zur Vermeidung von Stürzen gezielte Maßnahmen ergriffen werden. Ein Risikofaktor liegt dann vor, wenn ein Problem nicht kompensiert ist oder nicht beeinflusst werden kann. So ist beispielsweise eine Sehbeeinträchtigung nur dann ein Risiko, wenn der Betroffene mit dem Hilfsmittel Brille nicht zurechtkommt oder wenn der Visus durch eine Sehhilfe nicht korrigiert werden kann.

Die Intervalle der Einschätzung des Sturzrisikos werden in diesem Standardkriterium nicht eindeutig definiert.

 Prinzipiell muss nach jedem Sturz eine neue Einschätzung erfolgen.

Außerdem wird durch verschiedene Faktoren das Sturzrisiko plötzlich beeinflusst, beispielsweise bei Umgebungswechseln, etwa der Umzug in einen anderen Wohnbereich oder die Verlegung auf eine andere Station, bei plötzlichen Veränderungen des Gesundheitszustandes oder bei Änderungen der Medikation. Generell gilt der Grundsatz, dass eine Einschätzung häufiger notwendig ist, wenn das Setting akuter wird.

 Das individuelle Wiederholungsintervall muss in Abhängigkeit vom Allgemein- und Pflegezustand immer wieder neu bestimmt werden.

5.3 Standardkriterium 2

S2 Die Pflegefachkraft verfügt über Beratungskompetenz in Bezug auf Sturzrisikofaktoren und entsprechende Interventionen. **P2** Die Pflegefachkraft informiert den Patienten/Bewohner und seine Angehörigen über die festgestellten Sturzrisikofaktoren und bietet eine Beratung zu den Interventionen an. **E2** Der Patient/Bewohner und seine Angehörigen kennen die individuellen Risikofaktoren sowie geeignete Maßnahmen zur Sturzprophylaxe.

5.3.1 Implementierung

Die Beratungskompetenz der Pflegefachkraft ist nach Ansicht der Experten ein entscheidender Faktor für die Qualität der Sturzprophylaxe. Pflegerische Beratung in Absprache mit anderen Berufsgruppen, etwa Ärzten oder Physiotherapeuten, und in Kooperation mit dem Patienten bzw. dem Bewohner und seinen Angehörigen ist ein entscheidender Faktor für die Vermeidung von Stürzen, für die Verbesserung der Selbstpflegekompetenz und Eigenverantwortung sowie für das Gefühl einer größtmöglichen Unabhängigkeit.

5.3.2 Beratung

Die Beratung des Betroffenen orientiert sich an den individuellen Sturzrisikofaktoren. Die beratende Pflegefachkraft sollte außerdem die Auswertungen der Sturzprotokolle berücksichtigen, falls es Stürze in der Vorgeschichte gab. Oftmals kann beobachtet werden, dass Stürze immer zur gleichen Zeit oder am gleichen Ort oder in der gleichen Situation auftreten. Die Auswertung dieser Faktoren kann wichtige Hinweise auf die Sturzursache geben, so dass Maßnahmen gezielt eingesetzt werden können.

> **Praxistipp**
>
> Die Beratung und Information des Patienten ist dann besonders erfolgreich, wenn der Betroffene das Sturzrisiko nicht als Einschränkung seiner Unabhängigkeit wahrnimmt, sondern aktiv in die Entscheidungsprozesse eingebunden wird. Zum einen fällt es gerade älteren Menschen schwer, sich von liebgewonnenen Gewohnheiten oder gar Gegenständen zu trennen, beispielsweise bei der Gestaltung des Wohnumfeldes, zum anderen wird das Sturzrisiko gelegentlich als zunehmende Gebrechlichkeit empfunden und deshalb besonders von Menschen, die ihr ganzes Leben lang aktiv und selbstbewusst waren, abgelehnt. Ein »nicht vorhandenes« Risiko kann folglich auch nicht durch Maßnahmen beeinflusst werden.

Die Inhalte und Ergebnisse der Beratung müssen in der Pflegedokumentation festgehalten und im Rahmen der Evaluation aufgegriffen, überprüft und angepasst werden.

> **Ambulante Pflege**
>
> Für den ambulanten Bereich wurde in Australien ein eigenes Sturzrisikoinstrument, das Home Falls and Accidents Screening Tool, Home-FAST (▶ Anhang 12) entwickelt, bei dem vor allem das Wohnumfeld genauer hinterfragt wird. In Deutschland wurde das Instrument bisher nicht verwendet, es ist jedoch ein effektiver Leitfaden für eine Beratung bei der Anpassung des Wohnumfeldes. Bei jeder Frage, die mit Nein beantwortet wird, sollte eine Konsequenz erkennbar sein.

Inhalte der Home-FAST:
- Durchgänge, Flure
- Bodenbeläge
- Lose Teppiche
- Betthöhe, Erreichbarkeit, Nachttisch
- Höhe des Sessels, Armlehnen
- Beleuchtung
- Erreichbarkeit der Lichtschalter
- Hauseingang, Treppenhaus und Beleuchtung
- Toilettenbenutzung, Sitzhöhe, Haltegriffe
- Badewanne, Zugang
- Duschwanne, Haltegriffe
- Rutschmatten
- Entfernung zwischen Toilette und Schlafzimmer
- Erreichbarkeit von Gegenständen in der Küche
- Transport von Mahlzeiten von der Küche zum Essplatz
- Treppengeländer im Innenbereich und im Außenbereich
- Unterscheidung der einzelnen Treppenstufen
- Eingangstür, Gartenwege
- Gut sitzende Schuhe mit rutschfesten Sohlen
- Gefahren durch Haustiere, Füttern der Haustiere

All diese Punkte spielen in der Beratung eine Rolle und können zum Teil auch im stationären Bereich ein Sturzrisiko verursachen.

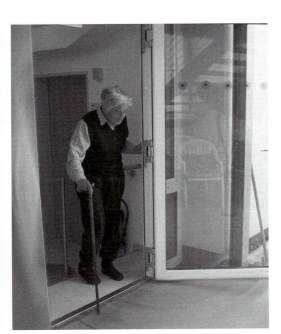

Abb. 5.1. Stolpergefahren im Wohnumfeld © Gerd Altmann/PIXELIO

> **Praxistipp**
>
> Die Beratung sollte immer in einem speziellen Formular dokumentiert werden. Besonders wichtig ist dieser Punkt bei der Beratung zur Anpassung des Wohnumfeldes, vor allem dann, wenn der Patient Veränderungen seiner Wohnung ablehnt, die ein Sturzrisiko darstellen. Unter www.wohnungsanpassung.de bietet die Bundesarbeitsgemeinschaft für Wohnungsanpassung e.V. Materialien und Tipps zur Beratung und Fortbildung von Fachkräften. Dort findet man auch regionale Ansprechpartner.

Im stationären Bereich werden Stolpergefahren normalerweise schon durch eine barrierefreie bauliche Gestaltung ausgeschlossen, so dass die Beratung des Wohnumfeldes im Krankenhaus entfällt. Im Pflegeheim werden diese Vorgaben durch die Landesheimgesetze lediglich für Gemeinschaftsbereiche festgelegt, die Bewohnerzimmer selbst entsprechen dem privaten Wohnumfeld und sollten deshalb überprüft werden.

Für alle Bereiche gilt, dass die Überprüfung der Beleuchtung immer wieder berücksichtigt werden muss.

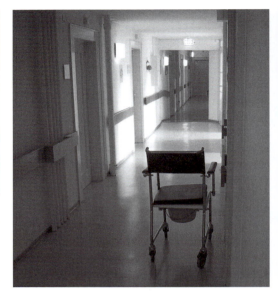

◘ **Abb. 5.2.** Beleuchtung eines Krankenhausflurs © Gerd Altmann/PIXELIO

> **Krankenhaus**
>
> Sturzgefahren entstehen im stationären Bereich weniger durch bauliche Voraussetzungen, sondern vor allem durch Arbeitsabläufe. Eine multiprofessionelle Einschätzung von Sturzgefahren sollte deshalb auch die Arbeitsprozesse pflegefremder Berufsgruppen berücksichtigen:
> – Bei Reinigungsarbeiten müssen Rutschgefahren ausgeschlossen werden
> – Beim Transport von Essenswagen oder Reinigungswagen muss das zuständige Personal darauf achten, dass Zusammenstöße ausgeschlossen werden
> – Bei Anlieferungen müssen sowohl der Lieferant als auch die Mitarbeiter darauf achten, dass Stolpergefahren durch herumstehende Kartons ausgeschlossen werden
> – Bei der Verwendung von medizinischen Geräten muss darauf geachtet werden, dass Stolperfallen durch Kabel ausgeschlossen werden

5.4 Standardkriterium 3

S3 Die Pflegefachkraft kennt wirksame Interventionen zur Vermeidung von Stürzen und zur Minimierung sturzbedingter Folgen. **P3** Die Pflegefachkraft entwickelt gemeinsam mit dem Patient/Bewohner und seinen Angehörigen sowie den beteiligten Berufsgruppen einen individuellen Maßnahmenplan. **E3** Ein individueller Maßnahmenplan zur Sturzprophylaxe liegt vor.

5.4.1 Implementierung

Entsprechend der identifizierten Sturzrisikofaktoren werden nun in Kooperation mit dem Patienten und seinen Angehörigen entsprechende Maßnahmen (◘ Tab. 5.2) zur Verminderung des Sturzrisikos geplant. Für Risikofaktoren, die durch Pflegemaßnahmen nur wenig oder gar nicht beeinflusst werden können, liegt der Schwerpunkt der Maßnahmenplanung auf der Beobachtung des Betroffenen und auf allgemeinen prophylaktischen Maßnahmen zur Verbesserung des Gleichgewichts und der Mobilität.

5.4 · Standardkriterium 3

Tab. 5.2 Beispielhafte Pflegeplanung

Pflegeproblem	Ressource	Pflegeziel	Pflegemaßnahmen
Funktionseinbußen und Funktionsbeeinträchtigungen: Probleme mit der Körperbalance/dem Gleichgewicht Gangveränderungen, eingeschränkte Bewegungsfähigkeit Erkrankungen, die mit veränderter Mobilität, Motorik und Sensibilität einhergehen: – Multiple Sklerose – M. Parkinson – Apoplexie, apoplektischer Insult – Polyneuropathie – Osteoarthritis – Krebserkrankung – Andere chronische Erkrankungen, schlechter klinischer Allgemeinzustand	Hier werden die individuell vorhandenen Mobilitätsressourcen beschrieben	Die Zielsetzung sollte unter Berücksichtigung der Ziele des Betroffenen so formuliert werden, dass in kleinen Schritten Verbesserungen erreicht werden; wichtig ist eine realistische Unterteilung in Nahziele, die wochenweise formuliert werden Bei schlechtem Allgemeinzustand und Erkrankungen mit infauster Prognose muss berücksichtigt werden, dass Verbesserungen eventuell nicht mehr möglich sind	Unter Einbeziehung anderer Berufsgruppen sollen aktivierende Übungsmaßnahmen durchgeführt werden; das Trainingsprogramm zur Sturzprophylaxe der Krankenkassen beinhaltet Übungen zur Verbesserung der Kraft und des Gleichgewichts; eine Überprüfung der Ergebnisse durch den Tinetti-Test und den Timed up and go Test ist hilfreich Bei Osteoporose kann zusätzlich Vitamin D 3 und Kalzium eingesetzt werden, hier ist auch eine intensive Ernährungsberatung wichtig
Sehbeeinträchtigungen: – Reduzierte Kontrastwahrnehmung – Reduzierte Sehschärfe – Ungeeignete Brillen	Verwendung von Sehhilfen	Nah- und Fernziel sind identisch, anzustreben ist immer die Optimierung der Sehkraft und die Unterstützung im Umgang mit Sehhilfen	Ein Visusverlust von 30 % geht mit einem erhöhten Frakturrisiko einher, insbesondere dann, wenn beide Augen betroffen sind; die Erreichbarkeit, die richtige Stärke, der richtige Sitz und die Sauberkeit des Hilfsmittels müssen gewährleistet sein Eine Überprüfung der Brille durch einen Augenarzt oder einen Optiker ist wichtig
Beeinträchtigung der Kognition und Stimmung: – Demenz – Depression – Delir	Ressource bei kognitiven Beeinträchtigungen kann die Kooperationsfähigkeit des Betroffenen sein, bei Veränderungen der Stimmung zusätzlich die noch vorhandene Einsichtsfähigkeit	In allen Fällen ist eine Verbesserung der Beeinträchtigung anzustreben, wobei dies nicht immer möglich ist und zudem eine fachärztliche Tätigkeit darstellt Bei deliranten Patienten muss die Ursache erkannt und behandelt werden	Mögliche Maßnahmen zur Verbesserung der Stimmung und zur Erhaltung kognitiver Fähigkeiten sind in Abhängigkeit vom körperlichen Zustand: – Regelmäßige Bewegung – 10 Minuten Aktivierung – Kognitives Training – Regelmäßige Gespräche – Erarbeitung einer Tagestruktur – Medikation nach ärztlicher Verordnung

Tab. 5.2 *Fortsetzung*

Pflegeproblem	Ressource	Pflegeziel	Pflegemaßnahmen
Erkrankungen, die zu kurzzeitiger Ohnmacht führen können: – Hypoglykämie – Haltungsbedingte Hypotension – Herzrhythmus-störungen – TIA – Epilepsie	Mögliche Ressource wäre die Fähigkeit des Betroffenen, auf sich aufmerksam zu machen	Die möglichst komplette Vermeidung des Ereignisses sollte in Kooperation mit Ärzten und Fachärzten angestrebt werden	Je nach Ursache müssen verschiedene Vitalzeichen regelmäßig kontrolliert werden: – Puls und Blutdruck – Atmung – Blutzucker Insgesamt ist für Betroffene eine intensive allgemeine Krankenbeobachtung notwendig; eine Anleitung zur Vermeidung von Blutdruckabfällen ist erforderlich Bei kardialen Erkrankungen kann das Sturzrisiko durch den Einsatz eines Herzschrittmachers um 66 % vermindert werden
Ausscheidungsverhalten: – Dranginkontinenz – Nykturie – Probleme beim Toilettengang	Bei vorhandenem Unterstützungsbedarf ist die Ressource ebenfalls die Fähigkeit, Hilfe in Anspruch zu nehmen	Das individuelle Ziel des Betroffenen, die größtmögliche Selbstständigkeit, kann deutlich vom allgemeinen Ziel, der größtmöglichen Sicherheit, abweichen	Die Unterstützung muss dem Betroffenen so angeboten werden, dass er sie auch in Anspruch nehmen wird; der wichtigste Faktor in diesem Zusammenhang ist die Beachtung des Schamgefühls und der Privatsphäre; dieses Problem kann auch kurzfristig auftreten, z. B. bei akuter Diarrhö Anpassung der Umgebung
Angst vor Stürzen	Eine Ressource des Betroffenen wäre die Fähigkeit, Ängste zu thematisieren	Individuelles und allgemeines Nah- und Fernziel ist eine angstfreie Mobilität	Maßnahmen in diesem Bereich sind die Beschaffung und Beratung im Umgang mit Hilfsmitteln, die eine selbstständige Mobilität ermöglichen, etwa personelle Unterstützung, Gehhilfen, Protektoren, Niedrigbetten, Sensormatten etc.
Sturzvorgeschichte		Das Ziel ist abhängig von der Anamnese und Ursache; Art und Ort von Stürzen wiederholen sich	Entsprechend der Analyse der in der Vorgeschichte aufgetretenen Stürze, etwa die optimale Einstellung von Blutzucker oder Blutdruck, Vermeidung von Dehydration etc.
Verwendung von Hilfsmitteln	Bei korrekter Verwendung geben Hilfsmittel dem Betroffenen ein Gefühl der Sicherheit	Das Ziel ist abhängig von der Grunderkrankung; entweder korrekter Umgang mit dem Hilfsmittel oder zunehmende Unabhängigkeit von Hilfsmitteln; in diesem Fall müssen Nahziele kurzfristig formuliert werden	Das Risiko eines Sturzes erhöht sich bei der Verwendung von Gehhilfen um den Faktor 1,7; Wichtigste Maßnahme ist deshalb die Anleitung des Betroffenen im Umgang und die Beobachtung Soll eine weitere Unabhängigkeit erreicht werden, sind Trainingsmaßnahmen indiziert

Tab. 5.2. Fortsetzung

Pflegeproblem	Ressource	Pflegeziel	Pflegemaßnahmen
Schuhe und Kleidung		Ziel ist die Auswahl geeigneter Schuhe und Kleidung in Absprache mit dem Betroffenen und seinen Angehörigen	Die Maßnahmen sind Abhängig von dem genauer differenzierten Problem: – Ungeeignete Schuhe, Strümpfe – Fußprobleme – Zu weite Kleidung – Knöpfe und Haken – Probleme beim An- und Ausziehen etc.
Medikamente: – Psychopharmaka – Sedativa, Hypnotika – Antiarrhythmika		Je nach Grund-erkrankung sollte die Medikation in möglichst niedriger Dosierung erfolgen bzw. auf sedierende Medikamente komplett verzichtet werden	Das Problem tritt vor allem dann auf, wenn mehr als drei Medikamente eingenommen werden; eine intensive Beobachtung, Kooperation mit Arzt und Facharzt und das frühzeitige Erkennen von Nebenwirkungen ist wichtig
Gefahren in der Umgebung	Diese Probleme sind größtenteils gut beeinflussbar Erforderliche Ressource ist die Kooperation des Betroffenen	Ziel ist in jedem Fall die Identifikation und Behebung von Gefahrenquellen	Je nach Auslöser kann das Problem evtl. umgehend gelöst werden; Aufgabe der Pflegefachkraft ist die regelmäßige Beratung des Betroffenen und seiner Angehörigen; Freiheitsentziehungen führen zu einer weiteren Gefährdung

❗ Hierfür wurde ein spezielles Trainingsprogramm entwickelt, in dem die Körperbalance durch ein gezieltes Krafttraining und durch Gleichgewichtsübungen verbessert wird. Angeboten wird dieses Training vor allem von Krankenkassen, insbesondere der AOK, momentan jedoch noch nicht im ambulanten Bereich. Das Training wird von speziell ausgebildeten Physiotherapeuten angeleitet und sollte nach Erlernen der Übungen von den Betroffenen fortgesetzt werden.

Andere Risikofaktoren können gezielt durch Pflegemaßnahmen beeinflusst werden. In der folgenden Tabelle (◘ Tab. 5.2) werden zu allen Risikofaktoren allgemeine Hinweise gegeben, es erfolgt in diesem Fall keine individuell beschriebene Pflegeplanung, da das Thema sehr komplex ist.

5.4.2 Maßnahmenplan

Die beispielhaft angeführten Konsequenzen und Pflegemaßnahmen sollen in einem individuellen Maßnahmenplan erfasst und regelmäßig evaluiert werden. Dabei ist zu bedenken, dass ein Sturz mit wenigen Ausnahmen stets multifaktoriell bedingt ist.

5.4.3 Freiheitsentziehung

Der größte Teil freiheitsentziehender Maßnahmen FEM wird noch immer mit einer Sturzgefährdung begründet. In der Altenhilfe werden zur Vermeidung von Stürzen Beschlüsse beim Vormundschaftsgericht vor allem für Bettgitter und für Rollstuhlgurte beantragt. Im Klinikbereich werden Bettgitter vor allem dann angebracht, wenn ein rechtfertigender Notstand vorliegt, gelegentlich fehlt jedoch für dieses Vorgehen sogar eine schriftliche ärztlicher Anordnung. In der ambulanten Pflege werden Pflegebetten häufig schon mit Bettgitter geliefert, ein Beschluss oder ein ärztlicher Anordnung liegen nicht immer vor.

❗ Die Notwendigkeit für eine Legitimation einer Freiheitsentziehung ist nicht allen Pflegekräften und Angehörigen bewusst.

Geregelt wird der Tatbestand der Freiheitsentziehung im Grundgesetz GG Artikel 104 und im Bürgerlichen Gesetzbuch BGB § 1906.

> § 1906 Genehmigung des Vormundschaftsgerichts bei der Unterbringung
> (1) Eine Unterbringung des Betreuten durch den Betreuer, die mit Freiheitsentziehung verbunden ist, ist nur zulässig, solange sie zum Wohl des Betreuten erforderlich ist, weil
> 1. auf Grund einer psychischen Krankheit oder geistigen oder seelischen Behinderung des Betreuten die Gefahr besteht, dass er sich selbst tötet oder erheblichen gesundheitlichen Schaden zufügt, oder
> 2. eine Untersuchung des Gesundheitszustands, eine Heilbehandlung oder ein ärztlicher Eingriff notwendig ist, ohne die Unterbringung des Betreuten nicht durchgeführt werden kann und der Betreute auf Grund einer psychischen Krankheit oder geistigen oder seelischen Behinderung die Notwendigkeit der Unterbringung nicht erkennen oder nicht nach dieser Einsicht handeln kann. (...)
> (4) Die Absätze 1 bis 3 gelten entsprechend, wenn dem Betreuten, der sich in einer Anstalt, einem Heim oder einer sonstigen Einrichtung aufhält, ohne untergebracht zu sein, durch mechanische Vorrichtungen, Medikamente oder auf andere Weise über einen längeren Zeitraum oder regelmäßig die Freiheit entzogen werden soll.
> (5) Die Unterbringung durch einen Bevollmächtigten und die Einwilligung eines Bevollmächtigten in Maßnahmen nach Absatz 4 setzt voraus, dass die Vollmacht schriftlich erteilt ist und die in den Absätzen 1 und 4 genannten Maßnahmen ausdrücklich umfasst. Im Übrigen gelten die Absätze 1 bis 4 entsprechend. (BGB)

In Pflegealltag herrscht bisher wenig Sensibilität für die Tatsache, dass durch eine Einschränkung der Freiheit mit daraus resultierender Einschränkung der Mobilität das Sturzrisiko erhöht wird.

Aus diesem Grund hat das Bundesministerium für Familie, Senioren, Frauen und Jugend ein Projekt zur Reduzierung körpernaher Fixierungen ins

Leben gerufen, das inzwischen bundesweit implementiert wird.

> Freiheitseinschränkende Maßnahmen (FEM) gehören zu den schwersten Eingriffen in die Menschenrechte, das gilt ganz besonders für körpernahe Fixierung. Bauchgurte, etwa im Bett und am Stuhl, aber auch unnötige Bettgitter sowie Psychopharmakagabe zur Ruhigstellung, Stecktische und abgeschlossene Türen greifen empfindlich in die Freiheitsrechte eines Menschen ein. Im Projekt ReduFix konnte gezeigt werden, dass durch eine multifaktorielle Intervention auf einen Teil von körpernahen Fixierungsmaßnahmen ohne negative Konsequenzen für Heimbewohner verzichtet werden kann. (Projekt ReduFix)

Begleitet wird das Projekt ReduFix von einer Kampagne, die den verantwortungsvollen Umgang mit Fixierungen anregen möchte und in Baden Württemberg zusätzlich mit dem Modellvorhaben Prä-Fix zur Gewaltprävention in der Langzeitpflege. Dabei können Einrichtungen kostenfrei an einer eintägigen Schulung nach dem ReduFix Konzept teilnehmen.

Berücksichtigt man die Zahl der Pflegebedürftigen, bei denen freiheitsentziehende Maßnahmen angewendet werden, und die Anzahl der Menschen, die durch eine (unsachgemäße) Freiheitsentziehung einen körperlichen Schaden erleiden oder gar zu Tode kommen, bleibt zu hoffen, dass sich die gängige Praxis in naher Zukunft verändern möge und ein sensibler Umgang mit Freiheitsentziehungen stattfindet, bei dem das Anbringen eines Bettgitters oder eines Gurts nur als allerletzte Maßnahme in Betracht kommt.

> **Praxistipp**
>
> Für alle Einrichtungen im Pflegesektor ist es dringend notwendig, zu überprüfen, welche alternativen Maßnahmen eine Freiheitsentziehung vermeiden können. Dieser Prozess muss auch nachvollziehbar dokumentiert werden. Der Einsatz von FEM sollte auf wenige Notfälle z. B. bei akuten psychiatrischen Erkrankungen, beschränkt sein.

Die Bundeskonferenz zur Qualitätssicherung im Gesundheits- und Pflegewesen e.V. BUKO-QS hat eine Veröffentlichung mit dem Titel »Mobilität und Sicherheit bei Menschen mit demenziellen Einschränkungen in stationären Einrichtungen« herausgegeben, in der der Zusammenhang von Alternsprozess, Demenzerkrankung, motorischen, sensorischen und psychischen Beeinträchtigungen und gravierenden Einschränkungen der Mobilität der Betroffenen betrachtet wird. Auf der Basis empirischer Befunde wurde folgendes Ergebnis formuliert:

> Pflegeheimbewohnern und -bewohnerinnen mit Demenz ist ein Höchstmaß an Mobilität zu ermöglichen und gleichzeitig sind die Risiken im Zusammenhang mit Mobilität zu verringern.
> Die Ausschaltung aller Gefahren würde die Lebensqualität allerdings erheblich einschränken und wäre mit unverhältnismäßigen Eingriffen in die Persönlichkeitsrechte der Bewohner verbunden. Ziel ist es daher, den individuell sehr unterschiedlichen Gewohnheiten und Sicherheitsbedürfnissen sowie dem individuellen Schutzbedarf der pflege- und hilfebedürftigen Menschen Rechnung zu tragen.
> Mobilität und Sicherheit spielen eine zentrale Rolle in der persönlichen Lebensgestaltung älterer Menschen und sind unter Berücksichtigung biografischer Gesichtspunkte im Dialog mit dem Betroffenen abzuwägen.
> BUKO-QS

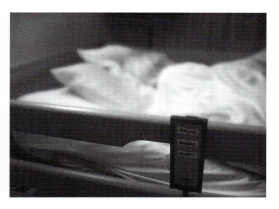

Abb. 5.3. Bettgitter © Gerd Altmann/PIXELIO

5.5 Standardkriterium 4

S4a Die Einrichtung ermöglicht zielgruppenspezifische Interventionsangebote und gewährleistet geeignete räumliche und technische Voraussetzungen sowie Hilfsmittel für eine sichere Mobilität. **S4b** Die Pflegefachkraft ist zur Koordination der Interventionen autorisiert. **P4** Die Pflegefachkraft gewährleistet in Absprache mit den beteiligten Berufsgruppen und dem Patienten/Bewohner gezielte Interventionsangebote auf der Grundlage des Maßnahmenplans. Sie sorgt für eine individuelle Umgebungsanpassung sowie für den Einsatz geeigneter Hilfsmittel zur Sturzprophylaxe. **E4** Interventionen, Hilfsmittel und Umgebung sind dem individuellen Sturzrisiko des Patienten/Bewohners angepasst und fördern eine sichere Mobilität.

5.5.1 Implementierung

Maßnahmen der Wohnungsanpassung und Trainingsprogramme zur Sturzprophylaxe wurden schon bei den Standardkriterien 2 und 3 (▶ Kap. 5.3.2 und 5.4.2) beschrieben. Die Umsetzung dieses Standardkriteriums konzentriert sich deshalb auf die Beschreibung der verschiedenen Hilfsmittel, die eingesetzt werden können.

Betont wird in diesem Zusammenhang noch einmal die Verantwortung der Pflegeeinrichtung für bauliche und technische Voraussetzungen, welche die Sicherheit des Betroffenen erhöhen. Dazu zählen vor allem die Beleuchtung, räumliche Voraussetzungen und die Verfügbarkeit von Hilfsmitteln.

Bauliche Voraussetzungen:
- Handläufe
- Rutschfester Bodenbelag
- Größe des Zimmers

Technische Voraussetzungen:
- Erreichbarkeit der Lichtschalter
- Qualität des Lichts
- Bremsen an Nachttischen, Betten, WC-Stühlen
- Badewannenlift

In der Verantwortung der Einrichtung liegt es außerdem, regelmäßig Kontrollen der Sicherheit der Umgebung und der zur Verfügung gestellten Hilfsmitteln durchzuführen.

> **Praxistipp**
>
> Geräte zur Messung der Lichtintensität, sogenannte Luxmeter, sind erschwinglich und ermöglichen eine eindeutige Bestimmung der Beleuchtung. Für verschiedene Tätigkeitsbereiche sind Mindestwerte festgelegt z. B. Computerarbeitsplätze 1500 bis 3000 lux, Leselampen 150 bis 300 lux, Toiletten 150 bis 300 lux.

5.5.2 Hilfsmittel

Hilfsmittel zur Sturzprophylaxe können in verschiedene Gruppen eingeteilt werden. Zum einen werden Hilfsmittel eingesetzt, die die Mobilität erleichtern, zum anderen gibt es schützende Hilfsmittel, die bei einem Sturz die Sturzfolgen vermindern, sowie technische Hilfen, die dazu beitragen, die Mobilität zu erhalten und Freiheitsentziehung zu vermeiden.

Mobilitätshilfen

Diese Hilfsmittel erleichtern das Gehen, den Transfer oder den Lagerungswechsel im Bett. Mobilitätshilfen sind häufig Bestandteil der barrierefreien Ausstattung einer Pflegeeinrichtung oder werden individuell durch Sanitätshäuser angepasst.

Beispiele für Mobilitätshilfen:
- Unterarmgehstützen
- Gehstöcke
- Rollatoren
- Strümpfe mit Anti-Rutschsohlen
- Lifter
- Höhenverstellbare Betten
- Haltegriffe
- Toilettensitzerhöhung

Schützende Hilfsmittel

Diese Hilfsmittel sollen die unmittelbaren Sturzfolgen vermindern. Es handelt sich um körpernahe Protektoren, die im Falle eines Aufpralls die Ener-

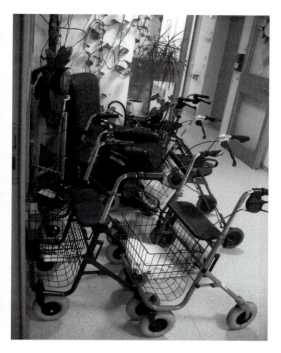

◘ Abb. 5.4. Hilfsmittel © Gerd Altmann/PIXELIO

gie absorbieren und verteilen und dadurch vor allem die Knochen schützen. Protektoren werden in Form von Sturzhelmen, Ellenbogenprotektoren, Handgelenkprotektoren, Knieprotektoren und Hüftprotektoren angeboten, gebräuchlich sind jedoch vor allem Hüftprotektoren.

Der Einsatz von Protektoren wird durch zwei Faktoren beeinflusst. Einerseits werden alle oberflächlichen und somit sichtbaren Protektoren von vielen Betroffenen aufgrund der optischen Auffälligkeit abgelehnt, allerdings auch Hüftprotektoren, die unter der Kleidung getragen werden und somit nicht sichtbar sind, da gerade weibliche Betroffene das Gefühl haben, damit dick auszusehen.

Andererseits werden gerade Hüftprotektoren aus finanziellen Gründen sowohl von Patienten und Bewohnern als auch von Angehörigen abgelehnt.

> Derzeit ist das Verfahren zur Aufnahme von Hüftprotektoren in das Hilfsmittelverzeichnis und somit zur Kostenübernahme durch die Krankenkassen vor dem Bundessozialgericht anhängig. Eine erste Entscheidung des Bundessozialgerichts ergab, dass es sich nicht um ein Hilfsmittel zulasten der Krankenversicherung handelt, eine Kostenübernahme durch die Pflegekassen muss jedoch noch geprüft werden.

Technische Hilfsmittel

Technische Hilfsmittel zur Sturzprophylaxe sind wenig verbreitet und gebräuchlich. Sie können jedoch hilfreich sein, um frühzeitig zu erkennen, dass der Betroffene sein Bett, das Zimmer oder das Haus verlässt, oder im Alltag eine Erleichterung für den Pflegebedürftigen darstellen.

Gerade im ambulanten Bereich können technische Hilfen dazu beitragen, dass die Selbstständigkeit zunimmt, wenn beispielsweise Rollläden, Lichtschalter, Garagentore und andere technische Geräte über eine Fernsteuerung bedient werden können.

Die Entwicklung von technischen Hilfen im Haushalt hat rasante Fortschritte gemacht, die unter dem Begriff »intelligentes Wohnen« zusammengefasst werden, im Pflegebereich ist die Extremform des technischen Fortschritts der Einsatz von Pflegerobotern.

Technische Hilfen:
- Sensormatten
- Sensormatratzen
- Bewegungsmelder
- Sessel mit Aufstehhilfe
- Greifzangen
- Fernsteuerungen
- Notrufsysteme und Funkfinger

> **Praxistipp**
> Technische Hilfen können mit Sicherheit den Alltag erleichtern, sind jedoch kein Ersatz für menschliche Zuwendung und soziale Kontakte.

5.6 Standardkriterium 5

S5 Die Einrichtung stellt sicher, dass alle an der Versorgung des Patienten/Bewohners Beteiligten über das vorliegende Sturzrisiko informiert werden. **P5** Die Pflegefachkraft informiert die an der Versorgung beteiligten Berufs- und Personengruppen über das Sturzrisiko des Patienten/Bewohners und gibt Hinweise zum situativ angemessenen Umgang mit diesem. **E5** Den an der Versorgung beteiligten Berufs- und Personengruppen ist das individuelle Sturzrisiko und die jeweils notwendigen Maßnahmen zur Sturzprophylaxe bekannt.

5.6.1 Implementierung

Die Umsetzung dieses Standardkriteriums beinhaltet die Informationsweitergabe innerhalb der Pflegeeinrichtung, etwa bei Verlegungen im Haus. Dabei müssen sämtliche Berufsgruppen berücksichtigt werden, beispielsweise Beschäftigungstherapeuten, Röntgenassistenten, Physiotherapeuten und andere interne Leistungserbringer.

Für diese interne Kommunikation ist die direkte Informationsweitergabe am besten geeignet. Außerdem sollten regelmäßig Teamsitzungen stattfinden, an denen auch andere Berufsgruppen teilnehmen.

Außerdem ist die externe Kommunikation an eine weiterbetreuende Einrichtung Bestandteil dieses Standardkriteriums. Sofern ein Patient oder Bewohner nur kurzfristig einen anderen Bereich aufsucht, beispielsweise eine Arztpraxis oder ein Krankenhaus zur Diagnostik, sollte auch hier eine direkte Übermittlung des Sturzrisikos erfolgen.

> Bei einer längerfristigen Betreuung durch eine andere Institution ist es von Vorteil, das Sturzrisiko, die geplanten Maßnahmen und die verwendeten Hilfsmittel in der Pflegeüberleitung mitzuteilen.
> Sofern die Hilfsmittel Eigentum des Betroffenen sind, müssen sie bei einer Verlegung selbstverständlich auch mitgegeben werden.

5.7 Standardkriterium 6

S6 Die Pflegefachkraft ist zur systematischen Sturzerfassung und -analyse befähigt. **P6** Die Pflegefachkraft dokumentiert systematisch jeden Sturz, analysiert diesen – gegebenenfalls mit anderen an der Versorgung beteiligten Berufsgruppen – und schätzt die Sturzrisikofaktoren neu ein. **E6** Jeder Sturz ist dokumentiert und analysiert. In der Einrichtung liegen Zahlen zu Häufigkeit, Umständen und Folgen von Stürzen vor.

5.7.1 Implementierung

Die Umsetzung dieses Standardkriteriums beinhaltet die Dokumentation eines Sturzereignisses im Pflegebericht oder besser in einem Sturzereignisprotokoll. Dieses Protokoll sollte verschiedene Informationen beinhalten, um daraus Erkenntnisse über ein verändertes Sturzrisiko und für nachfolgende Veränderungen der Pflegemaßnahmen gewinnen zu können.

Inhalte des Sturzprotokolls:
- Personalien
- Zeitpunkt
- Ort
- Aktivität vor dem Sturz
- Körperlicher und psychischer Zustand, beispielsweise Blutdruck, Puls, Blutzucker, Orientierungsfähigkeit
- Sturzfolgen, Verletzungen
- Folgemaßnahmen, Untersuchungen, Arztkontakt

In den meisten Pflegeeinrichtungen werden Sturzprotokolle mittlerweile auch aus juristischen Gründen bei jedem Sturz erstellt und die Informationen daraus von der Pflegedienstleitung oder dem Qualitätsmanager ausgewertet.

5.8 Pflegedokumentation

Zur Umsetzung des Nationalen Expertenstandards Sturzprophylaxe in der Pflege sind verschiedene Formulare erforderlich, die an dieser Stelle zusammengefasst werden.

Formulare:
- Sturzrisikoskala
- Informations- und Beratungsformular zur Sturzgefahr
- Sturzprotokoll

- Angaben zum Funktionsstatus vor dem Sturz
- Informationsweitergabe bei Sturzgefahr
- Sturzerfassung
- Sturzanalyse

Üblicherweise werden diese Formulare von den Herstellern der Pflegedokumentationssysteme angeboten und sind deshalb bekannt und gebräuchlich. An dieser Stelle wird deshalb auf die Darstellung weiterer Formulare verzichtet.

5.9 Organisation

Organisatorische Besonderheiten bei der Einführung des Expertenstandards Sturzprophylaxe in der Pflege sind die Erarbeitung einer Verfahrensregelung für den Umgang mit Sturzrisiko und Sturz sowie die Erhebung einer Sturzstatistik.

In der Verfahrensregelung wird festgelegt, wer das Sturzrisiko erhebt, wann dies geschehen soll, wie häufig eine Überprüfung stattfinden muss, welche Maßnahmen ergriffen werden, um Stürze zu vermeiden, welche Hilfsmittel zur Verfügung stehen, welche räumlichen und technischen Anpassungen stattfinden sollen und wie die Evaluation zu erfolgen hat.

> Die Sturzstatistik ermöglicht darüber hinaus die Analyse jedes einzelnen Sturzes, vor allem aber die Auswertung der Gesamtheit der Stürze. Dadurch können wichtige Erkenntnisse gewonnen werden, um Wiederholungen zu vermeiden. Erfasst werden sollten die Uhrzeit, der Ort und die näheren Umstände aller Stürze. Häufungen in gewissen Räumlichkeiten können dann gezielt untersucht und durch technische Veränderungen oder durch die Anpassung der Beleuchtung vermieden werden. Bei einer Häufung zu gewissen Uhrzeiten ist ebenfalls eine Beeinflussung des Wiederholungsrisikos möglich. Dazu sollten jedoch die näheren Umstände der Stürze erfasst werden, um genauere Informationen über die Ursachen zu gewinnen. So kann beispielsweise ein Blutzuckerabfall in der Nacht durch die Veränderung der Essenszeiten oder durch eine Spätmahlzeit verhindert werden. Oftmals wird auch festgestellt, dass eine Sturzhäufung in Zeiten großer Arbeitsbelastung auftritt. Dieses Problem kann durch gezielte ablauforganisatorische Umstrukturierungen behoben werden.

5.10 Auswirkungen des Expertenstandards

Aufgrund der demografischen Entwicklung kommt es zu einer kontinuierlichen Zunahme von Stürzen in Deutschland. Dennoch wurde durch die Veröffentlichung des Nationalen Expertenstandards Sturzprophylaxe ein sensiblerer Umgang mit dem Thema Sturzprävention erreicht.

Beobachtet werden konnte auch eine Zunahme juristischer Auseinandersetzungen in Folge von Stürzen, bei denen die Frage von Verantwortung und Haftung zu klären war. Nach einem Urteil des Bundesgerichtshofs im Jahre 2005 war jedoch geklärt, dass Stürze nicht durch freiheitsentziehende Maßnahmen vermieden werden müssen. Dies führte zu einer Beruhigung der Situation.

Die Identifizierung eines Sturzrisikos, die Versorgung mit Hilfsmitteln und das Erheben eines Sturzprotokolls ist mittlerweile in fast allen Pflegeeinrichtungen eine Selbstverständlichkeit. Moderne technische Hilfsmittel, Hüftprotektoren, Maßnahmen zur Vermeidung von Freiheitsentziehungen und die gezielte Auswertung von Sturzereignissen durch statistische Methoden sind jedoch sicherlich noch verbesserungsfähig.

Nationaler Expertenstandard Förderung der Harnkontinenz in der Pflege

6.1 Grundlagen der Kontinenz – 80

6.2 Standardkriterium 1 – 81
6.2.1 Implementierung – 81
6.2.2 Kontinenzscreening – 81

6.3 Standardkriterium 2 – 83
6.3.1 Implementierung – 83
6.3.2 Assessment – 83
6.3.3 Kontinenzprofil – 84

6.4 Standardkriterium 3 – 85
6.4.1 Implementierung – 86
6.4.2 Beratung – 86
6.4.3 Klassifizierung der Inkontinenz – 86

6.5 Standardkriterium 4 – 87
6.5.1 Implementierung – 87
6.5.2 Maßnahmenplan – 88
6.5.3 Allgemeine Maßnahmen – 88
6.5.4 Spezielle Maßnahmen – 89
6.5.5 Hilfsmittel – 92
6.5.6 Besonderheiten bei der Inkontinenzversorgung – 94

6.6 Standardkriterium 5 – 95
6.6.1 Implementierung – 95

6.7 Standardkriterium 6 – 96
6.7.1 Implementierung – 96
6.7.2 Evaluation – 96

6.8 Pflegedokumentation – 96

6.9 Organisation – 97

6.10 Auswirkungen des Expertenstandards – 97

2007 wurde der Nationale Expertenstandard zur Förderung der Harnkontinenz veröffentlicht, dessen Standardkriterien in diesem Kapitel erläutert werden. Obwohl es sich bei der Inkontinenz um ein weitverbreitetes Problem handelt, sind die Inhalte des vorgelegten Expertenstandards vielen Mitarbeitern in Pflegeeinrichtungen nicht im Detail bekannt.

Aufgrund der allgemeingültigen Formulierungen und der Komplexität des Themas ist die Umsetzung in den einrichtungsinternen Pflegestandard schwierig und sollte über einen längeren Zeitraum als Projekt geplant werden.

In diesem Kapitel werden die Inhalte des Expertenstandards beschrieben, um die Implementierung in den Pflegeprozess zu erleichtern, außerdem werden Screening- und Assessmentinstrumente sowie Formulare vorgestellt, die im Alltag hilfreich sind.

Die organisatorischen Besonderheiten bei der Implementierung des Nationalen Expertenstandards Förderung der Harnkontinenz in der Pflege, beispielsweise die Überprüfung der sanitären Anlagen, oder die Aufgaben von Kontinenzbeauftragten werden am Ende dieses Kapitels erläutert.

6.1 Grundlagen der Kontinenz

Unter Kontinenz versteht die Expertenarbeitsgruppe die Fähigkeit, willkürlich und zur passenden Zeit an einem geeigneten Ort die Blase zu entleeren. Kontinenz beinhaltet jedoch auch die Fähigkeit, Bedürfnisse zu kommunizieren, um Hilfestellung zu erhalten, wenn Einschränkungen beim selbstständigen Toilettengang bestehen.

Harninkontinenz bedeutet in Anlehnung an die »International Continence Society« jeglicher unwillkürliche Harnverlust, ein weitverbreitetes Problem, das in allen Altersstufen mit steigendem Risiko im Alter auftreten kann.

> Der Bereich der Stuhlinkontinenz und die spezielle Pflege von Betroffenen mit einem Urostoma werden im Expertenstandard nicht berücksichtigt.

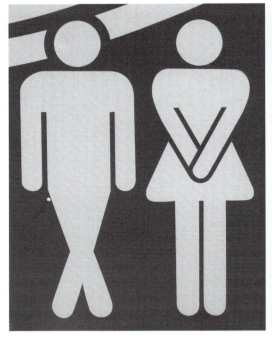

Abb. 6.1. »Harndrang« Foto Klaus Hackl, Ladenburg

Die Erkennung und Analyse des Problems Inkontinenz ist ein entscheidendes Kriterium des Expertenstandards, da gerade ältere Menschen nur ungern über das schambehaftete Thema Kontinenz und Ausscheidung sprechen und von sich aus kaum Hilfe in Anspruch nehmen. Sowohl von den Betroffenen als auch von medizinischen Fachkräften wird die Inkontinenz oftmals als normales Phänomen des Alterungsprozesses betrachtet und entsprechend hingenommen.

> Selbstverständlich ist deshalb ein professioneller Umgang, ein einfühlsames Handeln und ein angemessener Sprachgebrauch Grundvoraussetzung für die Förderung der Kontinenz.

Sofern ein Vertrauensverhältnis zwischen Patient, Bewohner, Pflegefachkraft und Angehörigen entstanden ist, kann eine individuelle Planung von Maßnahmen zur Kontinenzförderung durchgeführt werden, zumal fast alle Maßnahmen den Intimbereich direkt oder indirekt betreffen.

Außerdem leiden viele Patienten unter Einschränkungen der sozialen Teilhabe im Alltag, da sie durch Schmerzen, durch das Tragen von Inkontinenzmaterial, durch Gerüche und durch Ängste vor notwendigen Toilettenbesuchen in ihren Alltagsaktivitäten eingeschränkt sind.

6.2 Standardkriterium 1

S1 Die Pflegefachkraft verfügt über die Kompetenz zur Identifikation von Risikofaktoren und Anzeichen für eine Harninkontinenz. **P1** Die Pflegefachkraft identifiziert im Rahmen der pflegerischen Anamnese Risikofaktoren und Anzeichen für eine Harninkontinenz und wiederholt die Einschätzung bei Veränderung der Pflegesituation und in individuell festzulegenden Zeitabständen. **E1** Risikofaktoren und Anzeichen für eine Harninkontinenz sind identifiziert.

6.2.1 Implementierung

An dieser Stelle differenzierten die Experten zunächst zwischen einem Screening zum Thema Kontinenz, das vor dem eigentlichen Assessment durchgeführt werden soll. Auch dies geschieht unter Berücksichtigung der Tatsache, dass das Thema peinlich und sehr privat ist.

Aus diesem Grund werden zunächst allgemeine Fragen zur Identifizierung von Risikofaktoren gestellt, die der Betroffene ohne größere Überwindung beantworten kann. Von der Expertenarbeitsgruppe werden verschiedene Fragen vorgeschlagen, die an die individuelle Situation des Betroffenen angepasst werden.

6.2.2 Kontinenzscreening

Um die aktuelle Situation der Kontinenz zu überblicken, sollten zunächst allgemeine Fragen zum Bereich Ausscheidung gestellt werden.

Fragen zur Kontinenz:
- Verlieren Sie ungewollt Urin?
- Verlieren Sie Urin, wenn Sie husten, lachen oder sich körperlich betätigen?
- Verlieren Sie Urin auf dem Weg zur Toilette?
- Tragen Sie Vorlagen/Einlagen, um Urin aufzufangen?
- Verspüren Sie häufig (starken) Harndrang?
- Müssen Sie pressen, um Wasser zu lassen?

Wenn in der Patient keine eindeutigen Aussagen machen möchte oder kann, müssen zusätzlich Anzeichen für Kontinenzprobleme eruiert werden. Dabei handelt es sich um auffällige Verhaltensweisen oder Befunde, die auf eine Harninkontinenz hinweisen könnten.

Anzeichen für Inkontinenz:
- Häufige Toilettengänge
- Verstecken verunreinigter Wäsche
- Unruhiges Verhalten
- Geruch
- Hautveränderungen im Intimbereich
- Eventuell Stürze

Schließlich sollten konkrete Symptome der Inkontinenz erfragt werden, die von jedem Betroffenen anders beschrieben werden. Auch auf diese Symptome sollte im vertraulichen Gespräch diskret geachtet werden.

Symptome der Inkontinenz:
- Unwillkürlicher Harnverlust bei körperlicher Betätigung
- Unwillkürlicher Harnverlust einhergehend mit Harndrang
- Verzögerter Beginn der Miktion
- Ständiger Harnabgang
- Harntröpfeln
- Das Gefühl der nicht vollständig entleerten Blase
- Brennen beim Wasserlassen

Werden Fragen mit »Ja« beantwortet oder Anzeichen beziehungsweise Symptome einer Inkontinenz erkannt, erfolgt eine differenzierte Einschätzung. In der folgenden Tabelle (◘ Tab. 6.1) werden Risikofaktoren für die Harninkontinenz aufgeführt und geschlechtspezifisch zugeordnet. Prinzipiell sind Frauen bis zu viermal häufiger von einer Harninkontinenz betroffen als Männer.

Tab. 6.1. Ausgewählte (patientenabhängige) Risikofaktoren

Risikofaktor	Geschlechtsunabhängig	Frauen	Männer
Kognitive Einschränkungen	X		
Körperliche Einschränkungen	X		
Erkrankungen z. B. – Schlaganfall – Multiple Sklerose – Morbus Parkinson – Demenz – Diabetes mellitus	X		
Medikamente z. B. – Diuretika – Anticholinergika – Antihistaminika – Antidepressiva – Neuroleptika – Kalziumantagonisten – Opiate	X		
Harnwegsinfektionen	X		
Obstipation		X	(X)*
Belastung des Beckenbodens z. B. durch – Schwangerschaft/Entbindung – Adipositas		X	
Östrogenmangel		X	
Veränderungen der Prostata/Operation der Prostata			X

* Mangel an wissenschaftlicher Beweiskraft

> Typischerweise führt dies gerade bei älteren Patientinnen oder Bewohnerinnen zu einer mangelnden Flüssigkeitsaufnahme mit der Gefahr der Exsikkose (► Kap. 8), weil die Betroffenen nicht ausreichend trinken, um Toilettengänge zu vermeiden, vor allem dann, wenn sie das Haus verlassen müssen. Vor dem Einkaufen, sonntags vor dem Kirchgang oder vor dem Arzttermin wird aus Angst auf das Trinken verzichtet.

Hinzu kommen Risikofaktoren, die durch die Umgebung verursacht werden. Aus diesem Grund ist es sowohl im stationären als auch im ambulanten Bereich wichtig, die sanitären Anlagen und die Wege dorthin zu überprüfen.

Umgebungsbedingte Risikofaktoren:
- Erreichbarkeit
- Nutzbarkeit
- Zugänglichkeit von Toiletten z. B.:
  - Beschilderung
  - Beleuchtung
  - Entfernung
  - Türbreite
  - Türschwelle
  - Hygiene der sanitären Einrichtungen
  - Haltegriffe
  - Sitzerhöhung
  - Entfernung
  - Unpraktische Kleidung

> Wenn Risikofaktoren vorhanden sind, muss eine differenzierte Einschätzung erfolgen. Gleichzeitig erfolgt die Festlegung des individuellen Wiederholungsintervalls, wobei zu berücksichtigen ist, dass bei plötzlichen Veränderungen des Gesundheitszustands oder der Umgebung innerhalb weniger Tage eine Wiederholung der Einschätzung

notwendig wird. Im Risikoformular (▶ Anhang 1) befindet sich ein Abschnitt zur Einschätzung für Anzeichen und Risikofaktoren der Harninkontinenz. Gleichzeitig kann dadurch die erforderliche Dokumentation der Ergebnisse erreicht werden.

> **Pflegeheim**
>
> Die Expertenarbeitsgruppe empfiehlt eine sofortige Einschätzung im Rahmen der Pflegeanamnese bei der Heimaufnahme. Eine Wiederholung sollte nach ein bis zwei Monaten und dann in vierteljährlichen Abständen stattfinden, sofern der Pflegezustand stabil bleibt.

6.3 Standardkriterium 2

S2a Die Einrichtung verfügt über eine interprofessionell geltende Verfahrensregelung zu Zuständigkeiten und Vorgehensweisen in Zusammenhang mit der Förderung der Harnkontinenz bzw. Kompensation der Inkontinenz und stellt sicher, dass die erforderlichen Instrumente zur Einschätzung und Dokumentation zur Verfügung stehen. **S2b** Die Pflegefachkraft verfügt über die erforderliche Kompetenz zur differenzierten Einschätzung bei Problemen mit der Harnkontinenz. **P2** Die Pflegefachkraft führt bei Vorliegen von Kontinenzproblemen eine differenzierte Einschätzung (z. B. auf der Grundlage eines zielgruppenspezifischen Miktionsprotokolls) durch bzw. koordiniert in Absprache mit dem behandelnden Arzt erforderliche diagnostische Maßnahmen. **E2** Eine differenzierte Einschätzung der Kontinenzsituation und eine Beschreibung des individuellen Kontinenzprofils liegen vor.

6.3.1 Implementierung

Für die Umsetzung dieses Standardkriteriums muss die Einrichtung eine Verfahrensregelung erarbeiten, durch die festgelegt wird, wie die weiteren Schritte gewährleistet werden. Die Verfahrensregelung beinhaltet Angaben zum Ablauf des Standards, zur Qualifikation der beteiligten Personen, zur Dokumentation der Ergebnisse und zu den Formularen, die verwendet werden.

❗ Die Expertenarbeitsgruppe betont ausdrücklich die Autorisierung der Pflegefachkraft zur Initiierung und Koordination der Maßnahmen im Zusammenhang mit dem Expertenstandard.

In einigen Pflegeeinrichtungen wird das gesamte Verfahren durch Kontinenzbeauftragte übernommen. Vorteil dabei ist die Bündelung des Fachwissens und dadurch die kompetente Beratung von Patienten, Bewohnern und Angehörigen. Von Nachteil ist es, wenn die Aufgaben der Kontinenzbeauftragten sich darauf beschränken, die Bestellung, Verteilung und Verbrauchsmenge des Inkontinenzmaterials zu organisieren und darauf zu achten, dass möglichst wenig Material verbraucht wird.

> **Praxistipp**
>
> Wird das Verfahren der Kontinenzförderung komplett von Kontinenzbeauftragten übernommen, müssen diese spezielle Kenntnisse über Anzeichen, Symptome, Ursachen, Formen, Diagnostik und Pflegemaßnahmen bei Inkontinenz besitzen.

Sofern Anzeichen oder Risikofaktoren für eine Harninkontinenz identifiziert wurden, muss eine weitere und detailliertere Einschätzung des Problems stattfinden. Hierfür sind verschiedene Befunde zu erheben.

6.3.2 Assessment

Verschiedene Informationen sind für die weitere und differenziertere Einschätzung der Kontinenz notwendig.

Differenzierte Einschätzung:
- Anamnese:
  - Körpergewicht und BMI
  - Auffälligkeiten im Genitalbereich
  - Medikamente
  - Symptome
  - Psychosoziale Auswirkungen
  - Einschätzung der körperlichen und geistigen Fähigkeiten
- Ausschluss eines Harnwegsinfekts
- Restharnbestimmung

- Miktionsprotokoll (3 bis 5 Tage)
- 24 h-Vorlagengewichtstest
- Erstellung eines Kontinenzprofils

Nicht alle Befunde können auf Veranlassung der Pflegefachkraft erhoben werden. Ein wichtiger Faktor ist deshalb die interdisziplinäre Zusammenarbeit und Kommunikation. Der Kontakt zum Arzt, zum Hausarzt oder zum Urologen ist Grundvoraussetzung für eine geeignete Befunderhebung.

Einige Bestandteile der Informationssammlung werden jedoch durch die Pflegefachkraft oder den Kontinenzbeauftragten durchgeführt, etwa das Erstellen und die Bewertung eines Miktionsprotokolls (▶ Anhang 13) oder die Einschätzung des Kontinenzprofils.

Das Miktionsprotokoll stellt ein wichtiges Instrument zur weiteren Analyse dar. Auf der Basis der Ergebnisse und Feststellungen wird die individuelle Ausprägung des Problems deutlich. Außerdem werden Maßnahmen ermöglicht, die sich gezielt an diesen individuellen Ausprägungen orientieren, beispielsweise Toilettengänge, die zu den tatsächlich notwendigen Zeiten stattfinden. Beurteilt man das Miktionsprotokoll, ist es notwendig, die Trinkgewohnheiten zu berücksichtigen, das heißt vor allem die Trinkmenge und den Zeitpunkt der Flüssigkeitsaufnahme.

> **Praxistipp**
> Während der Zeit des Miktionsprotokolls muss ein Einfuhrprotokoll geführt werden. Beide Formulare müssen parallel bewertet beziehungsweise Miktionen und Flüssigkeitszufuhr auf einem Formular eingetragen werden.

Abb. 6.2. Kooperation mit Fachärzten © Gerd Altman/PIXELIO

Ein Zeitraum von drei bis fünf Tagen ist für die Einschätzung der Problematik zu kalkulieren. Möglicherweise kann jedoch nach diesem Zeitraum noch keine Regelmäßigkeit festgestellt werden, so dass eine Weiterführung der Aufzeichnungen sinnvoll ist.

6.3.3 Kontinenzprofil

Zusätzlich zum Miktionsprotokoll ist eine Bestimmung des Kontinenzprofils hilfreich und wichtig. Dazu hat die Expertenarbeitsgruppe eine Übersicht entwickelt, die sich an den Fähigkeiten und der Abhängigkeit von Hilfe durch Personen oder Materialien orientiert.

Zum besseren Verständnis werden an dieser Stelle zunächst die Begriffe abhängig und unabhängig sowie kompensiert und nicht kompensiert beschrieben.

> **Unabhängig** bedeutet, dass der Patient selbstständig in der Lage ist, die erforderlichen Maßnahmen durchzuführen. Die Person ist ohne fremde Hilfe kontinent.
> **Abhängig** bedeutet, dass der Patient oder Bewohner die Auswirkungen der Harninkontinenz mit Unterstützung durch Angehörige oder eine Pflegefachkraft bewältigen kann. Er benötigt Unterstützung bei der Durchführung von Maßnahmen zur Erhaltung der Kontinenz.
> **Kompensiert** bedeutet, dass der Betroffene die Folgen des Kontinenzproblems durch den Gebrauch von Hilfsmitteln ausgleichen kann. Hierzu zählen sowohl aufsaugende Inkontinenzhilfsmittel als auch ableitende Hilfsmittel.
> **Nicht kompensiert** bedeutet, dass ein unwillkürlicher Harnverlust nicht durch Versorgungsmaßnahmen zu vermeiden ist.

Die Begrifflichkeiten werden in der folgenden, von der Expertenarbeitsgruppe erarbeiteten Tabelle noch einmal anhand von Beispielen dargestellt, um das Verständnis der Kontinenzprofile zu erleichtern und dadurch die praktische Umsetzung zu ermöglichen (◘ Tab. 6.2).

Die genauere Betrachtung dieser Profile ist nicht nur Teil der Analyse der Kontinenz bzw. Inkontinenz, sie spielt auch eine entscheidende Rolle

Tab. 6.2. Kontinenzprofile

Profil	Merkmal	Beispiel
Kontinenz	Kein unwillkürlicher Harnverlust; keine personelle Hilfe notwendig; keine Hilfsmittel	
Unabhängig erreichte Kontinenz	Kein unwillkürlicher Harnverlust; keine personelle Hilfe notwendig; selbstständige Durchführung von Maßnahmen	Patienten und Bewohner, die durch eigenständige Medikamenteneinnahme, eigenständigen Gebrauch von mobilen Toilettenhilfen, intermittierenden Selbstkatheterismus oder Durchführung von Trainingsmaßnahmen keinen unwillkürlichen Urinverlust haben
Abhängig erreichte Kontinenz	Kein unwillkürlicher Harnverlust; personelle Unterstützung bei der Durchführung von Maßnahmen notwendig	Patienten und Bewohner mit begleiteten Toilettengängen zu individuellen/festgelegten Zeiten, oder bei denen ein Fremdkatheterismus durchgeführt wird
Unabhängig kompensierte Inkontinenz	Unwillkürlicher Harnverlust; keine personelle Unterstützung bei der Versorgung mit Hilfsmitteln	Es kommt zu einem unwillkürlichen Harnverlust, aber der Umgang mit Inkontinenzhilfsmitteln erfolgt selbstständig
Abhängig kompensierte Inkontinenz	Unwillkürlicher Harnverlust; personelle Unterstützung bei der Inkontinenzversorgung ist notwendig	Kompensierende Maßnahmen werden von einer anderen Person übernommen
Nicht kompensierte Inkontinenz	Unwillkürlicher Harnverlust; personelle Unterstützung und therapeutische bzw. Versorgungsmaßnahmen werden nicht in Anspruch genommen	Dieses Profil trifft beispielsweise auf Betroffene zu, die nicht über ihre Inkontinenz sprechen wollen und deshalb keine personelle Hilfe oder Hilfsmittel in Anspruch nehmen bzw. aufgrund kognitiver Erkrankungen nicht akzeptieren

bei der Festlegung von Pflegezielen und folglich bei der Evaluation der eingeleiteten Maßnahmen.

Für die Formulierung von Pflegezielen im Zusammenhang mit der Kontinenz sollte immer die Kompensation und die Unabhängigkeit angestrebt werden. Dies ist sicherlich nicht immer erreichbar, allerdings kann durch die Differenzierung von Nah- und Fernzielen eine schrittweise Verbesserung erreicht werden. Betrachtet man die individuellen Ziele des Patienten, ist davon auszugehen, dass die Unabhängigkeit ein wichtiger Aspekt der Zielformulierung ist. Als allgemeines Ziel der Pflege ist mit Sicherheit die Kompensation der Inkontinenz anzusehen.
Es ist außerdem darauf zu achten, dass das Kontinenzprofil sich im Tages- bzw. Nachtverlauf verändern kann. So kann beispielsweise eine unabhängig kompensierte Inkontinenz am Tag zu einer abhängig kompensierten Inkontinenz in der Nacht werden.

6.4 Standardkriterium 3

S3a Die Einrichtung hält die erforderlichen Materialien zur Beratung bei Problemen mit der Harnkontinenz (z. B. anatomische Modelle, Informationsbroschüren, Hilfsmittel) vor. **S3b** Die Pflegefachkraft verfügt über Beratungskompetenz zur Vorbeugung, Beseitigung, Verringerung oder Kompensation von Harninkontinenz. **P3** Die Pflegefachkraft informiert den Patienten, Bewohner und ggf. seine Angehörigen über das Ergebnis der pflegerischen Einschätzung und bietet in Absprache mit den beteiligten Berufsgruppen eine ausführliche Beratung zur Kontinenzerhaltung oder -förderung und ggf. zur Kompensation einer Inkontinenz an. Darüber hinaus werden dem Patienten und Bewohner weitere interne und externe Ansprechpartner benannt. E3 Der Patient, Bewohner und ggf. seine Angehörigen kennen geeignete Maßnahmen zur Kontinenzförderung und zur Vermeidung von bzw. zum Umgang mit einer Inkontinenz.

6.4.1 Implementierung

Um eine kompetente Beratung des Betroffenen und seiner Angehörigen durchzuführen, benötigt die Pflegefachkraft Materialien, die von der Einrichtung zur Verfügung gestellt werden. Entscheidend sind jedoch die Fachkompetenz und die Kommunikationsfähigkeit, um den Patienten, den Bewohner oder seine Angehörigen verständlich über das Problem und die möglichen Interventionen zu informieren.

6.4.2 Beratung

Wichtigste Aussage dieses Standardkriteriums ist die Beratung des Betroffenen (▶ Kap. 1.4). Betont wird auch die Beratungskompetenz, worunter die Arbeitsgruppe wichtige Fähigkeiten und Aufgaben der Pflegefachkraft zusammenfasst.

Beratungskompetenz:
- Diskretion
- Einfühlungsvermögen
- Verständliche Sprache
- Beobachtung des Betroffenen
- Erläuterung der geplanten Maßnahmen
- Demonstration von Hilfsmitteln
- Anleitung beim Gebrauch von Hilfsmitteln

Zunächst ist es wichtig, die verschiedenen Formen der in Kontinenz voneinander zu unterscheiden.

6.4.3 Klassifizierung der Inkontinenz

Je nach Genese der funktionellen Störung werden verschiedene Inkontinenzformen unterschieden. Prinzipiell wird differenziert, ob es sich um eine Störung der Speicherfunktion der Blase, um eine Störung der Blasenentleerung, eine Kombination dieser Störungen oder eine Beeinträchtigung außerhalb der Blase handelt.

Formen der Inkontinenz:
1. Funktionelle Inkontinenz: Bei dieser Form des unfreiwilligen Harnverlusts ist der Urogenitaltrakt ohne pathologischen Befund; durch eine Beeinträchtigung der Mobilität oder durch kognitive Defizite kommt es jedoch zum Urinabgang.
2. Harninkontinenz aufgrund veränderter Speicher- oder Entleerungsfunktion:
    - Stressinkontinenz oder Belastungsinkontinenz: In Zusammenhang mit körperlicher Belastung kommt es zum unfreiwilligen Harnverlust, etwa beim Husten, Niesen oder Lachen. Die Speicherfunktion der Harnblase ist beeinträchtigt. Der Begriff Belastungsinkontinenz wird mittlerweile im deutschsprachigen Raum bevorzugt.
    - Dranginkontinenz: Durch einen plötzlichen und kaum zu unterdrückenden Harndrang kommt es zum unfreiwilligen Urinverlust. Auch hier ist die Speicherfunktion der Harnblase beeinträchtigt. Die Unterteilung sensorisch oder motorisch wird nicht mehr vorgenommen.
    - Mischinkontinenz: diese Störung der Blasenspeicherfunktion tritt sowohl im Zusammenhang mit Harndrang als auch bei körperlicher Belastung auf.
3. Extraurethrale Inkontinenz: Bei dieser Form der Inkontinenz ist sowohl die Speicherfunktion als auch die Entleerungsfunktion beeinträchtigt. Ein ständiger Urinverlust über andere Kanäle als die Harnröhre liegt vor, beispielsweise eine Blasen-Scheidenfistel.
4. Inkontinenz bei chronischer Harnretention: Früher wurde diese Störung auch als »Überlaufblase« bezeichnet. Die Entleerungsfunktion ist beeinträchtigt, die Harnblase ist möglicherweise nach dem Toilettengang tastbar. Es kommt zur Restharnbildung.
5. Unkategorisierbare Inkontinenz: Es liegt ein unfreiwilliger Urinverlust vor, der nicht eindeutig zuzuordnen ist.

Die Ursachen für diese Funktionsstörungen liegen in der Blase selbst, nämlich in der Funktion der zentralen oder peripheren Innervation der Harnwege, etwa bei Erkrankungen des zentralen Nervensystems, wie MS, Morbus Parkinson, Apoplex oder Demenz, in einer Funktionsstörung des Beckenbodens, in einer hormonellen Veränderung, etwa bei Östrogenmangel oder in einer Veränderung der Prostata.

> Eine Veränderung der Genital- und Vaginalschleimhaut durch Östrogenmangel nach dem Klimakterium führt über die nachlassende Elastizität zu einer Harninkontinenz. Verstärkt wird das Problem durch die häufig gleichzeitig auftretende Belastungs- oder Dranginkontinenz.

Als Ursache kommt auch eine Medikamentennebenwirkung in Frage, z. B. bei der Einnahme von Benzodiazepinen oder anderen zentral wirksamen Substanzen. Auch Diuretika können einen unwillkürlichen Harnverlust bewirken.

> Die Beeinträchtigung der Kontinenz kann auch durch eine Einschränkung der Mobilität verursacht werden, wenn die Funktion der harnableitenden Organe zwar intakt ist, die Toilette jedoch nicht mehr rechtzeitig aufgesucht werden kann.

Beratungsaufgabe der Pflegefachkraft oder des Kontinenzbeauftragten ist es, mit dem Patienten, dem Bewohner und gegebenenfalls den Angehörigen vorerst über Formen und Ursachen des Problems zu sprechen. Dadurch wird die Compliance verbessert, weil die Gefahr der Stigmatisierung sinkt.

6.5 Standardkriterium 4

S4 Die Pflegefachkraft verfügt über Steuerungs- und Planungskompetenz zur Umsetzung von kontinenzfördernden Maßnahmen bzw. zur Kompensation der Harninkontinenz. **P4** Die Pflegefachkraft plant unter Einbeziehung der beteiligen Berufsgruppen mit dem Patienten und Bewohner und ggf. mit seinen Angehörigen individuelle Ziele und Maßnahmen zur Förderung der Harnkontinenz bzw. zur Kompensation der Harninkontinenz und zur Vermeidung von Beeinträchtigungen. **E4** Ein Maßnahmenplan zum Erhalt oder Erreichen des angestrebten Kontinenzprofils liegt vor.

6.5.1 Implementierung

Nachdem das Pflegeproblem identifiziert wurde, erfolgt die Festlegung des Pflegeziels, das prinzipiell in einer Verbesserung des Kontinenzprofils besteht. Dabei muss berücksichtigt werden, dass eine Verbesserung manchmal nur schrittweise möglich ist und deshalb eine Unterteilung in Nah- und Fernziele vorgenommen wird. Die Nahziele sollten möglichst kurzfristig, im Abstand von wenigen Wochen formuliert und evaluiert werden, damit bei Nichterreichen der Ziele frühzeitig reagiert werden kann.

> **Praxistipp**
>
> Die Formulierung von Nah- und Fernzielen ist meist schwierig, lediglich bei vorbestehender Hautschädigung ist das Nahziel zunächst die Abheilung des Hautdefekts, wobei eine eindeutige Festlegung in Millimetern erfolgen muss. Das Fernziel ändert sich wenig, da als übergeordnetes Ziel immer das Wohlbefinden des Patienten und die unversehrte, intakte Haut zu betrachten ist.

Prinzipiell muss eine regelmäßige Evaluation der Hautpflege in individuell festzulegenden Abständen erfolgen. In diesem Zusammenhang sollten auch die festgelegten Pflegeziele überprüft werden. Da die Inkontinenz nicht als Problem sondern als »normale« Auswirkung des Alters betrachtet wird, findet man in der Pflegeplanung oftmals Aussagen, wie »Wohlbefinden« und »intakte Haut« ohne das Ziel, die Inkontinenz an sich verbessern zu wollen.

Von besonderer Bedeutung sind auch die individuellen Ziele des Betroffenen.

> Die individuellen Ziele des Betroffenen können nur dann berücksichtigt werden, wenn der Patient Vertrauen zur Pflegeperson besitzt und offen übZer seine Bedürfnisse sprechen kann. Dabei sollte man vor allem bei der Auswahl des Inkontinenzmaterials darauf achten, dass die Ziele von Pflegepersonen und Angehörigen häufig nicht mit dem individuellen Ziel des Betroffenen übereinstimmen.
> Pflegepersonal und Angehörige neigen dazu, eine zu große Inkontinenzversorgung auszuwählen, um

nasse Kleidung oder Bettwäsche zu vermeiden. Für den Patienten selbst ist normalerweise eine kleinere Einlage angenehmer zu tragen und schränkt die Mobilität weniger ein. Von Vorteil ist auch, dass der Betroffene mit dem ausgewählten System möglichst selbstständig umgehen kann. Dadurch wird der unabhängige Toilettengang erleichtert.

Schließlich wird ein individueller Maßnahmenplan erarbeitet, bei dem nach Möglichkeit der Patient beziehungsweise der Bewohner mitarbeitet. Die Kooperation der Angehörigen findet nur statt, wenn der Betroffene sein ausdrückliches Einverständnis hierfür erteilt hat.

6.5.2 Maßnahmenplan

An dieser Stelle folgt zunächst eine Auflistung der möglichen Interventionen, um Übersichtlichkeit zu gewährleisten. Die einzelnen Maßnahmen werden im Anschluss beschrieben.

> Da sowohl Probleme als auch Ressourcen und Ziele individuell sehr variabel sind, erfolgt anstelle einer Pflegeplanung in diesem Kapitel die ausführliche Darstellung der möglichen Pflegemaßnahmen.

Übersicht der Maßnahmen:
- Flüssigkeitszufuhr, wichtig sind Menge und Art der Getränke (▶ Kap. 6.5.3)
- Gewichtsreduktion (▶ Kap. 6.5.3)
- Obstipationsprophylaxe (▶ Kap. 6.5.3)
- Förderung der Autonomie (▶ Kap. 6.5.3)
- Blasentraining ohne oder mit unterstützender Technik (Biofeedback) (▶ Kap. 6.5.4)
- Beckenbodentraining (▶ Kap. 6.5.4)
- Blasenentleerung mit:
  - Intermittierendem Katheterismus (▶ Kap. 6.5.4)
  - Valsalva-Technik oder Triggern (▶ Kap. 6.5.4)
  - Doppel- oder Dreifachmiktion (Restharn) (▶ Kap. 6.5.4)
- Toilettentraining (▶ Kap. 6.5.4)
  - Angebotener Toilettengang
  - Toilettengang zu individuellen Entleerungszeiten
  - Toilettengang zu festgelegten Zeiten: der Effekt ist in Studien nicht nachweisbar!
- Hilfsmitteleinsatz (▶ Kap. 6.5.5)
  - Funktionell-anatomische Hilfsmittel
  - Mobile Toilettenhilfen
  - Ableitende Hilfsmittel
  - Aufsaugende Hilfsmittel (körperfern oder körpernah)

Die wichtigsten Elemente der Kontinenzförderung sollen im folgenden Abschnitt genauer beschrieben werden.

6.5.3 Allgemeine Maßnahmen

Maßnahmen zur allgemeinen Verbesserung der Mobilität, der Ernährung und Flüssigkeitsversorgung und der Verbesserung der Selbstständigkeit können interdisziplinärer bearbeitet werden und die Kontinenzsituation verbessern.

Flüssigkeitszufuhr

Eine ausreichende Flüssigkeitszufuhr ist ein wichtiger Faktor zur Vermeidung des ungewollten Harnabgangs, da gerade bei der Dranginkontinenz die Symptomatik durch den stark konzentrierten Urin verstärkt werden kann.

Eine Trinkmenge von 1,5 bis 2 l in 24 Stunden wird empfohlen, besser ist jedoch eine genaue Berechnung des Gesamtflüssigkeitsbedarfs und der Trinkmenge. Tatsache ist, dass gerade ältere Menschen Probleme haben, eine bedarfsgerechte Flüssigkeitszufuhr zu erreichen. Gezielte Maßnahmen werden im Zusammenhang mit dem Expertenstandard Ernährungsmanagement beschrieben (▶ Kap. 8).

> **Praxistipp**
>
> Entscheidend ist jedoch nicht nur die Menge sondern auch die Art der Getränke. So muss man davon ausgehen, dass vor allem der Genuss von Kaffee, Alkohol und Zitrusgetränken einen negativen Einfluss auf die Inkontinenz ausüben.

Empfehlenswert sind gut verträgliche Getränke, wie Wasser, Tee oder verdünnte Säfte. Gleichzeitig bewirkt die bedarfsgerechte Flüssigkeitszufuhr eine Prophylaxe von Harnwegsinfekten und Obstipation.

> **Praxistipp**
> Ein Wirkstoff, der in Preiselbeeren und Cranberryfrüchten oder -saft enthalten ist, bewirkt die Bildung eines Schutzfilms auf der Blasenschleimhaut, der die Anhaftung von Bakterien am Epithel verhindert und dadurch ebenfalls Harnwegsinfekte reduziert.

- Einhalten eines regelmäßigen Tagesrhythmus
- Massage des Colons zur Anregung der Peristaltik

> Laxantien führen zu Obstipation und sollten deshalb nur bei strenger Indikationsstellung eingesetzt werden.

Gewichtsreduktion

Übergewicht bedeutet in doppelter Hinsicht einen Risikofaktor für Inkontinenz. Einerseits werden die Organe des kleinen Beckens durch das Gewicht und somit durch einen erhöhten Druck belastet und die Speicherfunktion der Blase dadurch eingeschränkt. Besonders die Belastungsinkontinenz wird durch einen erhöhten Druck auf die Harnwegsstrukturen infolge eines erhöhten Anteils an Fettgewebe im Bauchraum verursacht.

Andererseits wird bei einem erhöhten BMI aufgrund biochemischer Mechanismen der Beckenboden geschädigt und der Schließmuskel belastet. Bei Frauen mit einem BMI über 35 konnte ein um 125 % erhöhtes Inkontinenzrisiko festgestellt werden.

> Eine gezielte Gewichtsreduktion ist bei inkontinenzgefährdeten Menschen sinnvoll, zur Unterstützung kann eine Ernährungsberatung empfohlen werden.

Obstipationsprophylaxe

Die Obstipation bewirkt über den gleichen Mechanismus des erhöhten intraabdominellen Drucks eine Beeinträchtigung der Kontinenz. Maßnahmen der Obstipationsprophylaxe bewirken deshalb gleichzeitig eine Entlastung von Blase und ableitenden Harnwegen.

Darmmanagement:
- Ausreichende Flüssigkeitszufuhr (▶ Kap. 8)
- Bewegungsförderung
- Ballaststoffreiche Ernährung
- Meiden von obstipierenden Nahrungsmitteln, etwa Schokolade, Bananen, Weißbrot
- Verdauungsfördernde Nahrungsmittel bevorzugen, z. B. Joghurt, Vollkornprodukte, Salate, Gemüse, Sauerkraut oder Dörrobst

Förderung der Autonomie

Eine unterschätzte Maßnahme der Kontinenzförderung ist die Unterstützung der Selbstständigkeit des Betroffenen im Hinblick auf die Erreichbarkeit von sanitären Einrichtungen. Dabei muss sowohl die allgemeine bauliche Situation bedacht werden, also der Weg zur Toilette, die Entfernung, die Beleuchtung, die Beschilderung, die Möglichkeit des Transfers auf die Toilette oder die Toilettenhöhe, als auch die individuelle Situation des Betroffenen.

Körperliche und geistige Einschränkungen erschweren die selbstständige Benutzung der Toilette. Überprüft werden müssen deshalb die Orientierungsfähigkeit, die Mobilität, die Verwendung von Gehhilfen, die Bekleidung, die Fingerfertigkeit und das Sehvermögen.

> Maßnahmen der Mobilitätsförderung, der Überprüfung der Umgebung und Bekleidung, Orientierungshilfen und die Anpassung der Beleuchtung stellen kontinenzfördernde Maßnahmen dar.

6.5.4 Spezielle Maßnahmen

Um im Einzelfall eine Kontinenzförderung zu erreichen, müssen spezielle Maßnahmen durchgeführt werden.

Blasentraining

Da es sich bei der Blase um einen muskulären Hohlraum handelt, dessen Dehnungszustand für den Harndrang verantwortlich ist, kann durch ein gezieltes Hinauszögern das Blasenvolumen gesteigert werden. Sobald ein Harndrang verspürt wird, soll der Toilettengang um einige Minuten verzögert werden. Dieses Intervall wird kontinuierlich gesteigert, um letztendlich ein Zeitintervall von 3 bis 4 Stunden zu erreichen.

Eingesetzt wird das Blasentraining insbesondere bei Belastungs-, Drang- und Mischinkontinenz, um durch operantes Konditionieren, also eine verhaltenstherapeutische Intervention, ungünstige Gewohnheiten abzustellen. Nicht geeignet ist die Methode für Menschen mit deutlichen kognitiven Defiziten, zumal bei den Betroffenen der Eindruck entstehen kann, sie würden beim Toilettengang vertröstet werden.

> Kontraindiziert ist das Blasentraining bei Harnwegsinfekten.

Nicht zu verwechseln ist das Blasentraining zur Kontinenzförderung mit der Maßnahme des Blasentrainings, das früher eingesetzt wurde, wenn ein transurethraler Dauerkatheter gezogen werden sollte. Diese Maßnahme wird aus Gründen der Blasenhygiene nicht mehr durchgeführt.

Beckenbodentraining

Vor allem bei der Belastungsinkontinenz von Frauen aber auch bei anderen Inkontinenzformen von Personen jeden Alters kann durch das Beckenbodentraining eine Verbesserung der Kontinenz erreicht werden. Dabei wird durch gezielte Gymnastikübungen der Beckenboden angespannt und entspannt.

> Grundvoraussetzung für den Erfolg der Übungen ist die Fähigkeit des Patienten, den Beckenboden zu spüren, zu lokalisieren und gezielt anzuspannen. Dies gelingt umso besser, wenn anatomische Kenntnisse vermittelt und Übungsanleitungen durch Physiotherapeuten erklärt werden. Angeboten wird das Beckenbodentraining auch durch Hebammen nach der Entbindung. Erfolgreich ist die Methode nur dann, wenn regelmäßig, täglich und kontinuierlich trainiert wird.

Das Beckenbodentraining kann zusätzlich durch eine unterstützende Technik ergänzt werden. Zum Einsatz kommt die Methode des Biofeedbacks, bei der durch ein optisches oder akustisches Signal die Aktivität der Muskulatur angezeigt wird.

Bei der Elektrostimulation werden Elektroden dermal, vaginal oder anal appliziert, die einen elektrischen Reiz an die Muskulatur abgeben und dadurch eine Kontraktion auslösen.

Außerdem können Vaginalkonen, also kegelförmige Gewichte, eingesetzt werden, die zur Anspannung der Beckenbodenmuskulatur verwendet werden.

> Das Beckenbodentraining mit unterstützender Technik wird nicht von allen Betroffenen toleriert und kann prinzipiell nur bei kooperationsfähigen Patientinnen eingesetzt werden.

Blasenentleerung

Maßnahmen zur kontrollierten Entleerung der Blase werden bei neurogenen Blasenfunktionsstörungen angewendet.

Intermittierender Katheterismus

Diese Form der Blasenentleerung kann durch die Pflegefachkraft oder nach eingehender Schulung durch den Patienten selbst angewendet werden. Mittels eines Einmalkatheters wird die Blase in regelmäßigen Abständen entleert, um eine Harnretention zu vermeiden.

Wird der intermittierende Katheterismus durch den Patienten selbst durchgeführt, besteht die Aufgabe der Pflegefachkraft in der korrekten Anleitung und Unterstützung des Patienten, besonders unter hygienischen Aspekten.

Valsalva-Technik oder Triggern

Sofern ein intermittierender Katheterismus nicht möglich ist, kann nach sorgfältiger urodynamischer Abklärung eine Blasenausscheidung durch die Valsalva-Technik ausgelöst werden. Auch hierfür muss der Patient zunächst eingehend informiert werden.

Bei dieser Methode zur Blasenentleerung wird durch die Einwirkung von hohem Druck auf den Unterbauch mit den Händen eine Miktion ausgelöst. Bekannt ist die Methode auch unter dem Namen Credé-Technik. Eine andere Form dieser Blasenentleerung ist das Triggern, bei dem die Miktion durch Beklopfen der Blasenregion provoziert wird.

! Beide Methoden sind bei neurogener Blasenfunktionsstörung mit großen Risiken verbunden, wobei vor allem Nierenschädigungen entstehen können, und sollten deshalb nicht mehr durchgeführt werden.

Doppel- oder Dreifachmiktion

Ziel dieser Methode ist die vollständige Entleerung der Blase zur Vermeidung einer Restharnbildung. Dabei wird im Abstand von etwa 15 Minuten nach dem Toilettengang noch einmal oder zweimal die Blase entleert. Die Effektivität der Doppel- oder Dreifachmiktion ist umstritten, in der Praxis wird sie selten eingesetzt.

> **Praxistipp**
> Vorteil der Vermeidung der Restharnbildung ist jedoch die Reduktion von Harnwegsinfekten.

Toilettentraining

Das Toilettentraining ist vermutlich die häufigste Methode der Kontinenzförderung, wobei die Intervention zu festgelegten Zeiten in Form von Routinetoilettengängen vor allem in Langzeitpflegeeinrichtungen am häufigsten praktiziert wird.

! Ein positiver Effekt dieser Maßnahme ist in Studien nicht nachweisbar. Im Gegensatz zum angebotenen Toilettentraining und vor allem zum Toilettengang zu individuellen Entleerungszeiten, werden dem Betroffenen kein positives Feedback und somit auch keine aktive Förderung der Kontinenz vermittelt. Eine verhaltenstherapeutische Intervention mit Trainingseffekt ist durch Routinetoilettengänge nicht erreichbar.

Empfohlen wird deshalb die Intervention des angebotenen Toilettengangs beziehungsweise des Toilettengangs zu individuellen Entleerungszeiten. Nicht nachgewiesen ist die Effektivität der Maßnahmen in der Nacht, da kaum Studien vorliegen und die Intervention mit dem Ziel des ungestörten Schlafs kollidiert. Unter Berücksichtigung individueller Gewohnheiten sollte deshalb in der Nacht eine angemessene Versorgung gewählt werden und die Möglichkeit des Toilettengangs gewährleistet sein, wenn der Betroffene wach ist, besonders wenn das Kontinenzprofil in der Nacht von den festgestellten Fähigkeiten am Tag abweicht.

Angebotener Toilettengang

Beim angebotenen Toilettengang soll hingegen in Form einer verhaltenstherapeutischen Maßnahme die Kontinenz verbessert werden. Er beruht auf einer positiven Verstärkung einer erfolgreichen Blasenkontrolle und kann auch beim Menschen mit kognitiven Defiziten durchgeführt werden.

Voraussetzung für diese pflegerische Maßnahme ist die genaue Beobachtung des inkontinenten Patienten oder Bewohners, das Anbieten von Hilfe bei den Toilettengängen mit anschließender positiver Verstärkung. Der angebotene Toilettengang verläuft immer nach einem bestimmten Schema.

Ablauf:
1. Zu festgelegten Zeiten und in regelmäßigen Abständen wird Kontakt zur Person aufgenommen und direkt erfragt, ob sie eingenässt hat
2. Die Aussage des Betroffenen wird überprüft, bei Richtigkeit folgt ein verbales Feedback
3. Bei Bedarf erhält die Person Unterstützung bei der Hygiene, beim Wechsel der Kleidung und des Inkontinenzmaterials
4. Bei Bedarf wird Unterstützung angeboten
5. Bei erfolgreichem Toilettengang wird die Person gelobt; im Anschluss wird für den nächsten Toilettengang auf eine Kontaktaufnahme verwiesen und Unterstützung angeboten

Die Wirksamkeit dieser Methode wurde in Studien belegt. Festzuhalten bleibt, dass die Maßnahme zwar mit einem erheblichen personellen Aufwand verbunden ist, die Nachfrage der Toilettenbenutzung jedoch eindeutig anstieg und die Episoden von Inkontinenz messbar nachließen.

! Abhängig ist die Verbesserung der Inkontinenz von der Ausprägung der Symptomatik und den Zeitintervallen des angebotenen Toilettengangs. Bei leichter Inkontinenz waren dreistündliche Intervalle ausreichend, bei mittelschwerer Inkontinenz wurden zweistündliche Intervalle benötigt und bei schwerer Inkontinenz konnte eine Verbesserung bei stündlichen Toilettengängen erreicht werden.

Toilettengang zu individuellen Entleerungszeiten

Bei dieser Maßnahme zur Förderung der Kontinenz erfolgt das Angebot des Toilettengangs zu individuellen Zeiten. Geeignet ist die Intervention besonders für Menschen mit kognitiven Einschränkungen.

Obwohl die Methode bisher nur in wenigen Stunden überprüft wurde, waren die Ergebnisse positiv. Grundvoraussetzung für die Durchführung ist eine differenzierte Einschätzung der Kontinenz und eine ausführliche Erhebung der individuellen Ausscheidungszeiten durch das Miktionsprotokoll (▶ Anhang 13).

> Das Angebot des Toilettengangs findet immer vor den individuellen Uhrzeiten statt, zu denen laut Miktionsprotokoll eine unwillkürliche Blasenentleerung erfolgte. Hierfür muss ein individueller Toilettenplan erstellt und eingehalten werden.

Beobachtet werden konnte, dass nicht nur die Episoden der Inkontinenz reduziert wurden, sondern auch die Menge des ungewollt ausgeschiedenen Urins und gleichzeitig das Auftreten von Hautproblemen.

Praxistipp

Eine weitere Maßnahme zur Verbesserung der Kontinenz besteht in der Verabreichung einer Substanz, die außerdem als Antidepressivum eingesetzt wird und eine Tonisierung des Blasenhalses bewirkt. Dabei handelt es sich um den Serotonin- und Noradrenalin-Wiederaufnahmehemmer Duloxetin, der in Deutschland derzeit unter dem Handelsnamen Yentreve® zur Behandlung der Belastungsinkontinenz auf dem Markt ist.
Eine Verbesserung der Kontinenz konnte außerdem durch ein passives Beckenbodentraining bei Menschen mit eingeschränkter Mobilität erreicht werden, die mit Unterstützung stehen können und auf einem vibrierenden Trainingsgerät lediglich stehen sollen. Bei geriatrischen Patienten wurde durch die Vibration eine allgemeine Verbesserung der Muskelkraft beobachtet, die auch den Beckenboden einschließt.

6.5.5 Hilfsmittel

Die Vielzahl der angebotenen Hilfsmittel zur Verbesserung der Kontinenzsituation stellt Betroffene und Angehörige vor das Problem der Entscheidungsfindung und erfordert gezielte Beratung. Die angebotenen Materialien können in vier Gruppen eingeteilt werden.

Einteilung von Hilfsmitteln:
1. Funktionell-anatomische Hilfsmittel
2. Mobile Toilettenhilfen
3. Ableitende Hilfsmittel
4. Aufsaugende Hilfsmittel

Funktionell-anatomische Hilfsmittel

Hierzu zählen Materialien, die sich an den anatomischen Gegebenheiten orientieren und entweder intravaginal oder intraurethral appliziert werden. Dazu zählen Pessare, Tampons und Harnröhrenstöpsel, die den Blasenhals und die Urethra stützen oder verschließen und individuell angepasst werden müssen. Problematisch bei der Anwendung ist die geringe Akzeptanz der Betroffenen, die Möglichkeit von Schleimhautreizungen und Infektionen sowie die Notwendigkeit genauer anatomischer Kenntnisse, um das Hilfsmittel korrekt einlegen zu können.

> Funktionell-anatomische Hilfsmittel sind nur für kooperationsfähige Patientinnen geeignet.

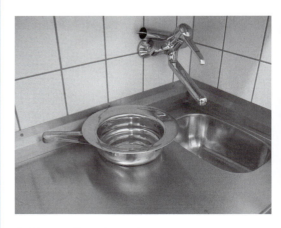

Abb. 6.3. Hilfsmittel © Gerd Altmann/PIXELIO

Mobile Toilettenhilfen

Diese Hilfsmittel dienen mobilitätseingeschränkten Menschen zur Erhaltung der Kontinenz und werden als Alternative zur Toilette eingesetzt. Verwendet werden Steckbecken, verschiedene Urinflaschen und Toilettenstühle.

> Die Benutzung von mobilen Toilettenhilfen ist für den Betroffenen besonders unangenehm, wenn die Intimsphäre verletzt wird, beispielsweise durch andere Personen im Zimmer.

Ableitende Hilfsmittel

Diese Form von Hilfsmitteln kann vorübergehend oder dauerhaft eingesetzt werden, sollte jedoch nur dann in Betracht gezogen werden, wenn keine andere Möglichkeit existiert. Besonders zu beachten ist die Infektionsgefahr, sowohl beim intermittierenden Selbstkatheterismus als auch bei Blasenverweilkathetern.

> Aus diesem Grund dürfen transurethrale Blasenverweilkatheter nur nach einer strengen ärztlichen Indikationsstellung gelegt werden und sind immer als kurzfristige Maßnahme gedacht. Bei einer zu erwartenden Liegedauer von mehr als fünf Tagen muss eine suprapubische Ableitung angestrebt werden.

Das Risiko nosokomialer Harnwegsinfekte steigt mit zunehmender Katheterisierungsdauer und in Abhängigkeit vom Kathetermaterial.

> Latexkatheter müssen nach maximal 5 Tagen entfernt oder gewechselt werden, latexbeschichtete Katheter nach 1 bis 2 Wochen, Vollsilikonkatheter können bis zu 4 Wochen liegen. Bei suprapubischen Blasenkathetern aus Silikon oder Polyurethan beträgt die Liegedauer bis zu 2 Monate.
> Eine Diskonnektion muss möglichst vermieden werden. Die Ballonfüllung zum Blocken des Katheters sollte mit sterilem Aqua dest. oder besser mit einer 8 bis 10 % Glyzerin-Wasserlösung vorgenommen werden. Inkrustationen am Katheter müssen durch eine ausreichende Harnmenge und gegebenenfalls durch das Ansäuern des Urins reduziert werden.

Eine weitere Möglichkeit von ableitenden Hilfsmitteln sind Kondomurinale und Urinkollektoren. Vorteil dieser Materialien ist die geringere Infektionsgefahr im Vergleich zur invasiven Maßnahmen, Nachteil ist die Hautirritation und bei Urinkollektoren die Gefahr des Verrutschens.

Aufsaugende Hilfsmittel

Die Auswahl des geeigneten Materials ist abhängig von der Menge des ungewollt verlorenen Urins und von persönlichen Wünschen des Patienten. Als Anhaltspunkt dient die Menge, die in etwa vier Stunden ausgeschieden wird.

Verlust in vier Stunden:
- Leichte Inkontinenz: 50–100 ml
- Mittlere Inkontinenz: 100–200 ml
- Schwere Inkontinenz: 200–300 ml
- Schwerste Inkontinenz: > 300 ml

Unabhängig davon, ob ein offenes oder ein geschlossenes System bevorzugt wird, muss das Inkontinenzmaterial spezielle Anforderungen erfüllen.

Eigenschaften von Inkontinenzmaterial:
- Unparfümiert
- Keine Isolation und Wärmestau
- Luftdurchlässiges Material
- Geeignete Passform
- Angemessene Aufnahmekapazität
- Füllungszustand von außen kontrollierbar, durch farbliche Markierung

Bei allen Maßnahmen ist die Intimsphäre des Patienten von enormer Bedeutung, da die Pflege und Versorgung mit einem Entblößen der Genitalregion verbunden ist und deshalb für den Betroffenen besonders peinlich und unangenehm ist.

Wenn das Pflegepersonal eine angenehme Atmosphäre schaffen kann, hat dies direkte Auswirkungen auf die Frequenz der Maßnahmen. Gerade der Wechsel von Inkontinenzmaterial sollte immer dann erfolgen, wenn trotz der Absorptionsfähigkeit des Materials Nässe auf der Haut entsteht.

> Eine Kombination von offenen und geschlossenen Materialien ist kontraindiziert.

Sollte die Versorgung nicht ausreichend sein, muss entsprechend häufiger gewechselt oder ein anderes System ausprobiert werden.

Ambulante Pflege

Vor allem in der ambulanten Pflege und in der nächtlichen Versorgung ist der zeitgerechte Wechsel des Inkontinenzmaterials schwierig. Wenn keine Angehörigen vorhanden sind oder diese einen Wechsel des Inkontinenzmaterials nicht bewältigen können, kann dies die Möglichkeit der ambulanten Versorgung limitieren.

6.5.6 Besonderheiten bei der Inkontinenzversorgung

Die Haut als Barriere zwischen Körper und Umwelt ist mit ungefähr zwei Quadratmetern Größe ein wichtiges Organ und dient auch der Reizaufnahme von Sinneswahrnehmungen. Eine entscheidende Rolle spielt dabei die Epidermis, die zum Schutz der darunterliegenden Schichten einen Hydrolipidfilm besitzt und aus Talg, Schweiß und CO_2 den Säureschutzmantel produziert.

Bei Inkontinenz ist dieses Organ speziellen Belastungen ausgesetzt, die Auswirkungen auf die Reizaufnahme von Temperatur-, Tast- und Schmerzsinn und auf das Wohlbefinden des Betroffenen haben. Die Schutzfunktionen der Epidermis können durch Feuchtigkeit, Reibung, Druck und die aggressiven Inhaltsstoffe von Harn und Stuhl geschädigt werden.

Hautprobleme bei Inkontinenz

Insbesondere durch permanente Feuchtigkeit neigt die Haut zu Mazerationen, die dann schnell zu kleineren Einrissen und oberflächlichen Hautdefekten führen können. Dadurch entsteht eine Eintrittspforte für Bakterien und Pilze. Häufige Hautprobleme bei Inkontinenz sind Intertrigo, Infektionen, Ekzeme oder sogenannte Windeldermatitiden.

Allgemeine Maßnahmen

Bei nicht geschädigter Haut erfolgt eine intensive an den Bedürfnissen der Haut orientierte Pflege. Ein Teil der Betroffenen leidet unter trockener Altershaut, die besonders vorsichtig gereinigt und gepflegt werden muss. Der Hautturgor ist meist ab dem 6. Lebensjahrzehnt durch eine verminderte Wasserbindungskapazität herabgesetzt, die Haut ist rau, schuppig und neigt zu Juckreiz.

Hautreinigung und Hautpflege:
- Klares Wasser
- Keine Seifen
- Bei starker Verunreinigung Waschlotion mit leicht saurem pH (< 5,5)
- Sparsame Dosierung von Reinigungsmitteln
- Gründliches Abspülen der Waschsubstanz
- Waschlappen nicht mehrfach verwenden
- Gut trocknen aber nicht rubbeln
- Duschen statt Baden
- Wassertemperatur möglichst niedrig wählen
- Hauttypgerechte Verwendung von Pflegemitteln
- W/Ö-Lotionen bei trockener Haut bevorzugen
- Keine Salben, Pasten, Puder
- Kompressen oder Saugkompressen in trockene Hautfalten legen

Spezielle Maßnahmen

Sobald Hautdefekte entstanden sind, sollten weitere Maßnahmen ergriffen werden, um eine Abheilung zu ermöglichen.

Eine antiseptische Behandlung ist bei Intertrigo, Infektionen und Hautdefekten indiziert, bei denen die oberen Hautschichten geschädigt sind. Bei bakterieller Superinfektion oder Candidose muss eine gezielte therapeutische Maßnahme durch den behandelnden Arzt eingeleitet werden. Antibiotikahaltige Salben oder Pilzmittel werden nicht prophylaktisch sondern nach Keimbestimmung verabreicht.

> In der Praxis kann man feststellen, dass insbesondere Heilsalben mit antimykotischer Wirkung unkontrolliert und meistens für einige Tage angewendet werden. Diese Präparate sind nicht rezeptpflichtig und werden auch von Pflegefachkräften empfohlen. Dadurch entstehen jedoch Resistenzen und fast immer ist das Hautproblem nur vorübergehend gebessert. Ebenso ist die lokale antibiotische Therapie ge-

nau abzuwägen, da neben der Resistenzbildung eine eingeschränkte Wirksamkeit und sogar ein wundheilungshemmender Effekt beschrieben wurden.

Auch bei der Verwendung von Inkontinenzmaterial kann die defekte Haut mit Hydrokolloidverbänden, Polyurethan oder Alginaten abgedeckt werden, es sollte allerdings darauf geachtet werden, dass das Material gut hält und der Verband nicht ständig abgenommen und erneuert werden muss.

Zum Schutz der Haut, etwa bei Diarrhö können Hautschutzpräparate mit einer Barrierefunktion eingesetzt werden, da die aggressiven Substanzen des dünnflüssigen Stuhls die Haut in kürzester Zeit enorm angreifen.

Ernährung zur Unterstützung der Hautpflege bei Inkontinenz

Hautpflege erfolgt von außen und innen, so dass der Ernährung und Flüssigkeitsversorgung (▶ Kap. 8) eine entscheidende Rolle zukommt. Die bedarfsgerechte Versorgung mit Kohlehydraten, Eiweiß, Vitaminen, Spurenelementen und Flüssigkeit unterstützt die Unversehrtheit und somit die Abwehr- und Schutzfunktion der Haut.

Ernährung bei Inkontinenz:
- Proteine und Kohlenhydrate
- Vitamin A, C und E
- Selen
- Zink und Eisen

Wenn der Betroffene die erforderlichen Nährstoffe nicht mit der normalen Kost zu sich nehmen kann, ist die Substitution einzelner Stoffe durch Zusatznahrung oder Nahrungsergänzungsmittel möglich.

6.6 Standardkriterium 5

S5 Die Einrichtung sorgt für eine bedarfsgerechte Personalplanung, ein kontinenzförderndes Umfeld (z. B. Erreichbarkeit, Zugänglichkeit, Nutzbarkeit von Toiletten, Wahrung der Intimsphäre), geschlechtsspezifische Ausscheidungshilfen und Hilfsmittel zur Kompensation von Inkontinenz (z. B. aufsaugende Hilfsmittel, Kondomurinale). **P5** Die Pflegefachkraft koordiniert die multidisziplinäre Behandlung (z. B. durch Ärzte, Hebammen, Physiotherapeuten, Psychologen) und sorgt für eine kontinuierliche Umsetzung des Maßnahmenplans. Auf die Bitte um Hilfe bei der Ausscheidung wird unverzüglich reagiert. **E5** Maßnahmen, Umfeld und Hilfsmittel sind dem individuellen Unterstützungsbedarf des Patienten und Bewohners bei der Ausscheidung angepasst.

6.6.1 Implementierung

Zusätzlich zu den bereits beschriebenen allgemeinen und speziellen Maßnahmen zur Förderung der Kontinenz werden in diesem Standardkriterium von der Expertenarbeitsgruppe zwei Forderungen ausgesprochen.

Wichtigste Aussage zu den Strukturkriterien ist die Verpflichtung der Einrichtung, für eine bedarfsgerechte Personalplanung zu sorgen. Diese Forderung ist zunächst erfreulich, da die personellen Ressourcen für den fördernden Umgang mit Kontinenz und die angemessene Unterstützung bei Inkontinenz in der Praxis sicherlich erheblich sind. Dennoch muss die Umsetzung dieses Kriteriums bei steigender »Leistungsverdichtung« im Alltag kritisch betrachtet werden.

> Fraglich bleibt, ob die bedarfsgerechte Personalplanung zur vollständigen Umsetzung der Anforderungen des Expertenstandards überhaupt machbar und finanzierbar ist, auch in Hinsicht auf die demografische Entwicklung.

Ein wichtiger Punkt der Personalplanung ist dennoch die Dienstplangestaltung unter dem Aspekt des Einsatzes von männlichen und weiblichen Pflegekräften, um die Intimsphäre der Betroffenen zu wahren.

> Die Aussage der Expertenarbeitsgruppe, dass auf die Bitte um Hilfe bei der Ausscheidung unverzüglich reagiert wird, ist wahrscheinlich eine der bedeutendsten Aussagen des Expertenstandards.

Außerdem sollte auch die Bedeutung des Phänomens Ekel bei der Kontinenzförderung bedacht werden. Dies betrifft sowohl die Versorgung durch Angehörige als auch die Betreuung durch professionelle Pflegekräfte. Allerdings wird das Problem eher thematisiert, wenn Angehörige die Versorgung übernehmen, da sie als Laien eher über Ekel und unangenehme Gefühle sprechen dürfen.

Einer professionellen Pflegekraft wird diese Möglichkeit nicht zugestanden, da man selbstverständlich davon ausgeht, dass jeder, der diesen Beruf wählt, schon vorher weiß, dass die Tätigkeit mit dem Kontakt mit Ausscheidungen und unangenehmen Gerüchen verbunden ist.

> **Praxistipp**
>
> Im Alltag kommt es immer wieder vor, dass auf Ausscheidungswünsche von Pflegebedürftigen nicht oder verzögert reagiert wird. Dabei sollte das Phänomen Ekel nicht unterschätzt werden. Für die Mitarbeiter ist es deshalb von Vorteil, wenn über negative Gefühle im Zusammenhang mit Ausscheidungen offen gesprochen werden kann.

6.7 Standardkriterium 6

S6 Die Pflegefachkraft verfügt über die Kompetenz, die Effektivität der Maßnahmen zum Erhalt und zur Förderung der Kontinenz sowie zur Kompensation der Inkontinenz zu beurteilen. **P6** Die Pflegefachkraft überprüft in individuell festzulegenden Abständen den Erfolg der Maßnahmen und entscheidet gemeinsam mit dem Patienten und Bewohner, seinen Angehörigen und den beteiligten Berufsgruppen über deren Fortführung bzw. Modifikation. **E6** Das angestrebte Kontinenzprofil ist erreicht bzw. das bisherige erhalten. Für den Patienten und Bewohner ist das individuell höchstmögliche Maß an Harnkontinenz mit der größtmöglichen Selbstständigkeit sichergestellt.

6.7.1 Implementierung

Die Umsetzung dieser Forderung liegt in der Evaluation der durchgeführten Pflegemaßnahmen unter Berücksichtigung der zuvor formulierten Pflegeziele. Die Arbeitsgruppe hat die Vorgaben zur Evaluation genauer festgelegt.

6.7.2 Evaluation

Die Überprüfung der geplanten Maßnahmen ist der übergeordnete Faktor dieses Standardkriteriums.

> Zunächst wird das Evaluationintervall beschrieben, das wie bei allen anderen Expertenstandard auch nicht für alle Patienten oder Bewohner in allgemein gültigen Routineintervallen bestehen soll, sondern anhand der persönlichen Fähigkeiten und Ressourcen, anhand des Schweregrads der Symptomatik, anhand der Kooperationsfähigkeit und den jeweiligen Wünschen des Betroffenen individuell festgelegt werden muss.

Bei der Evaluation muss auch die differenzierte Einschätzung und Festlegung des aktuellen Kontinenzprofils berücksichtigt werden.

Eine weitere Forderung bezieht sich auf die Integration von Patient oder Bewohner und – wenn dies gewünscht wird – auch von Bezugspersonen und Angehörigen. Die multiprofessionelle Kooperation, bei der die Pflegefachkraft eine zentrale Koordinationsfunktion übernimmt, wird ebenfalls noch einmal eingefordert.

6.8 Pflegedokumentation

Um die Implementierung in den Alltag zu gewährleisten, muss die Einrichtung verschiedene Dokumente zur Verfügung stellen.

Notwendige Formulare:
- Screening der Kontinenzsituation (▶ Anhang 1)
- Assessment des Kontinenzprofils (▶ Anhang 1)
- Miktionsprotokoll (▶ Anhang 13)
- Bilanzierungsblatt
- Standard Beckenbodentraining
- Standard Toilettentraining
- Standard Verwendung von Kontinenzhilfen

Vorgaben zur sinnvollen Benutzung der Formulare sind ebenfalls schriftlich zu formulieren. Insbesondere das Führen eines Miktionsprotokolls soll nicht routinemäßig bei allen Inkontinenten und dauerhaft erfolgen. Dies führt dazu, dass lückenhafte Protokolle vorliegen, die dann auch unter haftungsrechtlichen Aspekten bedenklich sind. Eine sinnvolle Auswertung von Miktionsprotokollen ist nur in Kombination mit Einfuhrprotokollen möglich.

6.9 Organisation

Als organisatorische Aufgabe wurde die Kontrolle und Anpassung der sanitären Anlagen bereits dargestellt (▶ Kap. 6.2.2).

Auch die Notwendigkeit einer Verfahrensregelung wurde erläutert (▶ Kap. 6.3.1). In diesem Zusammenhang wurde auch auf die Funktion und Aufgaben von Kontinenzbeauftragten eingegangen.

Üblicherweise stellt man jedoch fest, dass in der alltäglichen Pflegepraxis die Funktion des Kontinenzbeauftragten eher der Tätigkeit eines Inkontinenzbeauftragten entspricht.

> Die Aufgaben des Kontinenzbeauftragten liegen noch deutlich im organisatorischen Bereich, beispielsweise in der Bestellung, Koordination der Verordnungen, Lagerung und Überwachung des Verbrauchs von Inkontinenzmaterial. Hinzu kommt, dass diese Aufgaben vermehrt von den Herstellern des Materials begleitet werden, die ebenfalls Beratungen zur Versorgung mit Inkontinenzmaterial anbieten. Dabei wird jedoch die Vermeidung, Diagnostik, Therapie und Durchführung von speziellen pflegerischen Interventionen häufig übersehen, so dass immer noch viele Pflegebedürftige mit ableitenden Hilfsmitteln versorgt werden, obwohl die Notwendigkeit eventuell gar nicht vorhanden wäre.

6.10 Auswirkungen des Expertenstandards

Die Effekte des Nationalen Expertenstandards Förderung der Harnkontinenz in der Pflege sind noch nicht eindeutig beweisbar. Mit Sicherheit hat sich der Umgang mit dem Thema durch die Veröffentlichung sensibilisiert.

Neuerungen und Veränderungen in der Pflege sind oft erst nach einigen Jahren zu beobachten, es ist deshalb davon auszugehen, dass in den nächsten Jahren ein fachlich kompetenter Umgang mit der Kontinenzförderung stattfinden wird. Momentan beschränken sich die Maßnahmen noch oft auf die fachgerechte Versorgung mit ableitenden Hilfsmitteln.

Nationaler Expertenstandard Pflege von Menschen mit chronischen Wunden

7.1 Grundlagen der Versorgung – 100
7.1.1 Wundtherapie – 101
7.1.2 Wundtherapeutika – 101

7.2 Standardkriterium 1 – 102
7.2.1 Implementierung – 102
7.2.2 Lebensqualität – 102
7.2.3 Verfahrensregelung – 103
7.2.4 Assessment – 103
7.2.5 Wundspezifisches Assessment – 105

7.3 Standardkriterium 2 – 106
7.3.1 Implementierung – 106
7.3.2 Maßnahmenplan – 106
7.3.3 Vermeidung von wund- und therapiebedingten Beeinträchtigungen – 107
7.3.4 Krankheitsspezifische Maßnahmen – 107

7.4 Standardkriterium 3 – 109
7.4.1 Implementierung – 109

7.5 Standardkriterium 4 – 110
7.5.1 Implementierung – 110

7.6 Standardkriterium 5 – 111
7.6.1 Implementierung – 111

7.7 Dokumentation – 111

7.8 Organisation – 111

7.9 Auswirkungen des Expertenstandards – 112

Der Nationale Expertenstandard Pflege von Menschen mit chronischen Wunden erschien im März 2008 als Sonderdruck. Er beinhaltet eine Kommentierung und Literaturanalyse der Versorgung von Menschen mit chronischen Wunden und verfolgt nicht das Ziel, detaillierte Angaben zur Behandlung von Wunden und Produkten zur Wundversorgung anzubieten. Vielmehr liegt der Fokus auf den Einschränkungen der Betroffenen durch die Wunde, etwa durch die Beeinträchtigung des Selbstwertgefühls, durch Abhängigkeit und Einschränkungen im Alltag, durch Veränderungen im sozialen Bereich und durch Schmerzen.

Der Sonderdruck beinhaltet deshalb Standardkriterien, die Aussagen zur Versorgung von Menschen mit chronischen Wunden, zur Wiedererlangung von Unabhängigkeit, Lebensqualität und Wohlbefinden treffen. Diese Standardkriterien werden in diesem Kapitel zunächst inhaltlich vorgestellt und anschließend die Implementierung in den Pflegeprozess erläutert. Aufgrund der Komplexität des Themas war es den Experten besonders wichtig, die Informationen so anzubieten, dass die Übersichtlichkeit gewahrt wird.

Dabei werden Informationen angeboten, die bei der Einarbeitung des Expertenstandards in den einrichtungsinternen Pflegestandard hilfreich sind. Notwendige Formulare, etwa in Form des Risikoassessments oder des Wundprotokolls werden inhaltlich beschrieben.

Die organisatorischen Besonderheiten bei der Versorgung von Menschen mit chronischen Wunden werden vorgestellt. Dazu zählt in diesem Zusammenhang auch die Kooperation mit speziell ausgebildeten Pflegeexperten, beispielsweise bei der Wundberatung oder der Ernährungsberatung, aber auch die Zusammenarbeit mit dem behandelnden Arzt, der die Therapiehoheit bei der Wundbehandlung ausübt.

Das DNQP hat angekündigt, dass voraussichtlich im Juni 2009 die abschließende Veröffentlichung des Expertenstandards Pflege von Menschen mit chronischen Wunden vorliegt, die die Ergebnisse der modellhaften Implementierung beinhaltet.

7.1 Grundlagen der Versorgung

Schätzungsweise 3 bis 4 Mio. Menschen in Deutschland leiden an einer chronischen Wunde, verbunden mit Beeinträchtigungen im Alltag, mit Veränderungen des gewohnten Lebenswandels, mit therapiebedingten Einschränkungen, wie Schmerzen, Geruchsbelästigungen, Exsudat, Bewegungseinschränkungen und Einschränkungen bei der Körperpflege, zum Beispiel durch die Wundversorgung.

Damit ist das Auftreten von chronischen Wunden nicht nur ein gesundheitsökonomisches Problem, vielmehr stellt es auch für den einzelnen Betroffenen eine deutliche Veränderung in der Lebensführung dar.

Die Inhalte dieses Sonderdrucks beschäftigen sich deshalb nur allgemein mit Materialien und Methoden der Wundtherapie, zumal dies sowieso eine ärztliche Aufgabe ist. Die Arbeitsgruppe hat die Inhalte des Expertenstandards vielmehr an der Zielsetzung orientiert, die Lebensqualität, die Unabhängigkeit und das Wohlbefinden von Menschen mit chronischen Wunden positiv zu beeinflussen.

> Unter einer chronischen Wunde versteht die Expertenarbeitsgruppe jede Wunde, die unter fachgerechter, konsequenter Therapie innerhalb eines Zeitraums von vier bis zwölf Wochen keine Heilungstendenzen zeigt.

Dabei werden verschiedene Wundarten unterschieden, da die Grunderkrankung einen erheblichen Einfluss auf die Versorgung ausübt.

Chronische Wunden im Sinne des Expertenstandards:
1. Dekubitus
2. Diabetisches Fußsyndrom
3. Ulcus cruris
   - Ulcus cruris venosum
   - Ulcus cruris arteriosum
   - Ulcus cruris mixtum

Die Aussagen zu Behandlungsstrategien und Pflegemaßnahmen in den folgenden Abschnitten orientieren sich an der Einteilung von chronischen Wunden im Expertenstandard.

An dieser Stelle werden einige grundlegende Informationen zur Wundtherapie angeführt, detaillierte therapeutische Optionen sind jedoch die Aufgabe des behandelnden Arztes oder Facharztes in Kooperation mit pflegerischen Fachexperten, also Pflegefachkräften, die eine entsprechende Fort- und Weiterbildung zum Wundmanager oder Wundtherapeuten absolviert haben und die Versorgung des Betroffenen kompetent begleiten können.

Die Expertenarbeitsgruppe empfiehlt keine spezielle Ausbildung zum Wundexperten, verweist jedoch auf Kurse der nationalen und internationalen Fachgesellschaften, etwa der Initiative Chronische Wunde ICW e.V., der Deutschen Gesellschaft für Wundheilung und Wundbehandlung DGfW e.V., des Fachverbands Stoma und Inkontinenz DVET e.V., der Österreichischen Gesellschaft für Vaskuläre Pflege ÖGVP, der Swiss Association for Wound Care SafW e.V. und der European Wound Management Association EWMA.

7.1.1 Wundtherapie

Die Auswahl des geeigneten Produkts zur Wundtherapie erfolgt immer unter Berücksichtigung der jeweiligen Heilungsphase (Tab. 7.1).

Die phasengerechte Wundtherapie orientiert sich an der jeweiligen Stoffwechsellage der Wunde, am Prinzip der feuchten Wundbehandlung und an hygienischen Kriterien bei der Wundversorgung. Aufgabe der Fachexperten ist in diesem Zusammenhang die Empfehlung des geeigneten Materials in Absprache mit dem behandelnden Arzt, die Fortbildung und Anleitung von Pflegefachkräften und Patienten sowie die Kontrolle des Wundverlaufs.

> Die Dokumentation der Wunde, der Wundbehandlung und des Heilungsverlaufs erfolgt in enger Zusammenarbeit zwischen den Pflegefachkräften und dem Wundexperten. Dabei müssen eindeutige Absprachen getroffen werden, wer in welchen Abständen für Eintragungen oder Fotodokumentationen zuständig ist.

7.1.2 Wundtherapeutika

Die verschiedenen Materialien zur Behandlung von Wunden werden an dieser Stelle nur in der Übersicht dargestellt, zumal die letztendliche Entscheidung über das geeignete Produkt von dem behandelnden Arzt getroffen wird.

Grundsätzlich gilt für die Auswahl von Wundauflagen jedoch die Orientierung an verschiedenen Kriterien.

Kriterien zur Auswahl von Wundauflagen:
- Wundheilungsstadium
- Wundlokalisation
- Exsudatmenge
- Infektionszeichen
- Hautzustand
- Schmerz
- Kontinenz
- Kosten und Effektivität

Für die Auswahl der geeigneten Wundauflage ist es hilfreich, die einzelnen Substanzen zu unterscheiden.

Wundtherapeutika:
- Wundreinigung:
  - Enzymatische Wundreinigung, z. B. Streptokinase
  - Mechanische Wundreinigung, z. B. NaCl, Ringerlösung
  - Antibiotische Wundreinigung
  - Antiseptika, z. B. Octenidin
  - Silberhaltige Wundauflagen
- Wundauflagen und saugende Materialien:
  - Alginat
  - Baumwoll- oder Vlieskompressen
  - Wundgaze

Tab. 7.1. Phasen der Wundheilung

Wunde	Stoffwechsel
1. Exsudative Phase	Katabole Phase
2. Resorptive Phase	
3. Proliferative Phase	Anabole Phase
4. Reparative Phase	

- Hydrokolloid HC
- Hydrogel
- Polyurethan PU
- Polyvinylalkohol PVAL
- Wundfixierung:
  - Schlauchverband
  - Binden
  - Fixiermaterial mit Klebeschicht
  - Polstermaterial

Buchtipp
Ausführliche Informationen über Wirkstoffe und Techniken, über Vor- und Nachteile sowie Einsatzmöglichkeiten der verschiedenen Materialien beinhaltet das Buch »Pflegekompendium« von Sabine Philbert-Hasucha, erschienen 2006 im Springer Verlag, Heidelberg.

7.2 Standardkriterium 1

S1a Die Pflegefachkraft verfügt über aktuelles Wissen und kommunikative Kompetenz, Menschen mit einer chronischen Wunde zu identifizieren und deren Einschränkungen und Selbstmanagementfähigkeiten sensibel zu erkunden. **S1b** Die Einrichtung verfügt über eine intra- und interprofessionell geltende Verfahrensregelung zur Versorgung von Menschen mit chronischen Wunden. Sie stellt sicher, dass ein pflegerischer Fachexperte zur Verfügung steht, und hält erforderliche Materialien für Assessment und Dokumentation bereit. **P1a** Die Pflegefachkraft erfasst im Rahmen der pflegerischen Anamnese bei allen Patienten/Bewohnern wund- und therapiebedingte Einschränkungen sowie Möglichkeiten des gesundheitsbezogenen Selbstmanagements. **P1b** Die Pflegefachkraft holt eine medizinische Diagnose ein. Für das wundspezifische Assessment zieht sie, insbesondere zur Ersteinschätzung und Dokumentation der Wunde, einen pflegerischen Fachexperten hinzu und bindet diesen nach Bedarf in die weitere Versorgung ein. **E1** Die Dokumentation enthält differenzierte Aussagen zu den Punkten:
- Mobilitäts- und andere Einschränkungen, Schmerzen, Wundgeruch, Exsudat, Ernährungsstatus, psychische Verfassung
- Wissen des Patienten/Bewohners und seiner Angehörigen über Ursachen und Heilung der Wunde sowie Selbstmanagementkompetenzen
- Spezifische medizinische Wunddiagnose, Rezidivzahl, Wunddauer, -lokalisation, -größe, -rand, -umgebung, -grund und Entzündungszeichen

7.2.1 Implementierung

Die Expertenarbeitsgruppe versteht unter den Voraussetzungen zur Identifizierung von Menschen mit einer chronischen Wunde und zum pflegerischen Assessment eine fundierte Fachkompetenz, die durch Fortbildung, Literaturrecherche und Teilnahme an Fachveranstaltungen erworben wird, mit dem Ziel, Patienten mit Einschränkungen durch eine chronische Wunden frühzeitig zu erkennen.

Das dabei zu erwerbende Wissen wird konkretisiert und bezieht sich zum einen auf fachliche Aspekte zum anderen aber auf die Einschränkungen des Betroffenen durch Erkrankung, Behandlung, Abhängigkeit, Veränderungen des Alltags und Beeinträchtigungen der Lebensqualität.

Fachliche Qualifikationen beinhalten Kenntnisse über Entstehung, Begleiterkrankungen und Komplikationen von chronischen Wunden, wobei an dieser Stelle noch einmal deutlich differenziert wird zwischen den verschiedenen Wundarten.

Wundarten:
- Dekubitus
- Diabetisches Fußsyndrom DFS
- Ulcus cruris venosum U.c.v.
- Ulcus cruris arteriosum U.c.a.
- Ulcus cruris mixtum U.c.m.

7.2.2 Lebensqualität

Unabhängig von der Art der Wunde erlebt der Betroffene die Wunde als mehr oder minder stark ausgeprägte Beeinträchtigung seines Alltags. Die drei wichtigsten Bereiche der Einschränkung betreffen die Problemfelder Schmerz, Bewegungsfähigkeit, Auswirkungen der Wunde, beispielsweise durch Geruch und Exsudat.

Hinzu kommen Veränderungen des Körperbildes, Abhängigkeit in der Alltagsgestaltung durch häufige Behandlungstermine oder Verbandwechsel, finanzielle Belastungen, Beeinträchtigungen bei der Berufsausübung, schmerzbedingte Einschränkungen im Tagesablauf und beim Nachtschlaf, soziale Isolation und das Bedürfnis, eine soziale Distanz zu anderen Menschen aufzubauen.

> Die selbstgewählte soziale Distanz durch die Auswirkungen der Wunde, wie Geruch, Eiter und Exsudat, und durch die Einschränkung der Mobilität betrifft auch das Zusammenleben mit den Angehörigen, so dass diese ebenfalls unter der Situation leiden können.
> Folge der unangenehmen Begleiterscheinungen einer Wunde ist die negative Wahrnehmung der eigenen Person in Form einer Veränderung des Körperbildes, die sich aber auch auf die psychische Situation und die Persönlichkeit auswirkt. Dabei durchläuft der Betroffene typische Phasen, die von der Pflegefachkraft kompetent wahrgenommen und begleitet werden müssen. Ein Modell der Verarbeitungsphasen ist das bekannte Trauer-Modell nach Kübler-Ross.

Trauerphasen nach Kübler-Ross:
1. Nicht wahrhaben wollen, Isolierung
2. Zorn
3. Verhandeln
4. Depressive Phase
5 Akzeptanz

Der zweite Teil dieses Standardkriteriums beschäftigt sich mit den Anforderungen, die an die Einrichtung gestellt werden, und betrifft die Verfahrensregelung.

7.2.3 Verfahrensregelung

Der wichtigste Aspekt der Verfahrensregelung ist die Koordination und Aufgabenverteilung im multiprofessionellen Team. Die Pflegefachkraft ohne Zusatzqualifikation übernimmt eine zentrale Stelle und bildet eine Schnittstelle zwischen den beteiligten Berufsgruppen, wobei der fachspezifisch weitergebildete Pflegeexperte die Supervision, Beratung, Begutachtung und Fortbildung der Pflegefachkräfte innehat.

> Pflegerische Fachexperten sind Pflegefachkräfte, die eine entsprechende Fort- und Weiterbildung zum Wundmanager oder Wundexperten bei einer nationalen oder internationalen Fachgesellschaft absolviert haben.

Die Kooperation und Zuständigkeit von pflegerischen Fachexperten, Ärzten, Fachärzten, Pflegefachkräften, Ernährungsberatern, Physiotherapeuten, Diabetesberatern, Podologen, Lymphtherapeuten, Psychologen und Apotheken muss von der betreuenden Pflegeeinrichtung eindeutig festgelegt werden, damit alle beteiligten Berufsgruppen ihre Aufgaben und Kompetenzen kennen.

> Dies gilt vor allem dann, wenn bestimmte Aufgaben durch externe Kooperationspartner übernommen werden. In diesem Zusammenhang sind auch vertragliche und haftungsrechtliche Fragen von Bedeutung.

7.2.4 Assessment

Im Rahmen der Pflegeanamnese erfasst die Pflegefachkraft Beeinträchtigungen, Probleme und Einschränkungen bei alltäglichen Aktivitäten von Menschen mit chronischen Wunden. Allerdings existiert bisher kein standardisiertes, validiertes und formal genaues Instrument für das Assessment.

Die Expertenarbeitsgruppe hat deshalb die Ergebnisse der Literaturstudie in Form einer Kriterienliste zusammengetragen (◘ Tab. 7.2). Die Kriterienliste beinhaltet Bereiche, in denen Einschränkungen durch die Wunde möglich sind.

Darüber hinaus kann die Beeinträchtigung der Lebensqualität durch den Würzburger Wundscore WWS (▶ Anhang 14) überprüft werden, bei dem es sich um einen Fragebogen zur Selbsteinschätzung handelt. Besonders sinnvoll ist die wiederholte Durchführung, weil dann im Verlauf der Erkrankung mögliche Veränderungen beobachtet werden.

Schließlich empfehlen die Experten noch ein weiteres Instrument, in dem gesundheitsbezogene Selbstpflegekompetenzen und -defizite erfragt werden, der Wittener Aktivitätenkatalog der Selbstpflege bei venös bedingten offenen Beinen WAS-VOB.

Dabei handelt es sich um eine Liste von 59 Fragen, die sich auf alltägliche Aktivitäten beziehen und die der Betroffene gemeinsam mit der Pflege-

Tab. 7.2. Kriterien zur Einschätzung der wund- und therapiebedingten Einschränkungen sowie der Selbstmanagementkompetenzen von Patienten/Bewohnern und Angehörigen

Patienten-/Angehörigenwissen:
- Zu Ursachen der Wunde
- Zur Heilung der Wunde und Vorstellungen zur Wundheilungzeit
- Zu Symptomen (z. B. Geruch, Exsudat, Juckreiz)
- Zur Bedeutung spezieller Maßnahmen (z. B. Druckentlastung, Bewegung, Kompression)

Wund- und therapiebedingte Einschränkungen:
- Mobilitäts- und Aktivitätseinschränkungen
- Schmerzen
  - Stärke (z. B. analog der visuellen Analogskala)
  - Schmerzqualität (z. B. brennend, stechend, krampfartig, klopfend)
  - Häufigkeit und Dauer
  - Situationen, die mit Schmerzen einhergehen (z. B. Verbandwechsel, Beine hochlegen, Bewegung)
  - Schmerzort (mit Körperskizze)
  - Erfahrungen mit Maßnahmen zur Verbesserung der Schmerzen
- Abhängigkeit von personeller Hilfe
- Schlafstörungen
- Jucken und Schwellungen der Beine
- Schwierigkeiten bei Kleidungs- und Schuhwahl
- Schwierigkeiten zur Aufrechterhaltung der persönlichen Hygiene

Psychosoziale Aspekte (z. B. soziale Isolation, Machtlosigkeit, Energiemangel, Sorgen, Frustrationen, Mangel an Selbstwertgefühl, Hilflosigkeit, Hoffnungslosigkeit, Trauer, Depression, Gefühl des Kontrollverlustes)

Vorhandene wundbezogene Hilfsmittel (z. B. Kompressionsstrümpfe, Orthesen, druckreduzierende Matratzen)

Selbstmanagementkompetenzen von Patienten/Bewohnern und Angehörigen:
- Zum Umgang mit Einschränkungen (siehe oben)
- Zur Wunde und zum Verbandwechsel (z. B. Wundgeruch, Schmerzen beim Verbandwechsel)
- Erhalt von Alltagsaktivitäten (z. B. Einkaufen, Hobbys, Spazierengehen)
- Krankheitsspezifische Maßnahmen
  - Entstauende Maßnahmen
    - Kompression (Anziehen, Pflegen, Umgang mit kompressionsbedingten Beschwerden)
    - Aktivierung des Sprunggelenks und der Muskelpumpe
    - Hochlegen der Beine
  - Fußpflege und -inspektion
  - Präventive Maßnahmen bei Diabetischem Fußsyndrom: z. B. Fußpflege, -inspektion, Umgang mit Schuhen
  - Druckentlastung der Wunde
    - Hilfsmittel (z. B. Orthesen, Matratzen, Kissen)
    - Bewegungsförderung/Umlagerung
- Hautschutz, Hautpflege
- Ernährung, Gewichtsreduktion (z. B. Nahrungsbeschaffung, Ernährungsgewohnheiten)
- Blutzuckereinstellung
- Raucherentwöhnung

fachkraft beantworten sollte. Die umfangreichen Items beziehen sich auf verschiedene Bereiche und werden an dieser Stelle nur in einer thematischen Auflistung vorgestellt.

Items des WAS-VOB:
- Fragen über Maßnahmen zur Kompression
- Fragen über Maßnahmen zur Bewegung
- Fragen über Maßnahmen zum Umgang mit Wärme
- Fragen über Maßnahmen zum Umgang mit einer Venenüberlastung
- Fragen über Maßnahmen zur Verhinderung eines Hautdefektes
- Fragen über Maßnahmen zur Wundheilung

Die einzelnen Fragen können sowohl numerisch durch Zuordnung eines Punktwertes als auch inhaltlich ausgewertet werden.

7.2.5 Wundspezifisches Assessment

Der zweite Teil des Standardkriteriums beschäftigt sich mit dem Einholen einer medizinischen Diagnose und mit der genaueren Wundbeurteilung, -erfassung und -vermessung. Bei der Ersteinschätzung wird empfohlen, einen Wundmanager einzubeziehen.

Auch für diese Aufgabe hat die Expertenarbeitsgruppe eine Kriterienliste zusammengestellt, um ein umfassendes wundspezifisches Assessment zu gewährleisten (Tab. 7.3).

Die einzelnen Punkte der Liste werden noch konkretisiert, die wichtigsten Elemente befinden sich im folgenden Abschnitt.

Anmerkungen zur Kriterienliste zur Erstellung der Wunddokumentation:
Die verschiedenen Klassifikationssysteme für die drei Wundarten werden an dieser Stelle nur erwähnt, eine eindeutige Klassifikation sollte in Kooperation mit dem behandelnden Arzt und dem Wundberater vorgenommen werden, wobei in der Dokumentation vermerkt muss, welches System verwendet wurde.
Bezüglich der Lokalisation sollte eine fachlich korrekte verbale (z. B. medial, lateral, anterior,

Tab. 7.3. Kriterienliste für ein wundspezifisches Assessment

1. Medizinische Wunddiagnose:
   - Grunderkrankung
   - Wundarten und Schweregradeinteilung der Wunde bzw. der Grunderkrankung
     - Dekubitus: European Pressure Ulcer Advisory Panel EPUAP, National Pressure Ulcer Advisory Panel NPUAP
     - Ulcus cruris venosum: Einteilung der chronisch venösen Insuffizienz nach Widmer, Widmer (mod. N. Marshall), CEAP-Schema (clinical condition, etiology, anatomic location, pathophysiology)
     - Ulcus cruris arteriosum: Einteilung der Symptome nach Fontaine, Rutherford, TASC II-Klassifikation (Trans Atlantic Inter-Society Consensus for the Management of the Peripheral Arterial Disease)
     - Diabetisches Fußsyndrom: Wagner-Armstrong
   - Bisherige diagnostische und therapeutische Maßnahmen

2. Wundlokalisation: grafisch und verbal

3. Wunddauer

4. Rezidivzahl

5. Wundgröße:
   - Größte Länge (cm)
   - Größte Breite (cm)
   - Tiefe (cm)
   - Taschen, Fisteln, Unterminierung: Länge, Ausrichtung nach Uhr

6. Wundgrund/häufigste Gewebeart:
   - Granulationsgewebe
   - Fibringewebe
   - Epithelgewebe
   - Nekrose
   - Muskel, Faszie, Sehne
   - Knochen
   - Fettgewebe
   - Dermis

7. Exsudat/Transudat:
   - Quantität: z. B. kein, wenig, mittel, viel
   - Qualität: z. B. trübe, serös, blutig

8. Wundgeruch: ja/nein

9. Wundrand: z. B. intakt, nekrotisch, unterminiert, wulstig, mazeriert

10. Wundumgebung: z. B. Rötung, Schwellung, Mazeration, trockene Haut, Feuchtigkeit, Farbe, Wärme

11. Infektionszeichen

posterior) und eine grafische Darstellung in einer Körperskizze vorgenommen werden.
Unter Wunddauer versteht man die Zeit vom Auftreten der Wunde bis zur aktuellen Einschätzung. Die Dokumentation der Wundgröße ist entscheidend für die Beurteilung des Verlaufs.
Zur Beschreibung der Quantität von Exsudat und Transudat kann die Anzahl der notwendigen Kompressen oder die Häufigkeit der Verbandwechsel festgehalten werden. Die Qualität wird verbal beschrieben.
Dies gilt auch für den Wundgeruch.
Bei der Beschreibung von Wundrand und Wundumgebung kann man sich an den Stichworten der Kriterienliste orientieren.
Die Häufigkeit des wundspezifischen Assessments in Bezug auf die Einschätzung der Wunde und des Heilungsverlaufs wird bei jedem Verbandwechsel empfohlen, spätestens jedoch nach einer Woche. Abhängig ist dieses Intervall von der Art der Wunde, von der Wundbeschaffenheit und von den jeweiligen Leitlinien. Die Eintragungen erfolgen im Wundprotokoll. Sofern die Wundbedingungen sich deutlich verändern, sollte umgehend eine Dokumentation stattfinden.

7.3　Standardkriterium 2

S2 Die Pflegefachkraft verfügt über aktuelles Wissen zur Behandlung wundbedingter Einschränkungen, zu krankheitsspezifischen Maßnahmen je nach Wundart (z. B. Bewegungsförderung, Druckentlastung oder Kompression), zur Wundversorgung, zur Grunderkrankung und zur Rezidiv- und Infektionsprophylaxe sowie zum Hautschutz. **P2** Die Pflegefachkraft plant unter Einbeziehung der beteiligten Berufsgruppen gemeinsam mit den Patienten/Bewohnern und ihren Angehörigen Maßnahmen zu folgenden Bereichen: wund- und therapiebedingte Beeinträchtigungen, wundspezifische Erfordernisse, Grunderkrankung und Rezidivprophylaxe, Vermeidung weiterer Schäden, Umsetzen medizinischer Verordnungen. **E2** Ein individueller, alltagsorientierter Maßnahmenplan, der die gesundheitsbezogenen Selbstmanagementkompetenzen der Patienten/Bewohner und ihrer Angehörigen berücksichtigt, liegt vor.

7.3.1　Implementierung

Das Standardkriterium beinhaltet die Erarbeitung eines umfassenden Maßnahmenplans, in dem alle Bereiche der Versorgung des betroffenen Menschen berücksichtigt werden. Auch bei dieser Aufgabe müssen andere Berufsgruppen, der Patient und seine Bezugspersonen einbezogen werden.

Um alle notwendigen Maßnahmen tatsächlich zu erfassen, werden die einzelnen Bereiche noch einmal genauer benannt.

7.3.2　Maßnahmenplan

Bereiche der Maßnahmenplanung:
- Wund- und therapiebedingte Einschränkungen
- Krankheitsspezifische Maßnahmen je nach Wundart
- Wundversorgung
- Grunderkrankung
- Rezidiv- und Infektionsprophylaxe
- Hautschutz

Bei einer chronischen Wunde handelt es sich normalerweise um ein Begleitsymptom oder die Komplikation einer Grunderkrankung, wie Diabetes mellitus, periphere arterielle Verschlusskrankheit pAVK, chronisch venöse Insuffizienz CVI, Apoplex oder Querschnittslähmung.

Fachkenntnisse über die Grunderkrankung bedeutet deshalb unter Beachtung der einzelnen Wundarten, dass Pflegemaßnahmen geplant werden müssen, die das Krankheitsbild oder dessen Auswirkungen betreffen. Im Einzelnen sind dies:
1. Dekubitus: Identifizierung des Dekubitusrisikos, Auswahl druckentlastender Hilfsmittel, Entwicklung eines individuellen Bewegungsförderungsplanes
2. Diabetisches Fußsyndrom: allgemeine Diabetesbehandlung, Umgang mit druckentlastenden Hilfsmitteln, Rezidivprävention
3. Ulcus cruris venosum: allgemeine Behandlung der chronisch venösen Insuffizienz, Bewegungsübungen, Anlegen eines Kompressionsverbands, Rezidivprävention

4. Ulcus cruris arteriosum: allgemeine Behandlung der peripheren arteriellen Verschlusskrankheit, Rezidivprävention
5. Ulcus cruris mixtum: je nach venöser/arterieller Beteiligung siehe Ulcus cruris venosum und Ulcus cruris arteriosum

7.3.3 Vermeidung von wund- und therapiebedingten Beeinträchtigungen

Die schwierigste Beeinträchtigung durch die Wunde oder durch die Behandlung ist der Schmerz (▶ Kap. 4).

Im Zusammenhang mit der Wundbehandlung treten Schmerzen vor allem bei notwendigen Verbandwechseln und bei der Durchführung von Bewegungsübungen auf. Diese Situationen sind größtenteils absehbar und unterliegen einem planbaren Zeitschema, so dass eine präventive Schmerzmittelgabe in einem ausreichenden zeitlichen Abstand vor der Maßnahme möglich ist.

Ein ebenfalls deutlich beeinträchtigendes Phänomen ist die Einschränkung der Mobilität, beispielsweise durch eine erforderliche Ruhigstellung. In diesem Fall kann durch das Anpassen von orthopädischen Schuhen, durch Orthese oder durch eine Gipsbehandlung eine Verbesserung der Bewegungsfreiheit erreicht werden.

> Die sehr unangenehme Auswirkung der Wunde bei starker Geruchsbildung kann nur ursächlich behandelt werden, indem eine vorhandene Infektion der Wunde mit geeigneten Produkten bekämpft wird. Dabei ist allerdings nicht immer eine sofortige Verbesserung zu erwarten. Für den Betroffenen ist deshalb eine spürbare wertschätzende Haltung der Pflegefachkraft wichtig. Der Einsatz von Duftstoffen verbessert die Situation nicht, es kommt lediglich zu einer Überlagerung, die ebenfalls sehr lästig sein kann. Ähnliches gilt für die verstärkte Absonderung von Wundexsudat. Die Verwendung von absorbierenden Wundauflagen und die Anpassung der Bekleidung sind notwendig, je nach Grunderkrankung kann durch Kompression eine Verbesserung erreicht werden

7.3.4 Krankheitsspezifische Maßnahmen

Diese Maßnahmen müssen in Abhängigkeit von der Grunderkrankung des betroffenen Menschen geplant und in Kooperation mit anderen Berufsgruppen sowie in Absprache mit dem behandelnden Arzt durchgeführt werden.

> Prinzipiell geht man davon aus, dass eine Heilung der Wunde nur zu erreichen ist, wenn gleichzeitig die Grunderkrankung behandelt wird.

Wundversorgung

Die lokale Wundbehandlung erfolgt nach ärztlicher Anordnung nach dem Prinzip der Wundreinigung, des Entfernens von abgestorbenem Gewebe und des Abdeckens der Wunde mit einer geeigneten Auflage unter hygienischen Bedingungen, wobei die Empfehlungen des Robert Koch Instituts berücksichtigt werden müssen.

Hygienische Voraussetzungen:
- Händedesinfektion
- Tragen von Einmalhandschuhen und Schutzkleidung
- Verwendung von sterilen Materialien und Lösungen
- Haltbarkeit der Materialien
- Anbruchsdatum der Lösungen
- Entsorgung von verwendetem Material und Instrumenten
- Korrekte Aufbewahrung des Materials

Die Auswahl der Materialien erfolgt in Absprache mit dem behandelnden Arzt und pflegerischen Fachexperten, auch unter Berücksichtigung wirtschaftlicher Überlegungen.

> Eine moderne Wundauflage ist nur dann sinnvoll, wenn dadurch das Intervall des Verbandwechsels verlängert werden kann. Ärztliche Leitlinien zur Wundtherapie, die AWMF-Leitlinien, orientieren sich an den jeweiligen Grunderkrankungen. In diesem Zusammenhang ist es jedoch auch von Bedeutung, dass Pflegefachkräfte unter Beachtung der Remonstrationspflicht verpflichtet sind, Maßnahmen abzuleh-

nen, die nicht dem aktuellen Stand des Wissens entsprechen, und diese Ablehnung auch zu dokumentieren.

Bewegungsförderung

Ein wichtiger Bereich krankheitsspezifischer Maßnahmen ist die Bewegungsförderung unter Berücksichtigung der verschiedenen zugrundeliegenden Krankheitsbilder:

- Beim Dekubitus steht die Bewegungsförderung und Mobilisation in individuell festzulegenden Intervallen unter dem Aspekt der Druckentlastung im Vordergrund (▶ Kap. 2).
- Beim Diabetischen Fußsyndrom steht ebenfalls die Druckentlastung der Wunde im Vordergrund, so dass die Patienten im akuten Krankheitsstadium so wenig wie möglich laufen sollten. Im weiteren Verlauf der Erkrankung und nach Abheilen der Wunde sollte ein Gehtraining angeschlossen werden. Eine Gangschule ist besonders dann sinnvoll, wenn durch die Sensibilitätsstörungen der Füße die Standsicherheit gemindert ist (▶ Kap. 5).
- Die Bewegungsförderung bei Patienten mit Ulcus cruris venosum und Ulcus cruris mixtum beschäftigt sich vor allem mit dem Gehtraining zur Vermeidung einer Versteifung des Sprunggelenks, die durch die dysfunktionale Wadenmuskulatur begünstigt wird. Außerdem bewirkt das Gehtraining eine Verbesserung der Muskelpumpe und somit einen positiven Effekt auf den venösen Rückfluss.

❗ Das Gehtraining wird mit der Kompressionstherapie kombiniert.

Kompressionstherapie

Für die Betroffenen ist die Kompressionstherapie bei Ulcus cruris venosum und Ulcus cruris mixtum oftmals sehr unangenehm. Wenn zusätzlich die Wirksamkeit der Maßnahme vom Patienten nicht verstanden oder in Frage gestellt wird, ist die Compliance beeinträchtigt.

Eine Maßnahme zur Verbesserung der Mitarbeit konnte bisher in Studien nicht identifiziert werden, ein beeinflussender Faktor ist wahrscheinlich die Aufklärung und Hilfe beim An- und Ausziehen, zumal dies für viele Betroffene durchaus beschwerlich ist.

❗ In Studien zeigte sich jedoch, dass eine Kompression die Wundheilung fördert, wobei eine hohe Kompression effektiver ist als eine niedrige Kompression.

Kompressionsverband

Allgemeine Grundlagen für die Anlegetechnik eines Kompressionsverbandes gelten unabhängig von der Art des ausgewählten Materials.

Anlegetechnik:
- Die Position des Sprunggelenks ist immer rechtwinklig
- Die Zehengrundgelenke und die Fersen werden mit gewickelt
- Der Druck sinkt von der Peripherie nach proximal
- Die Wickeltechnik berücksichtigt, dass weder Schmerzen noch Druckstellen oder Schnürfurchen auftreten dürfen

❗ Daraus ergibt sich, dass der Kompressionsverband nur durch speziell geschulte Pflegefachkräfte angelegt werden darf, um Schädigungen auszuschließen.

Kompressionsstrümpfe

Die Compliance der Betroffenen beim Tragen von Kompressionsstrümpfen ist im Allgemeinen schlecht. Unter Berücksichtigung der Tatsache, dass die Strümpfe, genau wie Kompressionsverbände, bis zum Abheilen der Wunde kontinuierlich, also 24 Stunden täglich getragen werden müssen und auch nach Abheilen der Wunde weiter getragen werden sollten, beobachtete man in Studien, dass Patientenschulungen zu einer verbesserten Akzeptanz führen.

Ernährung

Die Bedeutung der Ernährung für die Wundheilung wurde in verschiedenen Untersuchungen untermauert, wobei insbesondere die Mangelernährung einen Einfluss auf den Verlauf ausübt (▶ Kap. 8).

Der Einsatz einer Nahrungsergänzung im Zusammenhang mit der Versorgung von Menschen mit chronischen Wunden entspricht prinzipiell den Anforderungen im Nationalen Expertenstandard Ernährungsmanagement zur Sicherstellung und Förderung der oralen Ernährung in der Pflege und werden im entsprechenden Kapitel (▶ Kap. 8) erläutert.

❗ Die Auswirkungen der Ernährung müssen zusätzlich bei Diabetes mellitus betont werden. Die Einstellung der Blutzuckerwerte hat einen maßgeblichen Einfluss auf den Verlauf der Wundheilung und auf das Risiko von Rezidiven.

Rezidivprophylaxe

Die Vorbeugung von Rezidiven ist ebenfalls abhängig von der Wundart und der Grunderkrankung.

- Beim Dekubitus wird die Prophylaxe durch Druckentlastung, Bewegungsförderung, Hautpflege und weitere Maßnahmen zur Verbesserung der Gewebetoleranz erreicht (▶ Kap. 2).
- Beim Diabetischen Fußsyndrom wird zusätzlich zur optimalen Einstellung der Blutzuckerwerte durch Ernährungsberatung eine Prophylaxe durch Vermeidung von Fußkomplikationen erreicht, wobei die regelmäßige Inspektion der Füße und Schuhe, die intensive Pflege der Füße und die Vermeidung von Verletzungen im Vordergrund stehen.

❗ Zur Vermeidung von Verletzungen bei der Pflege der Fußnägel wird die medizinische Fußpflege durch Podologen durchgeführt.

- Beim Ulcus cruris venosum dienen lebenslange Kompression, Vermeidung von Verletzungen, Bewegungsförderung und Gehtraining sowie das Hochlegen der Beine als Prophylaxe.

❗ Bei kleinsten Verletzungen muss der Arzt aufgesucht werden, eine Selbstmedikation mit frei verkäuflichen »Venenmitteln« ist nicht sinnvoll.

- Beim Ulcus cruris arteriosum kommen ebenfalls Bewegungstraining und Ernährungsberatung als prophylaktische Maßnahmen in Frage, zusätzlich muss eine optimale Blutdruckein-

stellung erfolgen, von Vorteil ist außerdem die Raucherentwöhnung.

❗ Der Schwerpunkt der Ernährungsberatung liegt in den Bereichen Gewichtsreduktion und Cholesterinsenkung.

Hautschutz

In den verschiedenen Untersuchungen konnte kein Nachweis geführt werden, dass bestimmte Produkte beim Hautschutz zu bevorzugen sind. Zu beachten sind jedoch die allgemeinen Grundregeln der Hautpflege (▶ Kap. 2.5.2).

7.4 Standardkriterium 3

S3a Die Pflegefachkraft verfügt über Steuerungs- und Umsetzungskompetenzen bezogen auf die Pflege von Menschen mit chronischen Wunden. **S3b** Die Einrichtung stellt sicher, dass verordnete Hilfs- und Verbandsmittel unverzüglich bereitgestellt werden und Materialien für einen hygienischen Verbandwechsel zur Verfügung stehen. Sie sorgt für eine den komplexen Anforderungen angemessene Personalplanung. **P3a** Die Pflegefachkraft koordiniert die inter- und intraprofessionelle Versorgung (z. B. durch Ärzte, pflegerische Fachexperten, Physiotherapeuten, Podologen und Diabetesberater). **P3b** Die Pflegefachkraft gewährleistet eine hygienische und fachgerechte Wundversorgung sowie eine kontinuierliche Umsetzung des Maßnahmenplans unter Einbeziehung der Patienten/Bewohner und ihrer Angehörigen. **E3** Die koordinierten und aufeinander abgestimmten Maßnahmen sind sach- und fachgerecht umgesetzt. Ihre Durchführung und Wirkung sind fortlaufend dokumentiert. Die Patienten/Bewohner und ihre Angehörigen erleben die aktive Einbindung in die Versorgung positiv.

7.4.1 Implementierung

Dieses Standardkriterium betont noch einmal die Koordination aller an den Maßnahmen beteiligten Berufsgruppen sowie die Einbeziehung des

Patienten und seiner Bezugspersonen in die Versorgung.

Ein weiterer Faktor ist die Berücksichtigung von hygienischen Vorgaben bei der Wundversorgung, wobei die Pflegeeinrichtung für die erforderlichen Voraussetzungen und Materialien und eine adäquate Personalbesetzung mit fachlich kompetenten Mitarbeitern verantwortlich ist.

Außerdem wird noch einmal die Pflicht zur Remonstration angeführt, die für die fachlich korrekte Durchführung der Maßnahmen entscheidend ist, wenn die ärztlich verordneten Maßnahmen, Techniken oder Wundtherapeutika nicht dem aktuellen Kenntnisstand entsprechen.

> Die Umsetzung dieser Forderung bereitet vielen Pflegefachkräften Probleme, weil das Thema an sich nicht durchgehend bekannt ist und weil der Arzt im Rahmen seiner Therapiehoheit gerade im ambulanten Bereich oder in der Langzeitpflege durch das Ausstellen eines Rezepts oder einer Verordnung beziehungsweise durch das Verweigern der Verordnung einen großen Einfluss auf die durchzuführenden Maßnahmen ausübt.

7.5 Standardkriterium 4

S4a Die Pflegefachkraft verfügt über aktuelles Wissen und Kompetenz zu Beratung, Schulung und Anleitung zum Selbstmanagement. **S4b** Die Einrichtung stellt zielgruppenspezifische Materialien für Beratung, Schulung und Anleitung zur Verfügung. **P4** Die Pflegefachkraft schult zu Wundursachen und fördert die Fähigkeiten der Patienten/Bewohner und ihrer Angehörigen zur Wundversorgung sowie zum Umgang mit wund- und therapiebedingten Einschränkungen durch Maßnahmen der Patientenedukation. Sie unterstützt die Kontaktaufnahme zu anderen Berufs-, Selbsthilfe- oder weiteren Gesundheitsgruppen (z. B. Raucherentwöhnung). **E4** Die Patienten/Bewohner und ihre Angehörigen kennen die Ursache der Wunde sowie die Bedeutung der vereinbarten Maßnahmen und sind über weitere Unterstützungsmöglichkeiten informiert. Ihr gesundheitsbezogenes Selbstmanagement ist entsprechend ihrer individuellen Möglichkeiten gefördert.

7.5.1 Implementierung

Kernaussage dieses Standardkriteriums ist die Bedeutung von Schulungs- und Beratungsmaßnahmen für den Patienten und seine Angehörigen im Umgang mit der Wunde aber auch zur Verbesserung der Lebensqualität und zur Vermeidung von Rezidiven.

Die Einrichtung wird an dieser Stelle verpflichtet, die erforderlichen Materialien zur Verfügung zu stellen und die Voraussetzungen für die Beratung zu schaffen.

Die Expertenarbeitsgruppe differenziert zwischen allgemeinen Inhalten der Beratung und krankheitsspezifischen Schulungen. An dieser Stelle werden die allgemeinen Themen der Beratung aufgeführt, da die krankheitsspezifischen Themen der Schulung unter Berücksichtigung der jeweiligen Grunderkrankung bereits bei der Rezidivprophylaxe (▶ Kap. 7.3.4) besprochen wurden. Die Durchführung von krankheitsspezifischen Beratungen und Schulungen wird außerdem zum Teil von anderen Berufsgruppen durchgeführt.

Ambulante Pflege

In der ambulanten Pflege werden auch Patienten betreut, die an einem Disease Management Programm DMP für Diabetiker teilnehmen und deshalb durch die betreuende Arztpraxis speziell geschult und prophylaktisch betreut werden. Für die Pflegefachkräfte ist es von Vorteil, zu wissen, ob der Patient an einem DMP teilnimmt, und dies in der Pflegedokumentation zu vermerken.

Allgemeine Beratungsinhalte:
- Sachgerechte Durchführung erforderlicher Maßnahmen zur Wundheilung
- Bedarfsgerechte Ernährung
- Hygiene
- Umgang mit Beschwerden
- Umgang mit Schmerzen
- Vermeidung von Verletzungen
- Hautschutz und Hautpflege
- Regelmäßige Beobachtung der Wunde
- Zeitliche Dauer der Wundheilung

7.6 Standardkriterium 5

S5 Die Pflegefachkraft verfügt über die Kompetenz, den Heilungsverlauf der Wunde und die Wirksamkeit der gesamten Maßnahmen zu beurteilen. **P5a** Die Pflegefachkraft beurteilt unter Beteiligung eines pflegerischen Fachexperten in individuell festzulegenden Abständen innerhalb eines Zeitraums von ein bis zwei Wochen die lokale Wundsituation (Wiederholung des wundspezifischen Assessments). **P5b** Die Pflegefachkraft überprüft spätestens alle vier Wochen die Wirksamkeit der gesamten Maßnahmen und nimmt in Absprache mit allen an der Versorgung Beteiligten gegebenenfalls Änderungen daran vor. **E5** Anzeichen für eine Verbesserung der Wundsituation oder der durch die Wunder hervorgerufenen Beeinträchtigungen der Lebensqualität liegen vor. Änderungen sind im Maßnahmenplan dokumentiert.

7.6.1 Implementierung

In diesem Standardkriterium wird die Bedeutung der Dokumentation mit anschließender Evaluation der durchgeführten Maßnahmen festgeschrieben.

Dabei ist jedoch nicht nur der Wundverlauf zu beachten. Da der Fokus des Expertenstandards auf der Versorgung von Menschen mit chronischen Wunden unter dem Aspekt der Lebensqualität liegt, müssen auch Veränderungen bei alltäglichen Aktivitäten in die Dokumentation mit aufgenommen werden.

Von den Herstellern von Pflegedokumentationssystemen oder Materialien zur Wundbehandlung werden verschiedenste Protokolle für die Wunddokumentationen angeboten.

> Entscheidend bei der Auswahl eines Wunddokumentationsformulars ist die inhaltliche Bewertung, ob die wundspezifischen Kriterien (◘ Tab. 7.3) umfassend beachtet werden. Aus diesem Grund wird im Anhang kein spezielles Formular abgebildet.
> Häufig sind die Formulare zweigeteilt und beschäftigen sich im ersten Abschnitt mit dem wundspezifischen Assessment und im zweiten Abschnitt mit der Verlaufsdokumentation. Dadurch entsteht einen Überblick über den gesamten Prozess der Wundversorgung.

Zu beachten sind außerdem Vorgaben über die Häufigkeit der Einschätzung, wobei für die individuell festzulegenden Einschätzungsintervalle neben dem Wundverlauf auch die Durchführung von speziellen Interventionen ausschlaggebend ist.

> Eine Beschreibung in der Wunddokumentation muss auch erfolgten, wenn außergewöhnliche Maßnahmen, etwa die Entfernung von abgestorbenem Gewebe, durchgeführt werden. Eine enge Zusammenarbeit mit dem Wundmanager bei der Dokumentation und bei der Evaluation ist unerlässlich.

7.7 Dokumentation

Im Rahmen der Dokumentation liegt der Schwerpunkt mit Sicherheit auf der Erstellung der Wunddokumentation, allerdings müssen bei Bedarf auch andere Formulare eingesetzt werden, die zur Dokumentation von Pflegemaßnahmen im Rahmen der Grunderkrankung vonnöten sind.

Formulare:
- Wundassessment (► Anhang 1) und Wundprotokoll
- Formular für die Vitalzeichenkontolle
- Bewegungsplan und Bewegungsprotokoll (► Anhang 5)
- Ernährungsplan und Ernährungsprotokoll (► Anhang 19)
- Trinkplan und Trinkprotokoll (► Anhang 19)

7.8 Organisation

Für die Pflegeeinrichtung ist die Erarbeitung einer geeigneten Verfahrensregelung als wichtigste organisatorische Maßnahme zu betrachten. Dabei sind genaue Festlegungen zu treffen, in welcher Form interne und externe Fachexperten in die Durchführung der aus den verschiedenen Standardkriterien entstehenden Aufgaben einzubeziehen sind.

Dazu gehört die Kontaktaufnahme mit Ärzten, Fachärzten, Wundmanagern, Physiotherapeuten, Ernährungsberatern, Diätassistenten, Apotheken, Sanitätshäusern, Podologen und anderen Fachexperten.

> Für die Pflegeeinrichtung ist der Abschluss von entsprechenden Kooperationsverträgen vor allem dann wichtig, wenn externe Kooperationspartner angefordert werden und daraus haftungsrechtliche Ansprüche entstehen.

Empfehlenswert ist das Führen einer statistischen Erhebung, in der die Häufigkeit von chronischen Wunden, der Entstehungsort, der Wundverlauf und das Abheilen der Wunden dokumentiert werden.

7.9 Auswirkungen des Expertenstandards

Aufgrund der Komplexität der Versorgung von Menschen mit chronischen Wunden sind die Auswirkungen des Expertenstandards nur schwer zu beurteilen, zumal eine Veröffentlichung der Ergebnisse der modellhaften Implementierung noch nicht vorliegt, da der Expertenstandard bisher als Sonderdruck veröffentlicht wurde.

Inhaltlich ist der Expertenstandard sehr differenziert und umfassend, wobei die Expertenarbeitsgruppe großen Wert auf die Erhaltung der Übersichtlichkeit gelegt hat. Je nach Pflegesektor und Fachbereich werden die Effekte wohl sehr unterschiedlich ausfallen, da im praktischen Pflegealltag das Auftreten von chronischen Wunden sehr unterschiedlich ist. In einigen Bereichen sind chronische Wunden ein immer wiederkehrendes Problem, in anderen Bereichen der Pflege sind sie als eher exotisch zu betrachten.

Dennoch bleibt festzustellen, dass der Fokus der Verbesserung der Lebensqualität in Bezug auf Alltagsaktivitäten, den die Experten ausgewählt haben, eine andere Betrachtungsweise ermöglicht und deshalb führt die Betroffenen mit Sicherheit einen positiven Effekt bewirkt.

Nationaler Expertenstandard Ernährungsmanagement zur Sicherstellung und Förderung der oralen Ernährung in der Pflege

8.1 Grundlagen der Ernährung – 114

8.2 Standardkriterium 1 – 115
8.2.1 Implementierung – 115
8.2.2 Screening des Ernährungszustands – 115
8.2.3 Risikofaktoren – 117
8.2.4 Assessment – 117
8.2.5 Ess- und Trinkprotokoll – 119

8.3 Standardkriterium 2 – 120
8.3.1 Implementierung – 121
8.3.2 Ethik und Lebensverlängerung – 121
8.3.3 Verfahrensregelung – 122

8.4 Standardkriterium 3 – 123
8.4.1 Implementierung – 123
8.4.2 Gestaltung der Mahlzeiten – 123

8.5 Standardkriterium 4 – 128
8.5.1 Implementierung – 128

8.6 Standardkriterium 5 – 129
8.6.1 Implementierung – 130

8.7 Standardkriterium 6 – 130
8.7.1 Implementierung – 130
8.7.2 Evaluation – 130

8.8 Dokumentation – 131

8.9 Organisation – 131

8.10 Auswirkungen des Expertenstandards – 132

Das Thema Ernährungsmanagement in der Pflege ist unverändert aktuell und war schon immer ein zentrales Thema, das sowohl für Pflegefachkräfte als auch für Patienten und Bewohner eine bedeutende Rolle spielt. Auch in diesem Kapitel werden zunächst die Inhalte der Standardkriterien zusammengefasst und die Implementierung in den Pflegeprozess erläutert.

Die Umsetzung in der Praxis und die Implementierung in den einrichtungsinternen Pflegestandard wird genauer erklärt, etwa durch ein geeignetes Screening und Assessment, durch die Bedarfsermittlung, durch die Unterstützung bei der Nahrungsaufnahme, durch spezielle Maßnahmen, wie Schlucktraining und durch die Planung und Überprüfung der Flüssigkeitsversorgung.

Notwendige Formulare, beispielsweise Vorschläge für ein geeignetes Assessment, ein Risikoformular für die Pflegeanamnese, ein Ernährungsplan, ein Ernährungsprotokoll oder ein Formular für die Bilanzierung, werden beschrieben oder im Anhang vorgestellt.

Organisatorische Besonderheiten im Zusammenhang mit dem Thema Ernährung sind zum Beispiel die Kooperation mit Küche und Diätassistenten beziehungsweise mit externen Kooperationspartnern, die Gestaltung der Speisepläne, Besonderheiten bei der Bestellung, Zubereitung und Verteilung der Nahrung oder das Führen von statistischen Erhebungen zur Überwachung der Ernährungssituation in der Pflegeeinrichtung.

8.1 Grundlagen der Ernährung

Bereits im Jahr 1860 stellte Florence Nightingale fest, dass bei unsachgemäßer Krankenversorgung Patienten zu verhungern drohen, obwohl ausreichend Lebensmittel vorhanden sind.

> Every careful observer of the sick will agree in this, that thousands of patients are annually starved in the midst of plenty, from want of attention to the ways which alone make it possible for them to take food. (F. Nightingale 1860)

Essen und Trinken dienen nicht nur der Erhaltung von körperlichen Funktionen, sie sind auch ein Bereich, der mit soziokulturellen Aspekten und natürlich mit Genuss zusammenhängt. Die Versorgung von Menschen mit Einschränkungen bei der Nahrungsaufnahme beinhaltet deshalb nicht nur die Zubereitung, Vorbereitung und Verabreichung der Nahrung, wesentlicher Bestandteil von Pflegemaßnahmen ist die Milieugestaltung beim Essen und der Charakter der Tischkultur.

Der Nationale Expertenstandard Ernährungsmanagement in der Pflege beschäftigt sich ausschließlich mit der oralen Nahrungs- und Flüssigkeitsaufnahme von erwachsenen Menschen mit dem Schwerpunkt der Vermeidung oder Behebung von Mangelernährung.

Eine Definition des Begriffs Mangelernährung beinhalten auch die Leitlinien der Deutschen Gesellschaft für Ernährungsmedizin DGEM und das Qualitätsniveau II der BUKO-QS »Orale Nahrungs- und Flüssigkeitsversorgung von Menschen in Einrichtungen der Pflege und Betreuung. Qualitätsniveaus in der stationären Altenpflege« (Bartholomeyczik et al. 2008):

> Ein anhaltendes Defizit an Energie und/ oder Nährstoffen im Sinne einer negativen Bilanz zwischen Aufnahme und Bedarf mit Konsequenzen und Einbußen für Ernährungszustand, physiologische Funktionen und Gesundheitszustand.

Grund hierfür ist die Relevanz des Themas im Pflegealltag, zumal die Mangelernährung auch eine gesundheitspolitische Bedeutung besitzt. Betroffene Menschen leiden unter einer Verschlechterung ihres Gesundheitszustandes, unter einer Einschränkung des Wohlbefindens sowie der Lebensqualität und sind gefährdet für weitere Komplikationen.

 Dabei ist zu berücksichtigen, dass die Versorgung mit Flüssigkeit von der Expertenarbeitsgruppe als Bestandteil der Ernährung betrachtet wird und deshalb auch Inhalt des Expertenstandard ist.

Man schätzt, dass durch pflegerische Maßnahmen oder Krankenhausaufenthalte in Deutschland aufgrund von Mangelernährung Kosten von rund neun Milliarden Euro jährlich verursacht werden.

Folgen der Mangelernährung sind Komplikationen im Krankheitsverlauf and andere Risiken, die den Gesundheitszustand beeinträchtigen.

Folgen der Mangelernährung:
- Abnahme der Muskelkraft
- Erhöhtes Sturzrisiko (▶ Kap. 5)
- Beeinträchtigte Immunfunktion, Infektanfälligkeit
- Haut-/Schleimhautdefekte
- Wundheilungsstörungen und Dekubitusrisiko (▶ Kap. 2)
- Neurologische und kognitive Beeinträchtigungen
- Beeinträchtigung der Herzleistung und Atemfunktion
- Verlangsamte Rekonvaleszenz

Selbstverständlich muss ein Pflegestandard Aussagen über die Ermittlung von Ernährungsrisiken und die daraus resultierenden Maßnahmen und Kontrollen beinhalten, er muss jedoch auch einen Anhaltspunkt geben zur Unterstützung und Gestaltung der Nahrungsaufnahme und zur Vorgehensweise bei Nahrungsverweigerung.

> Daraus ergibt sich im Individualfall auch eine ethische Fragestellung, die erfreulicherweise in diesem Expertenstandard ebenfalls thematisiert und kommentiert wird.

Mangelernährung ist außerdem ein medienwirksames Thema, das immer wieder in den Schlagzeilen auftaucht.

8.2 Standardkriterium 1

S1a Die Pflegefachkraft verfügt über Kompetenzen zur Identifikation von Risikofaktoren und Anzeichen für eine Mangelernährung (Screening) und zur tiefer gehenden Einschätzung der Ernährungssituation und der sie beeinflussenden Faktoren (Assessment). **S1b** Die Einrichtung stellt sicher, dass die erforderlichen Instrumente und Hilfsmittel zur Einschätzung und Dokumentation zur Verfügung stehen. **P1** Die Pflegefachkraft erfasst bei allen Patienten/Bewohnern zu Beginn des pflegerischen Auftrags im Rahmen der Pflegeanamnese, bei akuten Veränderungen und in regelmäßigen Abständen Risiken und Anzeichen einer Mangelernährung (Screening). Die Pflegefachkraft führt bei vorliegendem Risiko oder Anzeichen einer Mangelernährung eine tiefergehende Einschätzung der Ernährungssituation und der sie beeinflussenden Faktoren durch (Assessment). **E1** Für alle Patienten/Bewohner liegt ein aktuelles Screening-Ergebnis zur Ernährungssituation vor. Bei Patienten/Bewohnern mit einem Risiko für oder Anzeichen von Mangelernährung ist ein Assessment mit handlungsleitenden Informationen erfolgt.

8.2.1 Implementierung

Die Aufgabe der Pflegefachkraft bei der Umsetzung des ersten Standardkriteriums besteht zunächst in der Identifizierung von Risikofaktoren und – sofern Anzeichen für Ernährungsprobleme oder eine bereits bestehende Mangelernährung beobachtet werden – in der Durchführung eines tiefergehenden Assessments.

Eine grobe Einschätzung der Ernährungssituation kann durch verschiedene Hinweise gewährleistet werden. Deshalb wird im Rahmen der Pflegeanamnese beziehungsweise im Erstgespräch speziell auf derartige Hinweise geachtet.

8.2.2 Screening des Ernährungszustands

Hauptrisikofaktor einer Mangelernährung ist ein eindeutiger Gewichtsverlust, allerdings können auch Menschen mit einem deutlichen Übergewicht fehl- oder mangelernährt sein. Bei diesem Personenkreis finden sich Hinweise auf Ernährungsprobleme dann, wenn die Beobachtung der Ernährung auffallend kleine Portionen oder eine einseitige Ernährungsweise ergibt.

Anzeichen für Mangelernährung im Screening:
- Sichtbare Zeichen eines Gewichtsverlustes
- Sichtbare Zeichen eines Flüssigkeitsmangels
- Erhöhter Nährstoffbedarf
- Verstärkter Nährstoffverlust
- Auffallend geringe Nährstoffzufuhr

Gewicht

❗ Ein Gewichtsverlust von über 5 % in 1 bis 3 Monaten oder über 10 % in 6 Monaten ist als Anzeichen eines Ernährungsproblems zu betrachten.

Bei Menschen mit ausreichendem Ernährungszustand oder gar mit Übergewicht fällt es schwer, an eine Mangelernährung zu glauben. Klassisches Beispiel hierfür ist der »Suppenkasper« (◘ Abb. 8.1). Obwohl er zu Beginn noch relativ wohlgenährt aussieht, kann auch hier schon eine Mangelernährung vorliegen.

Gerade bei Patienten oder Bewohnern mit Mobilitätseinschränkungen herrscht oft die Meinung vor, dass es sowohl für den Betroffenen als auch für die Pflegekräfte günstiger ist, wenn Gewicht abgenommen und dadurch die Pflege erleichtert wird. Eine bereits bestehende Mangelernährung wird dadurch noch verschlechtert.

❗ Zu beachten ist in diesem Zusammenhang außerdem die Funktionsfähigkeit der Waage. Sowohl bei Rollstuhlwaagen als auch bei der klassischen Balkenwaage verstellt sich beim Transport die Einstellung und es muss kontrolliert werden, ob bei der Inbetriebnahme eine Nullstellung vorliegt.
Gewichtsschwankungen treten auch dann gehäuft auf, wenn verschiedene Waagen verwendet werden. Eine regelmäßige Eichung der Waagen ist ebenfalls unerlässlich.

Für die Wiederholung der Kontrollen muss ein geeignetes und individuelles Intervall festgelegt werden, das abhängig vom Gefährdungspotenzial und von anderen gesundheitlichen Beeinträchtigungen bestimmt wird, beispielsweise bei Ödemneigung oder drohender Dehydration. Die Expertenarbeitsgruppe beschreibt Intervalle von einem Tag bis hin zu drei Monaten je nach Pflegesektor.

❗ Bei akuten Veränderungen des Zustands, etwa bei Durchfallerkrankungen, Zahnproblemen, Fieber, Infektionen und anderen Krankheitszeichen, muss jedoch eine sofortige Überprüfung stattfinden. Darauf ist vor allem dann zu achten, wenn ein sehr langes Wiederholungsintervall gewählt wurde. Die meisten Einrichtungen der Langzeitpflege wählen deshalb ein monatliches Wiegeintervall.

Ambulante Pflege

Die Feststellung eines Gewichtsverlusts ist im ambulanten Bereich vor allem dann problematisch, wenn aufgrund einer Immobilität nicht gewogen werden kann. In diesem Fall finden sich Hinweise auf eine reduzierte Nahrungsaufnahme auch bei der Betrachtung der Kleidung, wenn die Konfektionsgröße sich sichtbar verändert hat und die Kleidung zu weit geworden ist.

Zu berücksichtigen ist außerdem das Risiko der Dehydration. Auch hierfür sind richtungsweisende Anzeichen zu erforschen.

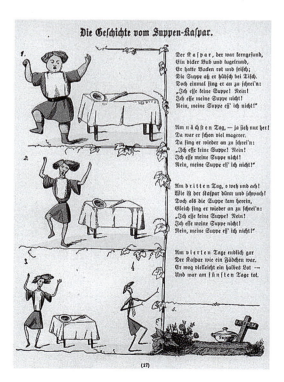

◘ Abb. 8.1. Formen der Mangelernährung nach Heinrich Hoffmann »Der Struwwelpeter«

Zeichen einer Dehydration:
- Tiefliegende Augäpfel
- Stehende Hautfalten
- Konzentrierter Urin
- Trockene Schleimhäute
- Trockene Haut
- Belegte, borkige Zunge
- Orientierungsstörung

Unter Dehydration oder Exsikkose wird ein Mangel an Körperwasser und Natrium verstanden, der durch eine zu geringe Aufnahme oder eine zu große Ausscheidung entsteht. Die Folgen können vital bedrohlich sein und entstehen relativ schnell.

Folgen der Dehydration:
- Übelkeit, Appetitlosigkeit
- Tachykardie
- Obstipation
- Apathie, Antriebslosigkeit
- Unruhe, Desorientiertheit
- Krämpfe

Body Mass Index BMI

Zusätzlich zu regelmäßigen Gewichtskontrollen wird im Alltag normalerweise bei allen Patienten oder Bewohnern der Body Mass Index BMI errechnet. Prinzipiell kann dadurch vor allem der Verlauf der Gewichtsentwicklung in der Langzeitpflege gut eingeschätzt werden.

> ❗ Die Expertenarbeitsgruppe warnt jedoch ausdrücklich vor einer unkritischen Bewertung des BMI.

Fehlerhafte oder ungenaue BMI-Werte werden durch verschiedene Faktoren ausgelöst. Nach Amputationen ist der errechnete Wert zunächst nicht aussagekräftig, eine Umrechnung mit einem entsprechenden Faktor ergibt auch nur einen Näherungswert.

Eine weitere Verfälschung des BMI-Wertes findet man bei Störungen des Flüssigkeitshaushaltes, also bei Ödemen oder Exsikkose.

> ❗ Auch eine Veränderung der Körpergröße, beispielsweise bei Wirbelsäulenverkrümmungen oder Osteoporose bewirkt eine Verfälschung des ermittelten Werts, die sich aufgrund der Berechnungsformel sogar quadriert. Schätzwerte der Körpergröße oder Nachmessen führt deshalb zu nicht aussagekräftigen Werten. Gelegentlich findet man die ursprüngliche Körpergröße jedoch im Personalausweis. Zu den verfälschenden Faktoren gehört auch das hohe Alter, denn schon durch die veränderte Körperzusammensetzung sind die Verhältnisse bei alten Menschen nicht mehr so wie in jungen Jahren.

Im Screening muss besonders auf allgemeine oder spezielle Risikofaktoren für Mangelernährung geachtet werden.

8.2.3 Risikofaktoren

Die Expertenarbeitsgruppe hat eine Auflistung von Risikofaktoren angeführt, die alle als Hinweise für eine Mangelernährung herangezogen werden können (◘ Tab. 8.1). Dabei wird unterschieden zwischen allgemeinen Risikofaktoren, die bei allen Betroffenen auftreten können, und speziellen Risiken für die einzelnen Pflegesektoren Krankenhaus, ambulante Pflege und Langzeitpflege.

Werden Risikofaktoren jeglicher Art bemerkt, beobachtet oder von dem Betroffenen geäußert, wird ein ausführliches Assessment vorgenommen.

> **Praxistipp**
> Dabei ist zu berücksichtigen, dass das ausgewählte Instrument zur Pflegeanamnese passt, um Doppeldokumentationen nach Möglichkeit zu vermeiden.

8.2.4 Assessment

Eine Vielzahl von Studien beschäftigt sich mit der Prävalenz von Mangelernährung bei geriatrischen Patienten. Dabei wurden auch verschiedene Assessmentinstrumente einbezogen und teilweise miteinander verglichen. Aus den Ergebnissen dieser Untersuchungen konnten verschiedene Instrumente zur differenzierten Einschätzung der Mangelernährung herausgefiltert werden.

Tab. 8.1. Risikofaktoren für Mangelernährung

Allgemeine Risiken für Mangelernährung:
Krankheits-, therapie- und altersbedingte Einschränkungen
- Akute und chronische Krankheit
- Multimorbidität
- Auswirkungen von Krankheit oder Behandlung (Übelkeit, Erbrechen, Diarrhö, Schmerzen)
- Nebenwirkungen von Medikamenteneinnahme (z. B. Müdigkeit, Appetitlosigkeit)
- Erhöhter Energie-, Nährstoff- oder Flüssigkeitsbedarf (z. B. offene Wunden, Fieber, motorische Unruhe)
- Kognitive Beeinträchtigungen (z. B. Demenz)
- Körperliche Beeinträchtigungen (Funktionalitäts-, Mobilitätseinschränkungen)
- Verminderte Sinneswahrnehmung
- Schluckstörungen, schlechter Mund-, Zahnstatus
- Appetitlosigkeit

Psycho-soziale Einschränkungen
- Depressionen
- Einsamkeit/Isolation, fehlendes soziales Netz
- Ungünstiges Ernährungsverhalten (z. B. durch Armut, Unkenntnis, Gewohnheit, Abhängigkeit von Alkohol und anderen Suchtmitteln)
- Ängste, z. B. im Umgang mit Allergien, Unverträglichkeiten oder Vergiftung (Paranoia)
- Schlankheitswahn

Umgebungsbedingte Einschränkungen
- Unflexible Essenszeiten
- Unzureichendes, unangemessenes Hilfsmittel- oder Unterstützungsangebot während der Mahlzeiten
- Unruhe, Unterbrechungen während der Mahlzeiten
- Unerkannter oder ungeäußerter Unterstützungsbedarf beim Essen und Trinken

Spezielle Risiken für Mangelernährung im Krankenhaus:
- Ernährungsbeeinträchtigende Krankheiten bzw. chirurgische Eingriffe (z. B. große intestinale Operationen, Nahrungskarenz, künstliches Koma, intensivmedizinische Behandlung)
- Angst vor Diagnose/Behandlung
- Ungewohnte, befremdliche Umgebung
- Abneigung/Ablehnen der Krankenhauskost (z. B. Geschmack, Angst vor unbekannten, nicht gewünschten Speisenzusätzen/-inhalten)
- Unterbrechungen bei den Mahlzeiten (z. B. Untersuchungen, Visiten)

Spezielle Risiken für Mangelernährung in der ambulanten Pflege:
- Einschränkungen bei der Lebensmittelversorgung (z. B. mangelnde Einkaufsmöglichkeit im näheren Umfeld bzw. eingeschränktes Angebot für bestimmte Kostformen, finanzielle Einschränkungen)
- Einschränkungen bei der selbstständigen Lebensführung (z. B. Lebensmittelbesorgung, Zubereitung der Mahlzeiten)
- Einschränkungen beim selbstständigen Essen und Trinken
- Soziale Isolation, Einsamkeit, Depression

Spezielle Risiken für Mangelernährung in der stationären Langzeitpflege, Wohngruppen:
- Störende Umgebungsfaktoren (z. B. Lärm, Unruhe bei den Mahlzeiten)
- Störende Mitbewohner
- Scham, Zurückhaltung oder mangelnde Ausdrucksfähigkeit beim Einfordern von Unterstützung/Hilfe
- Ungeäußerte Wünsche, Bedürfnisse oder Gewohnheiten beim Essen und Trinken
- Abneigung/Ablehnung der Speisen-/Getränkeangebote in der Gemeinschaftsverpflegung

Instrumente:
- Mini Nutritional Assessment
  MNA
- Mini Nutritional Assessment Short Form
  MNA-SF
- Nutritional Risk Screening
  NRS
- Malnutrition Universal Screening Tool
  MUST

Weitere Instrumente
- Subjective Global Assessment
  SGA
- Nutritional Risk Assessment Scale
  NuRAS

Diese Instrumente werden im Expertenstandard zwar erwähnt, jedoch nicht weiter beschrieben. Verschiedene Faktoren der einzelnen Erhebungsinstrumente sind kritisch zu betrachten, dennoch beinhaltet der Expertenstandard eine klare Empfehlung eines Assessmentverfahrens für jeden Pflegesektor.

Dabei werden auch die Empfehlungen von Fachgesellschaften einbezogen, speziell der Deutschen Gesellschaft für Ernährungsmedizin DGEM und der European Society for Clinical Nutrition and Metabolism ESPEN.

> **Krankenhaus**
>
> Die Fachgesellschaften und der Expertenstandard empfehlen momentan die Verwendung des Nutritional Risk Screening NRS (▶ Anhang 15).

> **Pflegeheim**
>
> Für den Bereich stationäre Altenpflege, geriatrische Pflege und Wohngruppen werden Mini Nutritional Assessment MNA beziehungsweise die Kurzform des MNA, das Mini Nutritional Assessment Short Form → MNA-SF empfohlen (▶ Anhang 16). Beim MNA-SF werden nur die Items der Voranamnese betrachtet, um eine schnelle Einschätzung in nur drei Minuten zu ermöglichen.

> **Ambulante Pflege**
>
> Für die ambulante Pflege wird die Verwendung des Malnutrition Universal Screening Tool MUST empfohlen (▶ Anhang 17).

Die jeweils aufgeführten Instrumente sind unter bestimmten Umständen geeignet, Risikofaktoren für Mangelernährung zu erkennen, jede Skala weist allerdings auch Schwachpunkte auf. So wird beispielsweise beim MNA die Zusammensetzung der Nahrung nur oberflächlich betrachtet und die Inhalte der Skala sind für die weitere Maßnahmenplanung nur bedingt handlungsleitend. In der NuRAS werden die Einschränkung der verschiedenen Lebensaktivitäten des Betroffenen genauer erfasst, bei diesem Verfahren kommt es allerdings zur Addition von völlig unterschiedlichen Items, die dann einen gemeinsamen Risikowert ergeben, beispielsweise Medikamente, Alkohol- oder Nikotinkonsum.

Die Expertenarbeitsgruppe hat ein neues Screening- und Assessmentinstrument erarbeitet, das aber zum Zeitpunkt der Veröffentlichung des Expertenstandards noch nicht ausreichend validiert war. Das PEMU – Pflegerische Erfassung von Mangelernährung und deren Ursachen – besteht im ersten Teil aus einem Screening- und im zweiten Teil aus einem Assessmentinstrument.

> ❗ Unabhängig von dem verwendeten Instrument, aber abhängig vom Risikopotenzial muss das individuelle Wiederholungsintervall für eine erneute Einschätzung festgelegt und bei akuten Veränderungen des Gesundheitszustands angepasst werden.

8.2.5 Ess- und Trinkprotokoll

Im weiteren Verlauf des Assessments werden die Ernährungsgewohnheiten und die oral zugeführten Nahrungsmengen sowie die Flüssigkeitsversorgung beurteilt. Über einen Zeitraum von mehreren Tagen werden die zugeführten Portionen oder Einfuhrmengen in entsprechenden Formularen dokumentiert (▶ Anhang 19). Die Expertenarbeitsgruppe gibt als geeigneten Zeitraum beispielsweise 3 bis 5 Tage an.

⚠ Dieser Zeitraum wird bei Bedarf ausgedehnt, wenn beispielsweise kein individuelles Ernährungsmuster oder Vorlieben deutlich werden. Bei fortbestehenden Problemen muss ebenfalls eine Verlängerung oder eine Wiederholung der Maßnahme in Betracht gezogen werden.

Im Anschluss an die Erhebung folgt die Auswertung der dokumentierten Mengen. Mehrere Faktoren sind für die Bewertung der Ernährungsgewohnheiten von Bedeutung.

Bewertung der Ess- und Trinkprotokolle:
- Größe der Portion bzw. Nahrungsmenge
- Zugeführte Nährstoffe
- Trinkmenge
- Bevorzugte Speisen
- Bevorzugte Getränke
- Bevorzugte Mahlzeiten
- Uhrzeiten der Nahrungsaufnahme
- Hunger bzw. Appetit im Tages- und Nachtverlauf
- Durst im Tages- und Nachtverlauf

⚠ Ernährungs- und Flüssigkeitsprotokolle geben Aufschluss über eine bedarfsgerechte Versorgung und über die Bedürfnisse des Betroffenen.

Voraussetzung für eine Auswertung der Protokolle ist neben den genannten Punkten auch die Bewertung von Energie-, Nährstoff- und Flüssigkeitsbedarf. Die Expertenarbeitsgruppe empfiehlt hierfür die Kooperation mit spezialisierten Berufsgruppen, etwa Ernährungsberatern oder Diätassistenten.

Eine individuelle Berechnung des Kalorien- und Flüssigkeitsbedarfs beinhaltet auch die Grundsatzstellungnahme »Ernährung und Flüssigkeitsversorgung älterer Menschen«, die 2003 vom MDS veröffentlicht wurde. Aus dieser Veröffentlichung stammen auch die beiden Berechnungsformeln mit Beispielen, die im Anhang dargestellt werden (▶ Anhang 18). Die Grundsatzstellungnahme enthält außerdem Referenzwerte für die Versorgung mit einzelnen Nährstoffen, z. B. Vitaminen.

Im Nationalen Expertenstandard Ernährungsmanagement wird zur Beurteilung des Nährstoffbedarfs auf die Referenzwerte der Deutschen Gesellschaft für Ernährung e.V. DGE verwiesen, die in Kooperation mit der Österreichischen Gesellschaft für Ernährung ÖGE, der Schweizerischen Gesellschaft für Ernährungsforschung SGE sowie der Schweizerischen Vereinigung für Ernährung SVE erarbeitet wurden (D-A-CH-Referenzwerte).

⚠ Bei der Berechnung des Flüssigkeitsbedarfs muss unbedingt auf den Unterschied zwischen Gesamtflüssigkeitsbedarf und Trinkflüssigkeitsmenge geachtet werden, da ein Teil der benötigten Flüssigkeit über die Nahrung aufgenommen wird. Eine Überprüfung der errechneten Menge ist deshalb sinnvoll, wenn die Beratung durch eine externe Firma vorgenommen wird.

Sofern die Bewertung durch Ernährungsberater oder Diätassistenten begleitet wird, muss von Seiten der Pflegefachkraft dennoch auf deutliche Hinweise für Risiken geachtet werden. Auch hierfür hat das DNQP genaue Kriterien formuliert, die in der folgenden Aufzählung knapp zusammengefasst sind.

Untersuchungskriterien für das Assessment nach dem DNQP:
- Körperliche oder kognitive Beeinträchtigungen
- Fehlende Lust zum Essen oder Trinken
- Ungünstige Umgebungsfaktoren
- Inadäquates Angebot
- Erhöhter Bedarf
- Vereinsamung

Die einzelnen Punkte werden bei den möglichen Interventionen genauer aufgeführt.

8.3 Standardkriterium 2

S2a Die Pflegefachkraft verfügt über Fachwissen zur Planung und Steuerung berufsgruppenübergreifender Maßnahmen zur Sicherstellung einer bedürfnisorientierten und bedarfsgerechten Ernährung einschließlich der Kompetenz zur Entscheidungsfindung bei ethisch komplexen Fragestellungen. **S2b** Die Einrichtung verfügt über eine multiprofessionell geltende Verfahrensregelung zur berufsgruppenübergreifenden Zusammenarbeit beim Ernährungsmanagement. **P2** Die Pflegefachkraft koordiniert auf Grundlage der Verfahrensregelung in enger Kooperation mit Küche und Hauswirtschaft sowie in Absprache mit den anderen Berufsgruppen (z. B. Ärzten, Logopäden, Diätassistenten) Maßnahmen für eine individuell angepasste Ernährung. E2 Die multiprofessionellen Maßnahmen sind koordiniert, gegebenenfalls ethisch begründet und ihre Umsetzung ist überprüft.

8.3.1 Implementierung

Bei der Umsetzung dieses Standardkriteriums sind Aushandlungsprozesse und Fachkompetenz im Umgang mit dem Betroffenen und in der Kooperation mit anderen Berufsgruppen entscheidend. Biografische Aspekte, religiöse Überzeugungen, abweichende Wahrnehmungen und Grundeinstellungen sowie ethische Aspekte sind bei der Entscheidungsfindung zu berücksichtigen.

> Als wichtiger Faktor für das weitere Vorgehen muss in jedem Fall die Erhebung einer Ernährungsbiografie betrachtet werden. Dabei sollen sowohl Vorlieben und Abneigungen als auch die Bedeutung der Mahlzeit im Tagesverlauf erfasst werden. Sofern der Betroffene zu diesen Punkten keine genauen Angaben machen kann, ist es meistens möglich, genauere Informationen von den Angehörigen zu erfragen (▶ Anhang 1).

8.3.2 Ethik und Lebensverlängerung

In den letzten Jahren hat das Thema Ethik in der Pflege, in der Medizin und vor allem im Zusammenhang mit Lebensverlängerung oder Lebensbeendigung an Bedeutung gewonnen. Das Leitbild der Pflegeeinrichtung und die individuelle Einstellung von Mitarbeitern, Patienten, Bewohnern, Angehörigen und Betreuern sowie die gesellschaftliche Diskussion über ethische und juristische Fragestellungen beeinflusst das Meinungsbild und die Entscheidung im Einzelfall.

Der Hinweis der Expertenarbeitsgruppe auf den ethischen Aspekt der Mangelernährung ist deshalb besonders zu begrüßen.

> Die Einstellungen von Pflegebedürftigen und Pflegenden zu Leben, Sterben und eingreifenden Maßnahmen können zu belastenden, konfliktbeladenen Situationen führen und müssen aus diesem Grund immer wieder reflektiert, hinterfragt, diskutiert und festgehalten werden.

Patientenverfügung

Auch wenn eine Patientenverfügung vorhanden ist, in der der Patient seinen ausdrücklichen Willen dokumentiert hat, wird die Therapieentscheidung letztendlich durch die Anordnungen des Arztes getroffen. Patientenverfügungen geben zwar Auskunft über die Grundeinstellung des Betroffenen, sind jedoch in vielen Fällen nicht detailliert oder nicht aktuell.

> **Praxistipp**
>
> Interessanterweise konnte in einer Studie festgestellt werden, dass die weitverbreitete Meinung der Nutzlosigkeit und Beschwerlichkeit von Pflegemaßnahmen zur Ernährung, gerade bei einer Demenz, aus Sicht der Patienten nicht immer zutrifft. Bei einer Befragung von Altenheimbewohnern, die kognitiv nicht beeinträchtigt waren und mit dem hypothetischen Fall einer gravierenden Erkrankung konfrontiert wurden, konnte festgestellt werden, dass immerhin 59 % der alten Menschen auch bei einer Gefahr des Verschluckens essen und trinken wollen, 25 % würden einer künstlichen Ernährung über eine nasogastrale und 23 % über eine PEG-Sonde zustimmen. Erstaunlicherweise stimmten in dieser Befragung 61 % einer Krankenhausbehandlung und sogar 42 % einer künstlichen Beatmung zu.
> In einer anderen Untersuchung, in der das Vorhandensein und die Inhalte von Patientenverfügungen bei Menschen in Langzeitpflegeeinrichtungen thematisiert wurden, legten lediglich 7 % der Teilnehmer in der Patientenverfügung eindeutig fest, dass eine Ernährungsfortführung am Lebensende nicht gewünscht sei.
> Ein Zusammenhang zwischen dem Lebenswillen und dem Willen zu Essen wurde auch in anderen Studien hergestellt, wobei die psychische Verfassung und Stimmung und das persönliche Werteverständnis die Bereitschaft zur Nahrungsaufnahme und dadurch die Lebensqualität beeinflussen.

Da die Pflegefachkraft zumeist eine enge Beziehung zu dem Betroffenen entwickelt, ist sie in vielen Fällen in der Lage, die Ursachen einer Nahrungsverweigerung zu beurteilen und die Interessen der beteiligten Personen zu hinterfragen.

> Gelegentlich muss auch daran gedacht werden, dass die Entscheidung durch finanzielle Interessen beeinflusst wird. Die Meinung und die möglicherweise dahinterstehenden Interessen aller Beteiligten müssen deshalb genau erfragt und verglichen werden. Wenn dabei ein Interessenkonflikt zwischen Patient, Arzt, gesetzlichem Betreuer oder Angehörigen besteht, muss das Vormundschaftsgericht in die Entscheidungsfindung einbezogen werden.
> Wenn eine Patientenverfügung vorliegt, muss dies in der Dokumentation vermerkt sein und bei Verlegungen an die weiterbetreuende Einrichtung übermittelt werden.

Nahrungsverweigerung

Zu bedenken ist außerdem, dass wenn ein Patient beim Essenanreichen den Mund nicht öffnet oder zukneift, dies nicht prinzipiell mit einer Nahrungsverweigerung gleichzusetzen ist. Nicht immer ist eindeutig zu erkennen, ob der Betroffene nicht essen möchte oder nicht essen kann.

Diese Tatsache wird selten genauer überprüft, für die pflegende Person kann sie jedoch als persönliche Zurückweisung erscheinen. Als Erfolg wird gewertet, wenn der Patient wieder anfängt zu essen oder zu trinken.

Mögliche Ursachen der Nahrungs- und Flüssigkeitsverweigerung:
- Probleme beim Beißen, Kauen oder Schlucken
- Fehlender Appetit
- »Schlechter« Geschmack der Speisen
- Falsches Speiseangebot
- Falsches oder fehlendes Hilfsangebot
- Falsche oder fehlende Hilfsmittel
- Angst vor Gewichtszunahme
- Angst vor Vergiftungen
- Angst vor Toilettengängen oder Obstipation
- Angst vor bestimmten Lebensmitteln:
  - Bei Speiseverboten, z. B. Schweinefleisch bei Moslems
  - Bei Unverträglichkeiten

> Die Einstellung der Pflegekraft zum Wert des Lebens und der Autonomie des Betroffenen definiert auch die Bereitschaft, gewaltsame Maßnahmen zu ergreifen, was unbedingt vermieden werden sollte, etwa das Öffnen des Mundes, das Zuhalten der Nase oder das Festhalten bei der Nahrungsaufnahme beziehungsweise das Eingeben von Nahrung oder Flüssigkeit mit einer Spritze.

Patienten mit Appetitlosigkeit und Problemen bei der Nahrungsaufnahme entwickeln in der häuslichen Umgebung Bewältigungsstrategien, die es ihnen erlauben, die Kontrolle und Autonomie bei der Nahrungsaufnahme zu erhalten. Die Auswahl der Nahrungsmittel beim Einkauf und die soziokulturelle Gestaltung der Nahrungsaufnahme im Kreis der Familie spielen dabei die wichtigste Rolle. Allerdings entfallen diese Bewältigungsstrategien fast immer in dem Moment, in dem die Aufnahme in eine Pflegeeinrichtung oder ein Krankenhaus stattfindet oder dann, wenn eine autonome Versorgung zu Hause nicht mehr möglich ist.

8.3.3 Verfahrensregelung

In diesem Standardkriterium wird darüber hinaus die Forderung an die Einrichtung ausgegeben, eine geeignete Verfahrensregelung zu entwickeln, die das genaue Vorgehen bei Ernährungsproblemen beschreibt. Dabei sind vor allem die Aufgabenverteilung und die multiprofessionelle Zusammenarbeit zu regeln.

Inhalte der Verfahrensregelung:
- Wer übernimmt Screening und Assessment?
- Wie häufig wird die Einschätzung wiederholt?
- Wer nimmt eine genauere Bedarfsberechnung vor?
- Wer ist an der Maßnahmenplanung beteiligt?
- Wer ist an der Beratung beteiligt?
- Wie erfolgt die Kooperation zwischen Küche, Hauswirtschaft und Pflege?

- Wer ist für die Bestellung, Zubereitung, Verteilung, Vorbereitung und Verabreichung der Speisen zuständig?
- Welche Vorsichtsmaßnahmen sind bei Schluckstörungen zu beachten?
- Welche Evaluationsvorgaben müssen beachtet werden?
- Wer ist für die statistische Auswertung der Ernährungspflege zuständig?
- Wer ist für die Kontrolle und Eichung der Waagen zuständig?

Ausdrücklich wird festgelegt, dass die Pflegefachkraft autorisiert ist, Maßnahmen zu initiieren und koordinieren. Eine Möglichkeit zur Umsetzung dieser Aussage bietet die Fallbesprechung. In der Kommentierung dieses Standardkriteriums wird ausdrücklich auch die ethische Fallbesprechung erwähnt, bei der alle Berufsgruppen und Betroffenen gemeinsam eine Lösung erarbeiten können.

8.4 Standardkriterium 3

S3a Die Pflegefachkraft verfügt über Kompetenzen zur Planung einer individuellen Mahlzeiten- und Interaktionsgestaltung. **S3b** Die Einrichtung verfügt über ein geeignetes Verpflegungskonzept. **P3** Die Pflegefachkraft plant gemeinsam mit dem Patienten/Bewohner und seinen Angehörigen Maßnahmen zur Unterstützung bei der Nahrungsaufnahme, zur Gestaltung der Umgebung, zu geeigneten, flexiblen Speisen- und Getränkeangeboten sowie Darreichungsformen und zieht bei Bedarf weitere Berufsgruppen mit ein. **E3** Ein individueller Maßnahmenplan zur Sicherstellung einer bedürfnisorientierten und bedarfsgerechten Ernährung liegt vor.

8.4.1 Implementierung

Eine Kernaufgabe der professionellen Pflege ist die Unterstützung bei der Nahrungsaufnahme und die Gestaltung der Mahlzeiten. Insbesondere bei Menschen mit kognitiven Defiziten hat eine Vielzahl von Faktoren Einfluss auf die bedarfsgerechte Ernährung, die sowohl von der professionellen Pflegefachkraft als auch von Angehörigen oftmals nicht bewusst wahrgenommen werden.

> **Praxistipp**
> Berücksichtigt man die Tatsache, dass der demente Mensch die Situation nicht immer genau einordnen kann, muss man davon ausgehen, dass er vermutet, zum Essen in einer Gaststätte oder einer anderen fremden Umgebung zu sein und entsprechende Verhaltensweisen entwickelt.

Der Zusammenhang zwischen Ernährung und kognitiven Defiziten wurde in verschiedenen Studien untersucht und bestätigt.

8.4.2 Gestaltung der Mahlzeiten

Einen großen Einfluss auf Appetit und Nahrungsaufnahme hat die Gestaltung der Mahlzeiten unter den Aspekten der Umgebungs- und Milieugestaltung, der Präsentation und Zusammensetzung der Speisen, der sozialen Interaktion während der Mahlzeit, der Beeinflussung der Tischkultur und des Angebots von Hilfe und Hilfsmitteln.

Zusammensetzung der Nahrung

Die Veränderungen der Zusammensetzung der Nahrung in Form von hochkalorischer Kost oder Zusatznahrung steht bei den Pflegemaßnahmen meistens an erster Stelle. Dazu zählt auch das Anreichern der Nahrung, etwa durch Butter oder Sahne, das Einrühren von Eiweiß- oder Kalorienpulver und das Anbieten von Zwischenmahlzeiten.

In diesen Bereich gehören auch Maßnahmen, die individuelle Vorlieben des Betroffenen berücksichtigen und gezielt Lieblingsspeisen oder bevorzugte Getränke anbieten, wobei die Einbeziehung von Patient, Bewohner, Angehörigen und Bezugspersonen stattfindet.

Die Anpassung der Kostform an den Bedarf des Betroffenen stellt in den meisten Pflegeeinrichtungen kein Problem dar. Üblicherweise finden eine Kooperation und ein Informationsaustausch zwischen Station, Wohnbereich, Küche, Hauswirtschaft und den entsprechenden Berufsgruppen statt.

> **Pflegeheim**
>
> In vielen Einrichtungen der Langzeitpflege können Probleme mit dem Angebot verschiedener Kostformen lediglich für spezielle Diäten beobachtet werden, etwa für das Angebot von Diabeteskost mit einer festgelegten Anzahl von Broteinheiten.

Bilanzierte und teilbilanzierte Trinknahrungen bieten die Möglichkeit, Nährstoffdefizite auszugleichen und die Energiezufuhr zu steigern. Sie können als ausschließliche Ernährung oder als zusätzliche Mahlzeiten angeboten werden, wobei zunächst geschmackliche Vorlieben festgestellt werden müssen. Ein Gewichtsverlust kann durch die Verwendung von Trinknahrung reduziert oder vermieden werden.

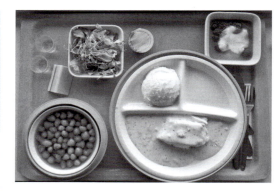

Abb. 8.2. »Krankenhauskost« © Rainer Sturm/PIXELIO

Präsentation der Nahrung

Dieser Bereich der Ernährung wird nicht in allen Pflegeeinrichtungen bedacht, obwohl die Darbietung der Mahlzeiten einen enormen Einfluss auf die Anregung des Appetits ausübt (**Abb.** 8.2 und 8.3). Alle Faktoren der Darbietung sind normalerweise gut beeinflussbar.

Präsentation der Nahrung:
- Aussehen
- Geruch
- Farbe
- Form, vor allem bei passierter Kost
- Temperatur
- Geschmack
- Konsistenz
- Anrichten auf dem Teller
- Dekoration des Essplatzes
- Geschirr, Gläser
- Besteck
- Servietten

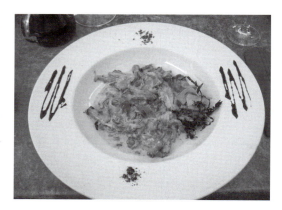

Abb. 8.3. »Normalkost« © Campomalo/PIXELIO

Ein spezielles Problem stellt das Angebot von passierter oder pürierter Kost dar. Die einzelnen Bestandteile sind nicht mehr erkennbar, insbesondere dann, wenn diese miteinander verrührt werden. Das Verwenden von Förmchen oder die Veränderung der Konsistenz bewirken, dass die Nahrungsbestandteile appetitlich und weitgehend identifizierbar sind.

Für Menschen mit Schluckstörungen wurde das sogenannte »Smooth-Food®« entwickelt, das in geschmeidiger Konsistenz anstelle passierter Kost angeboten wird (**Abb.** 8.4). Durch die Verbindung von klassischen Zubereitungsarten mit Anwendungen der Molekularküche entsteht eine nährstoffreiche und optisch ansprechende Kostform.

Eine weitere Sonderkost für Menschen mit kognitiven Störungen und Unruhe ist das Bereitstellen von kleinen Nahrungsportionen an sichtbarer Stelle, die ohne Besteck im vorbeilaufen gegessen werden können. Man spricht dabei von Finger-Food oder »Eat by Walking« (**Abb.** 8.5). Dabei muss sich das Angebot an den Bedürfnissen der Betroffenen orientieren.

Problematisch ist die Wahlmöglichkeit bei Bewohnern oder Patienten mit kognitiven Beeinträchtigungen, die sich nicht immer exakt erinnern, welches Menü sie bestellt haben. Im Extremfall kommt es sogar zu Streitigkeiten mit anderen Patienten oder Bewohnern beziehungsweise zu Beschwerden bei den Mitarbeitern.

> **Praxistipp**
>
> Der Speiseplan muss an geeigneter Stelle ausgehängt werden und auch für Menschen mit Beeinträchtigungen der Sehkraft leserlich sein. Von Bedeutung sind außerdem die Benennung der Speisen und das Angebot regionaler Spezialitäten. In Langzeitpflegeeinrichtungen sollten die Bewohner in die Planung einbezogen werden. Zu berücksichtigen sind außerdem Bewohner mit Migrationshintergrund.

Befragt man Bewohner im Pflegeheim kurz vor den Essenszeiten, was auf dem Speiseplan steht, können diese oftmals keine Auskunft geben. Eine Vorfreude auf das Essen ist dann nicht gegeben.

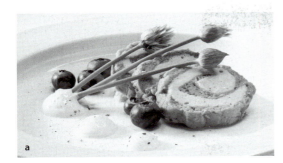

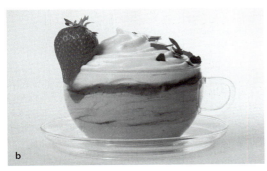

Abb. 8.4a,b. Smooth-Food®

> **Pflegeheim**
>
> Das Aufstellen einer Schiefertafel, auf der das Datum, das Mittagsmenü und eventuelle Beschäftigungsangebote stehen, kann die Vorfreude und den Appetit auf das Essen erhöhen und die Kommunikation der Bewohner über das Essen steigern. Häufig kommt es zum Austausch von Kochrezepten oder regionalen Besonderheiten, die ebenfalls bei der Ernährung berücksichtigt werden müssen.

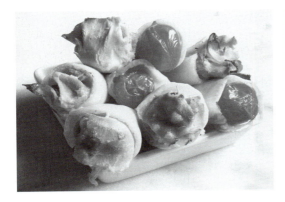

Abb. 8.5. Finger-Food © BrandtMarke/PIXELIO

Bestellsystem

Die Organisation der Nahrungsbestellung hat großen Einfluss auf den Appetit. Werden verschiedene Menüs angeboten, kann der Patient oder Bewohner wählen, was er gerne essen möchte. Im Langzeitpflegebereich werden normalerweise zusätzlich Vorlieben und Abneigungen erfragt und bei der Bestellung berücksichtigt.

Verteilersystem

Die Qualität der angebotenen Speisen wird nicht nur durch die Art der Zubereitung sondern auch durch das System der Speisenverteilung und das Portionieren und Servieren bestimmt. Das Leitbild der Einrichtung und die Umsetzung der Unternehmensphilosophie, auch durch externe Kooperationspartner, etwa durch das Catering-Unternehmen, beeinflusst die Ernährung der Pflegebedürftigen.

Beim Tablettsystem ist der Einfluss auf das Portionieren und Servieren nicht mehr gegeben, lediglich die Temperatur der Speise kann noch zum Teil beeinflusst werden. Für Langzeitpflegeeinrichtungen ist das Tablettsystem ungeeignet.

Beim Schöpfsystem kann die Portion an die Bedürfnisse des Betroffenen angepasst und einzelne Komponenten ausgetauscht werden. Auch die Geschwindigkeit des Servierens und die Speisenabfolge können den Bedürfnissen entsprechend erfolgen. Außerdem entsteht durch das Bereitstellen der Nahrung in Schüsseln auf dem Tisch eine gewohnte, familiäre Atmosphäre.

Werden die Mahlzeiten in Buffetform angeboten, kann der Patient oder Bewohner selbst wählen, wann er welche Komponenten in welcher Menge zu sich nehmen möchte.

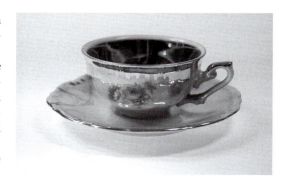

Abb. 8.6. Sammeltasse © Siegfried Fries/PIXELIO

Krankenhaus

Das Schöpfsystem existiert im Klinikbereich nicht mehr, die meisten Einrichtungen arbeiten mit dem Tablettsystem. Einige Krankenhäuser versuchen jedoch zumindest in speziellen Fachabteilungen, ein Buffet anzubieten. Der Patient hat dann die Wahlmöglichkeit zwischen dem Tablett im Zimmer und dem Buffet im Speiseraum.

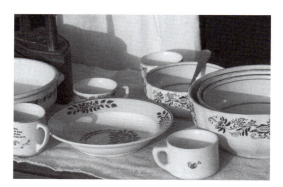

Abb. 8.7. Altes Geschirr © Günter Havlena/PIXELIO

Ambulante Pflege

In der ambulanten Pflege sind die Qualität, die Zusammensetzung und die Präsentation von Nahrung kaum beeinflussbar. Einzige Möglichkeit der Pflegefachkraft ist die Beratung von Angehörigen und die Inspektionen und Überprüfung der Mahlzeiten, wenn Patienten »Essen auf Rädern« geliefert bekommen.

Hilfsmittel

Geschirr, Besteck, Gläser, Tischdecken, Servietten und die Tischdekoration beeinflussen nicht nur den Appetit sondern auch das Erkennen der Situation (Abb. 8.6).

In Einrichtungen der Altenhilfe muss besonders auf geeignetes Geschirr und Besteck geachtet werden, um die Situation der Nahrungsaufnahme für den Betroffenen deutlich zu machen und eine angenehme, heimische und geborgene Atmosphäre

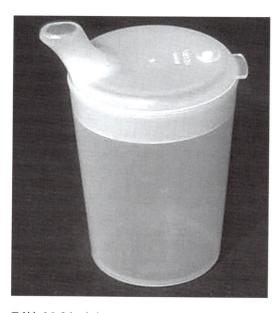

Abb. 8.8. Schnabeltasse

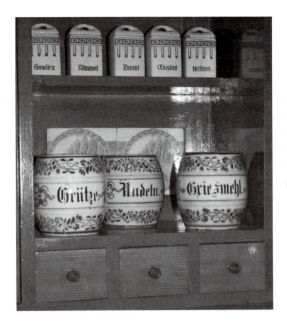

◘ Abb. 8.9. Milieugestaltung 1 © Sandra Krumme/PIXELIO

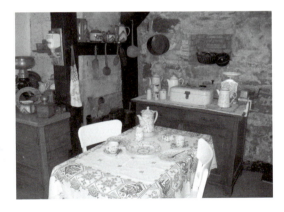

◘ Abb. 8.10. Milieugestaltung 2 © Harald Wanetschka/PIXELIO

zu schaffen. Aus diesem Grund ist es förderlich, Geschirr zu verwenden, das ältere Menschen aus ihrer Kindheit, Jugend oder jungen Erwachsenenzeit kennen (◘ Abb. 8.7).

> Die Expertenarbeitsgruppe hat sich eindeutig zum Einsatz von Schnabelbechern (◘ Abb. 8.8) geäußert und die Gefährdung von Menschen mit Einschränkungen beim Trinken betont. Die Gefahr des Verschluckens oder Verbrennens ist bei diesen Trinkgefäßen sehr hoch. Es sollte deshalb auf die Verwendung von Schnabelbechern unbedingt verzichtet werden.

In vielen Pflegeheimen findet man im Speiseraum alte Küchenschränke mit altem Geschirr oder Küchenutensilien zur Milieugestaltung, in den wenigsten Einrichtungen werden diese Gegenstände tatsächlich benutzt.

> Bei der Verwendung von Geschirr mit auffälligem Dekor muss darauf geachtet werden, dass Bewohner mit Einschränkungen der Sehkraft oder kognitiven Beeinträchtigungen dadurch nicht irritiert werden. Ein deutlicher Kontrast zwischen Unterlage und Teller muss gegeben sein, damit der Betroffene die angebotene Speise als solche erkennen kann. Dies erfordert eine genaue Beobachtung des Verhaltens beim Essen durch die Pflegefachkraft und muss auch das Angebot von Besteck mit einbeziehen. Prinzipiell sollte jeder Bewohner oder Patient ein komplettes Essbesteck erhalten. Ist er jedoch aufgrund einer Demenz mit der Handhabung überfordert, darf nur das gerade notwendige Besteckteil auf den Tisch gelegt werden, um die selbstständige Nahrungsaufnahme zu ermöglichen. Anstelle eines Kleidungsschutzes, der an ein »Lätzchen« erinnert, müssen Stoffservietten verwendet werden.

Oberste Priorität bei der Nahrungsaufnahme hat die Autonomie des Betroffenen. Hilfsmittel, wie Teller mit erhöhtem Rand, abgewinkeltes Besteck oder Trinkgefäße mit Nasenausschnitt müssen in Absprache mit dem Betroffenen und gegebenenfalls mit Ergotherapeuten ausgewählt werden.

Kultureller Aspekt und Interaktion

Gemeinsame Mahlzeiten stehen in enger Beziehung zur Umgebung und spiegeln den sozialen und kulturellen Hintergrund des Betroffenen wieder. Die Gestaltung des Umfelds bei der Nahrungsaufnahme, die Gesellschaft bei Tisch und die Interaktion zwischen Patient, Bewohner, Pflegefachkraft und der Tischgemeinschaft beeinflusst das Wohlbefinden und den Genuss beim Essen.

Eine verbale Unterstützung und Anleitung und ein geführtes Essen sind zwar zeitintensiv, verbessern jedoch die aufgenommene Nahrungsmenge. Oftmals ist die Interaktion auch abhängig von der Person, die das Essen begleitet. Eine positive Beziehungsgestaltung verbessert die Eigenständigkeit bei der Nahrungsaufnahme und reduziert die Sitzunruhe und Unterbrechungen beim Essen.

> Gezielte verbale Verhaltensbeeinflussung und eingreifende Interaktionen, etwa das Berühren des Unterarms oder das sanfte Führen der Hand wirken sich positiv auf die Ernährung aus, wenn ein Macht- bzw. Kontrollbedürfnis von Seiten der Pflegekraft nicht beobachtbar ausgeübt wird. Ist dies jedoch der Fall, kann dadurch ein ablehnendes Verhalten entstehen und die verzehrte Nahrungsmenge sinkt. Im Einzelfall kann deshalb die verzehrte Nahrungsmenge in Abhängigkeit von der anwesenden Person variieren. Die Kommunikation im Team und die Reflexionsfähigkeit der Mitarbeiter ist somit ein wichtiger Faktor, um derartige Phänomene zu erkennen und darauf zu reagieren.

8.5 Standardkriterium 4

S4a Die Einrichtung sorgt für eine angemessene Personalausstattung und -planung zur Gewährleistung eines bedürfnis- und bedarfsgerechten Ernährungsmanagements. Die Einrichtung gewährleistet geeignete räumliche Voraussetzungen für eine patienten-/bewohnerorientierte Mahlzeiten- und Interaktionsgestaltung. **S4b** Die Pflegefachkraft verfügt über spezifische Kompetenzen zur Unterstützung der Nahrungsaufnahme einschließlich besonderer Risikosituationen bzw. bei speziellen Beeinträchtigungen. **P4** Die Pflegefachkraft gewährleistet eine die Selbstbestimmung und Eigenaktivität des Patienten/Bewohners fördernde Unterstützung (z. B. Begleitung zum Speisesaal, genügend Zeit) und eine motivierende Interaktions- und Umgebungsgestaltung (z. B. personale Kontinuität, erwünschte Tischgemeinschaften, Platz für Gehhilfen) während der Mahlzeiten. Die Pflegefachkraft unterstützt den Patienten/Bewohner mit spezifischen Gesundheitsproblemen (z. B. Dysphagie, Demenz) fachgerecht. **E4** Der Patient/Bewohner hat eine umfassende und fachgerechte Unterstützung zur Sicherung der bedürfnisorientierten und bedarfsgerechten Ernährung während und auch außerhalb der üblichen Essenszeiten erhalten. Die Umgebung bei den Mahlzeiten entspricht den Bedürfnissen und dem Bedarf des Patienten/Bewohners.

8.5.1 Implementierung

Das Standardkriterium beschreibt die Maßnahmenplanung bei Menschen mit speziellen Beeinträchtigungen, beispielsweise Schluckstörungen. Das Eindicken von Flüssigkeiten ist mittlerweile üblich, wenig beachtet ist jedoch die Tatsache, dass Menschen mit derartigen Problemen sich bei der Nahrungsaufnahme vor Zuschauern schämen und deshalb eventuell in Gesellschaft weniger essen als alleine. Auch umgekehrt kann eine Beeinträchtigung durch unappetitliche Tischsitten auftreten.

Tischgesellschaft

Die Bedeutung der Gestaltung der Umgebung wurde bereits erwähnt, in diesem Zusammenhang soll auch die räumliche Gestaltung der Nahrungsaufnahme bedacht werden. Zunächst muss in Kooperation mit dem Betroffenen und seinen Angehörigen geklärt werden, ob die Nahrungsaufnahme im eigenen Zimmer oder im Speiseraum erfolgen soll.

Möchte der Patient oder Bewohner lieber alleine sein beim Essen, sollte ihm immer wieder ein Angebot zur Einnahme der Mahlzeiten in Gesellschaft unterbreitet werden.

> Die Organisation der Sitzordnung ist bei der Nahrungsaufnahme von großer Bedeutung. Gelegentlich entstehen durch Zufall Tischgemeinschaften, die dann unumstößlich weiterbestehen. Dabei ist jedoch zu bedenken, dass die Sitzordnung in der Gemeinschaft förderlich aber auch hinderlich sein kann und deshalb immer wieder neu überdacht werden muss.

Für demente Bewohner ist es meist angenehmer, die Mahlzeiten in einer kleineren Gruppe oder einem abgeschirmten Winkel einzunehmen, da zu große Unruhe oder Unterbrechungen beim Essen den Betroffenen ablenken.

> Sofern in Gemeinschaftsräumen Musik gespielt wird, muss berücksichtigt werden, dass sich die Musikauswahl an den Bedürfnissen der Bewohner und nicht der Mitarbeiter orientieren muss. Eine wohnliche Gestaltung der Räume unter Berücksichtigung biografischer Aspekte wird durch die entsprechende musikalische Gestaltung, beispielsweise durch Schlager aus den 40er Jahren, ergänzt.

Räumliche Gestaltung

Die räumliche Gestaltung der Nahrungsaufnahme unter biografischen Aspekten und zur Verbesserung von Appetit beziehungsweise zur Gewährleistung einer ansprechenden Atmosphäre wurde bereits besprochen.

Ein weiterer Faktor der räumlichen Gestaltung ist die Reaktion auf motorische Beeinträchtigungen der Betroffenen durch geeignete Sitzgelegenheiten, ausreichend Platz für Gehhilfen, flexible Gestaltung der Tischgemeinschaften und ausreichend Sitzgelegenheiten für Pflegekräfte, die die Nahrungsaufnahme organisieren, anleiten und begleiten (Abb. 8.11).

Einfluss von Tischsitten

Tischsitten, Höflichkeit und Verhaltensnormen wirken sich ebenfalls auf die Nahrungsaufnahme aus, vor allem bei dementen Menschen, die die Situation nicht korrekt einordnen können. Wenn ein Mensch mit kognitiven Defiziten sich in einem Restaurant oder bei fremden Menschen zu Besuch vermutet, wird er eventuell aus Gründen der Höflichkeit nicht essen, beispielsweise wenn eine Pflegeperson am Tisch sitzt, die noch nichts auf dem Teller hat. Steht der Teller vor der Pflegeperson, wird er vielleicht nicht essen, weil man nicht von anderer Leute Teller ist.

> Wähnt man sich in einer Gaststätte, wird man beim Essen auch nicht »den Wirt« um Hilfe bitten. Vielmehr lässt man Nahrungsmittel, die man nicht zerkleinern kann, auf dem Teller liegen. Auch das Anreichen von Nahrung in der Öffentlichkeit ist peinlich. Eine Beschwerde über den Geschmack des Essens gilt auch als unhöflich und wird nach Möglichkeit vermieden.

8.6 Standardkriterium 5

S5 Die Pflegefachkraft verfügt über Informations-, Beratungs- und Anleitungskompetenz zur Sicherstellung einer bedürfnisorientierten und bedarfsgerechten Ernährung. **P5** Die Pflegefachkraft informiert und berät den Patienten/Bewohner und seine Angehörigen über Gefahren einer Mangelernährung und Möglichkeiten einer angemessenen Ernährung (z. B. Art der Unterstützung) und leitet gegebenenfalls zur Umsetzung von Maßnahmen an (z. B. im Umgang mit Hilfsmitteln). **E5** Der Patient/Bewohner und seine Angehörigen sind über Risiken und Folgen einer Mangelernährung und über mögliche Interventionen informiert, beraten und gegebenenfalls angeleitet.

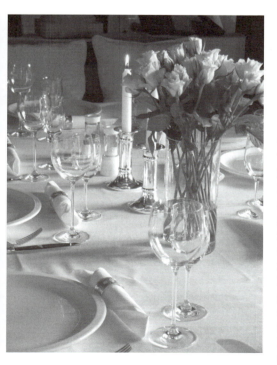

Abb. 8.11. Tischkultur © Rainer Sturm/PIXELIO

8.6.1 Implementierung

Die Umsetzung dieses Standardkriteriums beinhaltet die Beratung, die Anleitung und Schulung von Patienten, Bewohnern und Angehörigen bei allen Problemen, die im Zusammenhang mit der Nahrungsaufnahme auftreten. Die Einrichtung sollte hierfür geeignetes Informationsmaterial zur Verfügung stellen.

> Das Standardkriterium meint jedoch nicht die spezielle Ernährungsberatung von Menschen mit spezifischen gesundheitlichen Beeinträchtigungen, etwa bei Diabetes mellitus. Diese Schulungen werden durch Ernährungsberater, Diätassistenten und Ernährungsmediziner durchgeführt.

In diesem Zusammenhang muss noch einmal auf die Notwendigkeit der Dokumentation von Besonderheiten, Beratungsinhalten und Beratungsergebnissen hingewiesen werden.

> Dazu gehört auch die Dokumentation der Nahrungsverweigerung.

8.7 Standardkriterium 6

S6 Die Pflegefachkraft verfügt über die Kompetenz, die Angemessenheit und Wirksamkeit der eingeleiteten Maßnahmen zu beurteilen. **P6** Die Pflegefachkraft überprüft gemeinsam mit dem Patienten/Bewohner und seinen Angehörigen in individuellen festzulegenden Abständen den Erfolg und die Akzeptanz der Maßnahmen und nimmt gegebenenfalls eine Neueinschätzung und entsprechende Veränderungen im Maßnahmenplan vor. **E6** Die orale Nahrungsaufnahme des Patienten/Bewohners ist seinen Bedürfnissen und seinem Bedarf entsprechend sichergestellt.

8.7.1 Implementierung

In diesem Standardkriterium wird die Bedeutung der Evaluation hervorgehoben. Für den Bereich des Ernährungsmanagements kann der Gewichtsverlauf ein geeignetes Kriterium darstellen, die Evaluation beschränkt sich jedoch nicht nur auf eine Gewichtszunahme oder das Erreichen einer Stabilität des Körpergewichts.

Vielmehr müssen die individuellen Ziele des Betroffenen berücksichtigt werden. Möchte der Betroffene nicht an Gewicht zunehmen, wird es kaum möglich sein, das geplante Zielgewicht zu erreichen. Dennoch können die geplanten Maßnahmen sinnvoll und korrekt sein. Eine Zielanpassung in Kooperation mit Patient, Bewohner, Angehörigen, gesetzlichem Betreuer, behandelndem Arzt und anderen Berufsgruppen, etwa der Ernährungsberatung, Ergotherapeuten und Logopäden, trägt dazu bei, ein realistisches Ziel zu formulieren.

8.7.2 Evaluation

Das Evaluationsintervall ist abhängig von den formulierten Zielen und muss immer wieder neu bestimmt werden. Dabei ist die Formulierung von Nah- und Fernzielen hilfreich.

Im Rahmen der Evaluation soll jedoch nicht nur die Zielerreichung überprüft werden, alle anderen Bereiche des Pflegeprozesses müssen neu durchlaufen werden. Gerade bei der Informationssammlung und bei der Berücksichtigung von biografischen Aspekten können Veränderungen beobachtet werden.

> Die Tatsache, dass der Betroffene bisher bestimmte Lebensmittel bevorzugt oder abgelehnt hat, kann sich im Verlauf von Krankheiten deutlich verändern. Bei älteren Menschen mit kognitiven Defiziten beobachtet man häufig, dass der Geschmackssinn variiert. Plötzlich werden Speisen bevorzugt, die der Betroffene bisher ablehnte. Dies gilt vor allem für süße Speisen und Getränke und ist Bestandteil des normalen Alterungsprozesses. Es ist deshalb unerlässlich, im Rahmen der Evaluation auch eine Aktualisierung von Vorlieben und Abneigungen vorzunehmen.

Die Zufriedenheit mit der angebotenen Nahrung und mit der Unterstützung bei der Nahrungsaufnahme ist ebenfalls ein wichtiger Bestandteil der Evaluation, der im Übrigen auch problemlos an veränderte Bedingungen angepasst werden kann.

Evaluation:
- Veränderte Vorlieben und Abneigungen
- Veränderungen des Geschmackssinns und des Temperaturempfindens
- Zufriedenheit mit der Nahrung
- Zufriedenheit mit Unterstützungsangeboten
- Zufriedenheit mit Hilfsmitteln
- Geplante Maßnahmen
- Ergebnis, also beispielsweise Gewicht, BMI

! Sofern das Ziel nicht erreicht werden kann, müssen Hinweise darauf in der Evaluation zu finden sein. Dabei hat die Autonomie und Selbstbestimmung stets Vorrang vor dem Erreichen des festgelegten Bedarfs. Besonders wichtig ist dieser Aspekt in der Palliativsituation, in der die Ablehnung von Nahrung und Flüssigkeit unter Umständen akzeptiert werden muss.

8.8 Dokumentation

Die Pflegedokumentation und die Dokumentation der Ernährungspflege in der gesamten Pflegeeinrichtung ist ein wichtiger Bestandteil des Ernährungsmanagements. Für den einzelnen Pflegebedürftigen müssen verschiedene Formulare vorliegen, die auch im Falle einer juristischen Auseinandersetzung den korrekten Umgang mit Ernährungsproblemen aufzeigen.

Notwendig ist jedoch auch die Erhebung verschiedener Daten für die gesamte Einrichtung, um Defizite in der Versorgung erkennen zu können und entsprechende Korrekturmaßnahmen einzuleiten. Sinnvoll ist es, diese Erhebungen bereichsübergreifend in Kooperation mit dem medizinischen und dem hauswirtschaftlichen Bereich vorzunehmen.

Notwendige Formulare:
- Übersicht über Gewicht und BMI
- Ernährungsanamnese
- Berechnung von Kalorienbedarf, Gesamtflüssigkeitsbedarf und Trinkmenge
- Ernährungsplan
- Ernährungsprotokoll (▶ Anhang 19)
- Trinkplan
- Einfuhrprotokoll (▶ Anhang 19)
- Bilanzierung

8.9 Organisation

Für alle Pflegeeinrichtungen sind organisatorische Aufgaben im Zusammenhang mit der Ernährung, der Speisenversorgung und der Überprüfung des Ernährungsmanagements wichtig.

Eine dieser Aufgaben ist die Vorgabe zur Durchführung und Auswertung des Risikoassessments durch die Pflegefachkräfte und in der Gesamtbetrachtung durch die Leitungsebene, um Probleme und Mängel zeitnah festzustellen und darauf zu reagieren.

> **Praxistipp**
> Ein wichtiger Bestandteil des Ernährungsmanagements ist die Auswertung von Beschwerden im Qualitätsmanagement. Dabei ist es erforderlich, dass Beschwerden überhaupt als solche wahrgenommen werden.

Häufig beklagen Patienten oder Bewohner, dass das Essen nicht gut schmeckt, dass die angebotene Menge nicht ihren Bedürfnissen entspricht und dass die Auswahl mangelhaft ist. Diese Klagen sind allen Mitarbeitern bekannt, werden jedoch oft mit der Aussage abgetan, dass es eben sehr schwierig ist, für viele Menschen zu kochen und dabei zu erreichen, dass alle zufrieden sind. Deshalb wird der größte Teil der Beschwerden gar nicht erhoben und gelangt nicht an die Stelle, die darauf reagieren könnte. Wenn die Küche und die Hauswirtschaft nicht darüber informiert werden, dass Probleme bei der Speisenversorgung vorliegen, können sie diese Probleme auch nicht beheben.

! Sinnvoll ist deshalb zumindest eine Kurzmeldung an die Küche, wenn bei einer Mahlzeit Probleme in Form von Geschmacks- oder Temperaturveränderungen zu beanstanden sind. Dabei muss darauf geachtet werden, dass der bürokratische Aufwand in einem vertretbaren Rahmen bleibt.

8.10 Auswirkungen des Expertenstandards

Da der Expertenstandard erst vor wenigen Wochen veröffentlicht wurde, können noch keine Auswirkungen festgestellt werden. Eine Sensibilisierung konnte jedoch schon im Vorfeld beobachtet werden, zumal die Thematik auch immer wieder in den Medien auftaucht.

Anhänge

Anhang 1: Risikoassessment Expertenstandards – 134
- Dekubitus – 134
- Entlassungsmanagement – 135
- Schmerzmanagement – 136
- Sturzprophylaxe – 137
- Kontinenzförderung – 139
- Wundmanagement – 142
- Ernährung – 145
- Flüssigkeit – 147

Anhang 2: Braden-Skala – 148
Anhang 3: Waterlow-Skala – 150
Anhang 4: Medley-Skala – 151
Anhang 5: Lagerungs- und Bewegungsprotokoll – 152
Anhang 6: Barthel-Index – 153
Anhang 7: Das FIM Funktionaler Selbstständigkeitsindex mit Zusatzkriterien des FAM – 155
Anhang 8: Leitfaden für das Telefoninterview – 157
Anhang 9: ECPA – 158
Anhang 10: BPI Brief Pain Inventory (Schmerzskala zur Erfassung von tumorbedingtem Schmerz) – 160
Anhang 11: Beispiele für wahrnehmbare Schmerzindikatoren – 162
Anhang 12: Messinstrument für häusliche Stürze und Unfälle (Home Falls And Accidents Screening Tool – Home FAST) – 165
Anhang 13: Miktionsprotokoll – 169
Anhang 14: Lebensqualitätsbogen Chronische Wunden – 170
Anhang 15: Screening auf Mangelernährung im Krankenhaus – Nutritional Risk Screening (NRS 2002) – 173
Anhang 16: Anamnesebogen zur Bestimmung des Ernährungszustandes älterer Menschen – 174
Anhang 17: Screening auf Mangelernährung im ambulanten Bereich – Malnutrition Universal Screening Tool (MUST) für Erwachsene – 175
Anhang 18: Kalorienbedarf und Flüssigkeitsberechnung – 176
Anhang 19: Ernährungs- und Trinkprotokoll – 178

Name: _____ Vorname: _____ geb. _____

Risikoassessment Expertenstandards

Dekubitus

Einschätzung mit standardisierter Risikoskala _____

Datum							
Punkte							
Risiko							

Individuelles Wiederholungsintervall: _____
Plötzliche Veränderung des Zustandes: _____
_____

Durchführung Fingertest

Datum							
Ergebnis							

Planung prophylaktischer Maßnahmen in der Pflegeplanung?
Ja ☐   Nein ☐
Beratung des ☐ Patienten/Bewohners ☐ der Angehörigen/Bezugspersonen erforderlich?
Ja ☐   Nein ☐
Beratungsinhalte:
☐ Mobilität, Transfer
☐ Lagerungstechniken
☐ Bewegung
☐ Hautpflege
☐ Ernährung
☐ Flüssigkeitsversorgung
☐ Sonstiges:
_____
_____
_____

Beratungsergebnis:
_____
_____
_____

Erhoben von _____ Datum _____ HZ _____

Anhang 1: Entlassungsmanagement

Name: _____ Vorname: _____ geb. _____

Entlassungsmanagement

Unterstützungsbedarf poststationär zu erwarten?

Ja ☐   Nein ☐

Ersteinschätzung

Häufige Krankenhausaufenthalte?   Ja ☐   Nein ☐
Alter _____ Jahre
Sozialer Status _____
Wohnsituation _____
Besondere Diagnosen _____
Funktionseinschränkungen im täglichen Leben _____

Differenziertes Assessment erforderlich?

Ja ☐   Nein ☐

Instrument:

☐ Barthel-Index   ☐ FIM   ☐ NNAI   ☐ RAP

Ergebnis der Einschätzung:

Datum	
Score	
Hz	

Entlassungsplanung erstellt

Datum	
Hz	

Weitere Maßnahmen und Kontakte erforderlich?
Ja ☐   Nein ☐
Maßnahmen:
_____
_____

Telefonische Evaluation am _____ durch _____
Ergebnis: _____
_____

Erhoben von _____ Datum _____ HZ _____

Name: _____ Vorname: _____ geb. _____

Schmerzmanagement

Ersterhebung: Fragen nach McCaffery und Pasero:

Fragen zur Schmerzsituation im Rahmen der pflegerischen Routineaufnahme:
Haben Sie zurzeit irgendwelche schmerzbedingten Probleme?   Ja ☐ Nein ☐   Haben sich jetzt Schmerzen?   Ja ☐ Nein ☐   Wenn eine der Antworten mit Ja beantwortet wurde: Lokalisation der Schmerzen _____(evtl. Skizze)   Schmerzintensität (NRS 0-10) jetzt: _____   im Durchschnitt (meistens): _____   Nehmen Sie Schmerzmedikamente ein und wenn ja, welche?   _____   Sind ihre Schmerzen ausreichend gelindert?   Ja ☐ Nein ☐   Hinweis: Wenn ein Schmerzproblem festgestellt wird, das nicht zufriedenstellend gelöst ist, kann eine umfassendere Schmerzeinschätzung angezeigt sein.

Schmerzerhebung Schmerzskala: _____

Datum					
Intensität					
Qualität					

Planung von Maßnahmen in der Pflegeplanung?
Ja☐   Nein ☐
Beratung des ☐ Patienten/Bewohners ☐ der Angehörigen/Bezugspersonen erforderlich?
Ja ☐   Nein☐

Beratungsinhalte:
_____
_____

Beratungsergebnis:
_____
_____

Erhoben von _____ Datum _____ HZ _____

Anhang 1: Sturzprophylaxe

Name: _____ Vorname: _____ geb. _____

Sturzprophylaxe

Intrinsische und extrinsische Risikofaktoren:

Intrinsische Risikofaktoren:	ja	nein
Bewegungsbezogene Funktionseinbußen und Funktionsbeeinträchtigungen ❏ Probleme mit der Körperbalance/Gleichgewicht ❏ Gangveränderungen, eingeschränkte Bewegungsfähigkeit ❏ Erkrankungen, die mit veränderter Mobilität, Motorik und Sensibilität einhergehen z.B. MS, M. Parkinson, Apoplexie, Polyneuropathie, Osteoarthritis, Krebserkrankungen, andere chronische Erkrankungen, schlechter Allgemeinzustand		
Sehbeeinträchtigungen: ❏ Reduzierte Kontrastwahrnehmung ❏ Reduzierte Sehschärfe ❏ Ungeeignete Brillen		
Beeinträchtigung von Kognition und Stimmung: ❏ Demenz ❏ Depression ❏ Delir		
Erkrankungen, die zu kurzzeitiger Ohnmacht führen können: ❏ Hypoglykämie ❏ Haltungsbedingte Hypotension ❏ Herzrhythmusstörungen ❏ Transitorische ischämische Attacke TIA ❏ Epilepsie		
Inkontinenz und Ausscheidungsverhalten: ❏ Dranginkontinenz, Nykturie ❏ Probleme beim Toilettengang		
Angst vor Stürzen		
Sturzvorgeschichte		
Extrinsische Risikofaktoren		
Verwendung von Hilfsmitteln		
Schuhe und Kleidung		
Medikamente: ❏ Psychopharmaka ❏ Sedativa, Hypnotika ❏ Antiarrhythmika		

Erhoben von _____ Datum _____ HZ _____

Name: _____ Vorname: _____ geb. _____

Intrinsische Risikofaktoren Fortsetzung:	ja	nein

Gefahren in der Umgebung
• Innerhalb von Räumen und Gebäuden:
    ❏ Schlechte Beleuchtung
    ❏ Steile Treppen
    ❏ Mangelnde Haltemöglichkeiten
    ❏ Glatte Böden
    ❏ Stolpergefahren (Teppich, Haustiere, Gegenstände)
• Außerhalb von Räumen und Gebäuden:
    ❏ Unebene Gehwege und Straßen
    ❏ Mangelnde Sicherheitsausstattung (Haltemöglichkeit, Beleuch-tung)
    ❏ Wetterverhältnisse		

Einschätzung durchgeführt am:

Datum						
Punkte						
Risiko						

Individuelles Wiederholungsintervall: _____

Einschätzung nach Sturz: _____

Aktualisiertes Wiederholungsintervall: _____

Planung prophylaktischer Maßnahmen in der Pflegeplanung?

Ja ☐   Nein ☐

Beratung des ☐ Patienten/Bewohners ☐ der Angehörigen/Bezugspersonen erforderlich?

Ja ☐   Nein ☐

Beratungsinhalte:
_____

Hilfsmittel:
_____

Wohnraum- bzw. Umfeldanpassung
_____
_____

Beratungsergebnis:
_____

Erhoben von _____ Datum _____ HZ _____

Anhang 1: Kontinenzförderung

Name: _____ Vorname: _____ geb. _____

Kontinenzförderung

Screening

<u>Fragen zur Anamnese</u>

- ❏ Verlieren Sie ungewollt Urin?
- ❏ Verlieren Sie Urin, wenn Sie husten, lachen oder sich körperlich betätigen?
- ❏ Verlieren Sie Urin auf dem Weg zur Toilette?
- ❏ Tragen Sie Vorlagen/Einlagen um Urin aufzufangen?
- ❏ Verspüren Sie häufig (starken) Handrang?
- ❏ Müssen Sie pressen, um Wasser zu lassen?

<u>Anzeichen für Inkontinenz</u>

- ❏ Häufige Toilettengänge
- ❏ Verstecken verunreinigter Wäsche
- ❏ Unruhiges Verhalten
- ❏ Geruch
- ❏ Hautveränderungen im Intimbereich
- ❏ Eventuell Stürze

<u>Symptome der Inkontinenz</u>

- ❏ Unwillkürlicher Harnverlust bei körperlicher Betätigung
- ❏ Unwillkürlicher Harnverlust einhergehend mit Harndrang
- ❏ Verzögerter Beginn der Miktion
- ❏ Ständiger Harnabgang
- ❏ Harntröpfeln
- ❏ Das Gefühl der nicht vollständig entleerten Blase
- ❏ Brennen beim Wasserlassen

Wichtig: Wenn Risikofaktoren vorhanden sind, muss eine differenzierte Einschätzung erfolgen.

Erhoben von _____ Datum _____ HZ _____

Name: _____ Vorname: _____ geb. _____

Assessment der Kontinenzsituation: Kontinenzprofile

Profil	Merkmal	Beispiel
1 Kontinenz	Kein unwillkürlicher Harnverlust. Keine personelle Hilfe notwendig. Keine Hilfsmittel	
2 Unabhängig erreichte Kontinenz	Kein unwillkürlicher Harnverlust. Keine personelle Hilfe notwendig. Selbstständige Durchführung von Maßnahmen.	Patienten und Bewohner, die durch eigenständige Medikamenteneinnahme, eigenständigen Gebrauch von mobilen Toilettenhilfen, Intermittierenden Katheterismus oder Durchführung von Trainingsmaßnahmen keinen unwillkürlichen Urinverlust haben.
3 Abhängig erreichte Kontinenz	Kein unwillkürlicher Harnverlust. Personelle Unterstützung bei der Durchführung von Maßnahmen notwendig	Patienten und Bewohner mit begleiteten Toilettengängen zu individuellen/festgelegten Zeiten oder bei denen ein Fremdkatheterismus durchgeführt wird.
4 Unabhängige kompensierte Inkontinenz	Unwillkürlicher Harnverlust. Keine personelle Unterstützung bei der Versorgung mit Hilfsmitteln.	Es kommt zu einem unwillkürlichen Harnverlust, aber der Umgang mit Inkontinenzhilfsmitteln erfolgt selbstständig.
5 Abhängig kompensierte Inkontinenz	Unwillkürlicher Harnverlust. Personelle Unterstützung bei der Inkontinenzversorgung ist notwendig.	Kompensierende Maßnahmen werden von einer anderen Person übernommen.
6 Nicht kompensierte Inkontinenz	Unwillkürlicher Harnverlust. Personelle Unterstützung und therapeutische bzw. Versorgungsmaßnahmen werden nicht in Anspruch genommen	Dieses Profil trifft beispielsweise auf Betroffene zu, die nicht über ihre Inkontinenz sprechen wollen und deshalb keine personelle Hilfe oder Hilfsmittel in Anspruch nehmen bzw. aufgrund kognitiver Erkrankungen nicht akzeptieren.

Festgestelltes Kontinenzprofil: _____
Angestrebtes Kontinenzprofil: _____
Wiederholungsintervall: _____
Evaluation:

Datum							
Profil Nr.							
Nächste Kontrolle							

Erhoben von _____ Datum _____ HZ _____

Anhang 1: Kontinenzförderung

Name: _____ Vorname: _____ geb. _____

Miktionsprotokoll:
Vom _____ bis _____

Weitere Abklärung erforderlich?
Ja ☐   Nein ☐
_____

Planung prophylaktischer Maßnahmen in der Pflegeplanung?
Ja ☐   Nein ☐

Beratung des ☐ Patienten/Bewohners ☐ der Angehörigen/Bezugspersonen erforderlich?
Ja ☐   Nein ☐

Beratungsinhalte:

☐ Flüssigkeitsversorgung
☐ Gewichtsreduktion
☐ Darmmanagement
☐ Blasentraining
☐ Beckenbodentraining
☐ Blasenentleerung
☐ Toilettentraining   ☐ angeboten   ☐ zu individuellen Zeiten
☐ Hilfsmittel
☐ Sonstiges
_____
_____
_____
_____
_____

Beratungsergebnis:
_____
_____
_____
_____
_____

Erhoben von _____ Datum _____ HZ _____

Name: _____ Vorname: _____ geb. _____

Wundmanagement

Vitalzeichenkontrolle nach ärztl. AO _____

Datum								
RR								
Puls								
Temp								
Atmung/AF								
BZ								

Wiederholungsintervalle: _____
Wiederholungsintervalle: _____
Akute Veränderung des Zustandes: _____
_____

Assessment mit Kriterienliste

Kriterien zur Einschätzung der wund- und therapiebedingten Einschränkungen sowie der Selbstmanagementkompetenzen von Patienten/Bewohnern und Angehörigen
Patienten- /Angehörigenwissen ☐ Zu Ursachen der Wunde ☐ Zur Heilung der Wunde und Vorstellungen zur Wundheilungszeit ☐ Zu Symptomen (z. B. Geruch, Exsudat, Juckreiz) ☐ Zur Bedeutung spezieller Maßnahmen (z. B. Druckentlastung, Bewegung, Kompression)

Wund- und therapiebedingte Einschränkungen:
☐ Mobilitäts- und Aktivitätseinschränkungen
☐ Schmerzen
   – Stärke (z. B. analog der visuellen Analogskala)
   – Schmerzqualität (z. B. brennend, stechend, krampfartig, klopfend)
   – Häufigkeit und Dauer
   – Situationen, die mit Schmerzen einhergehen (z. B. Verbandwechsel, Beine hochlegen, Bewegung)
   – Schmerzort (mit Körperskizze)
   – Erfahrungen mit Maßnahmen zur Verbesserung der Schmerzen
☐ Abhängigkeit von personeller Hilfe
☐ Schlafstörungen
☐ Jucken und Schwellungen der Beine
☐ Schwierigkeiten bei Kleidungs- und Schuhwahl
☐ Schwierigkeiten zur Aufrechterhaltung der persönlichen Hygiene
☐ Psychosoziale Aspekte (z. B. Soziale Isolation, Machtlosigkeit, Energiemangel, Sorgen, Frustrationen, Mangel an Selbstwertgefühl, Hilflosigkeit, Hoffnungslosigkeit, Trauer, Depression, Gefühl des Kontrollverlustes)

Erhoben von _____ Datum _____ HZ _____

Anhang 1: Wundmanagement

Name: _____ Vorname: _____ geb. _____

- ☐ Vorhandene wundbezogene **Hilfsmittel** (z. B. Kompressionsstrümpfe, Orthesen, druckreduzierende Matratzen)

Selbstmanagementkompetenzen von Patient/Bewohner und Angehörigen
- ☐ Zum Umgang mit Einschränkungen (siehe oben)
- ☐ Zur Wunde und Verbandwechsel (z. B. Wundgeruch, Schmerzen beim Verbandwechsel)
- ☐ Erhalt von Alltagsaktivitäten (z. B. Einkaufen, Hobbys, Spazierengehen)
- ☐ Krankheitsspezifische Maßnahmen
  - Entstauende Maßnahmen
    - Kompression (Anziehen, Pflegen, Umgang mit kompressionsbedingten Beschwerden)
    - Aktivierung des Sprunggelenks und der Muskelpumpe
    - Hochlegen der Beine
  - Fußpflege und –inspektion
  - Präventive Maßnahmen bei Diabetischem Fußsyndrom: z. B. Fußpflege, -inspektion, Umgang mit Schuhen
  - Druckentlastung der Wunde
    - Hilfsmittel (z. B. Orthesen, Matratzen, Kissen)
    - Bewegungsförderung/Umlagerung
- ☐ Hautschutz, Hautpflege
- ☐ Ernährung, Gewichtsreduktion (z. B. Nahrungsbeschaffung, Ernährungsgewohnheiten)
- ☐ Blutzuckereinstellung
- ☐ Raucherentwöhnung

Einschätzungsergebnis:
_____

Beratung des ☐ Patienten/Bewohners ☐ der Angehörigen/Bezugspersonen erforderlich?
Ja ☐   Nein ☐

Beratungsinhalte:
_____
_____
_____
_____

Beratungsergebnis:
_____
_____
_____
_____

Erhoben von _____ Datum _____ HZ _____

Name: _____ Vorname: _____ geb. _____

Sonstiges:
_____
_____
_____

Wunddokumentation:

Wundprotokoll wurde angelegt
Ja ☐   Nein ☐

Weitere Formulare wurden angelegt
Ja ☐   Nein ☐

_____

Fotodokumentation wurde durchgeführt
Ja ☐   Nein ☐

Wundtherapie wurde angeordnet
Ja ☐   Nein ☐

Wundberatung wurde eingeschaltet
Ja ☐   Nein ☐

Weitere Fachexperten wurden eingeschaltet
Ja ☐   Nein ☐

_____
_____

Erhoben von _____ Datum _____ HZ _____

Anhang 1: Ernährung

Name: _____ Vorname: _____ geb. _____

Ernährung

Größe _____ cm   aktuelles Gewicht _____ kg   BMI Faktor _____

Gewicht vor 1 Monat _____ kg   vor 3 Mon. _____ kg   vor 6 Mon. _____ kg

Konfektionsgröße bisher _____ aktuell _____

Durchschnittliche Portionsgröße: ☐ ○   ☐ ◔   ☐ ◕   ☐ ◉   ☐ ●

Datum					
Gewicht					
BMI					
Kalorienbedarf					
Trinkmenge					

Häufigkeit der Gewichtskontrolle: _____

Differenzierte Einschätzung mittels:

☐   MNA-SF   ☐   MNA   ☐   NRS   ☐   MUST

Datum				
Score				

Wiederholungsintervall: _____

Ernährungsgewohnheiten/Ernährungsplan:

Frühstück   _____ Uhr _____ kcal
_____

1. ZMZ   _____ Uhr _____ kcal
_____

Mittagessen   _____ Uhr _____ kcal
_____

2. ZMZ   _____ Uhr _____ kcal
_____

Abendessen   _____ Uhr _____ kcal
_____

Spätmahlzeit   _____ Uhr _____ kcal
_____

Erhoben von _____ Datum _____ HZ _____

Name: _____ Vorname: _____ geb. _____

Lieblingsspeisen
_____
_____
_____

Abneigungen
_____
_____
_____

Besondere Gewohnheiten/Hilfsmittel
_____
_____
_____

Isst am liebsten:
Alleine ☐ In Gesellschaft ☐
Besondere Kost/Diät
_____
_____
_____

Planung von Maßnahmen in der Pflegeplanung?
Ja ☐ Nein ☐
☐ Zusatznahrung
☐ hochkalorische Kost
☐ Hilfsmittel
☐ Begleitetes Essen
☐ Weitere Maßnahmen _____
_____
_____

Erhoben von _____ Datum _____ HZ _____

Anhang 1: Flüssigkeitsversorgung

Name: _____ Vorname: _____ geb. _____

Flüssigkeitsversorgung

Errechneter Flüssigkeitsbedarf: _____ ml
Einfuhrprotokoll von _____ bis _____
Durchschnittliche Trinkmenge: _____ ml
Trinkgewohnheiten/Trinkplan:

    _____ Uhr _____ ml
    _____ Uhr _____ ml
    _____ Uhr _____ ml
    _____ Uhr _____ ml
    _____ Uhr _____ ml
    _____ Uhr _____ ml
    _____ Uhr _____ ml
    _____ Uhr _____ ml

Lieblingsgetränke
_____

Abneigungen
_____

Planung von Maßnahmen in der Pflegeplanung?
Ja ☐   Nein ☐
☐ Hilfsmittel
☐ Infusionstherapie _____
☐ Weitere Maßnahmen _____

Maßnahmen bei Verweigerung der Nahrungsaufnahme oder Flüssigkeit:
_____
_____

Kontaktaufnahme: Arzt ☐   Betreuer ☐   Angehörige ☐
Angeordnete Trinkmenge: _____ ml
Korrekturmaßnahme: _____
Datum _____ Unterschrift _____
Beratung des ☐ Patienten/Bewohners ☐der Angehörigen/Bezugspersonen erforderlich?
Ja ☐   Nein ☐

Beratungsinhalte:
_____

Beratungsergebnis:
_____

Sonstiges:
_____

Erhoben von _____ Datum _____ HZ _____

Anhang 2: Braden-Skala

Sensorisches Empfindungsvermögen: Fähigkeit adäquat auf druckbedingte Beschwerden zu reagieren	Feuchtigkeit: Ausmaß, in dem die Haut Feuchtigkeit ausgesetzt ist	Aktivität: Ausmaß der physischen Aktivität	Mobilität: Fähigkeit, die Position zu wechseln oder zu halten	Ernährung: Ernährungsgewohnheiten	Reibung und Scherkräfte
1 Fehlt - Keine Reaktion auf schmerzhafte Stimuli, mögliche Gründe: Bewegungslosigkeit, Sedierung oder - Störung der Schmerzempfindung durch Lähmungen, die den grössten Teil des Körpers betreffen (z.B. hoher Querschnitt)	**1 Ständig feucht** - die Haut ist ständig feucht durch Urin, Schweiß oder Kot - Immer wenn der Patient gedreht wird, liegt er im Nassen	**1 Bettlägerig** - Ans Bett gebunden	**1 Komplett immobil** - Kann keinen geringfügigen Positionswechsel ohne Hilfe ausführen	**1 Sehr schlechte Ernährung** - Isst kleine Portionen nie auf, sondern nur etwa 1/3 - Trinkt zu wenig - Nimmt keine Ergänzungskost zu sich oder - Darf oral keine Kost zu sich nehmen oder - Nur klare Flüssigkeiten oder - Erhält Ernährungsinfusionen länger als 5 Tage	**1 Problem** - Braucht viel bis massive Unterstützung bei Lagewechsel - Anheben ist ohne Schleifen nicht möglich - Rutscht im Bett oder im (Roll-)Stuhl ständig herunter, muss immer wieder hochgezogen werden oder - Ist sehr unruhig (scheuert auf der Unterlage)
2 Stark eingeschränkt - Reaktion erfolgt nur auf starke Schmerzreize - Beschwerden können kaum geäussert werden (z.B. nur durch Stöhnen oder Unruhe) oder - Störung der Schmerzempfindung durch Lähmungen, wovon die Hälfte des Körpers betroffen ist	**2 Oft feucht** - Haut ist oft feucht, aber nicht immer - Bettzeug oder Wäsche muss mindestens 1-mal/Schicht gewechselt werden	**2 Sitzt auf** - Kann mit Hilfe etwas laufen - Kann das eigene Gewicht nicht allein tragen - Braucht Hilfe um aufzusitzen (Bett, Stuhl, Rollstuhl)	**2 Mobilität stark eingeschränkt** - Bewegt sich manchmal geringfügig (Körper, Extremitäten) - Kann sich aber nicht regelmässig allein ausreichend umlagern	**2 Mäßige Ernährung** - Isst selten eine normale Portion auf, aber isst im Allgemeinen etwa die Hälfte der angebotenen Nahrung - Isst etwa 3 Eiweißportionen - Nimmt unregelmäßig Ergänzungskost zu sich oder - Erhält zu wenig Nährstoffe über Sondenkost oder Infusionen	**2 Potenzielles Problem** - Bewegt sich etwas allein oder braucht wenig Hilfe - Beim Hochziehen schleift die Haut nur wenig über die Laken (kann sich etwas anheben) - Kann sich über längere Zeit in einer Lage halten (Stuhl, Rollstuhl) - Rutscht nur selten herunter

Anhang 2: Braden-Skala

	3	4
	Leicht eingeschränkt - Reaktionen auf Ansprache oder Kommandos - Beschwerden können nicht immer ausgedrückt werden (z.B. dass die Position geändert werden soll) oder - Störung der Schmerzempfindung durch Lähmung, wovon eine oder zwei Extremitäten betroffen sind	**Vorhanden** - Reaktionen auf Ansprache, Beschwerden können geäußert werden oder - Keine Störung der Schmerzempfindung
	Manchmal feucht - Haut ist manchmal feucht, etwa 1-mal/Tag wird neue Wäsche benötigt	**Selten feucht** - Haut ist meist trocken - Neue Wäsche wird selten benötigt
	Geht wenig - Geht am Tag allein, aber selten und nur ganz kurze Distanzen - Braucht für längere Strecken Hilfe - Verbringt die meiste Zeit im Bett oder im Stuhl	**Geht regelmäßig** - geht regelmässig 2- bis 3-mal pro Schicht - Bewegt sich regelmässig
	Mobilität gering eingeschränkt - Macht regelmäßig kleine Positionswechsel des Körpers und der Extremitäten	**Mobil** - Kann allein seine Position umfassend ändern
	Adäquate Ernährung - Isst mehr als die Hälfte der normalen Essensportion - Nimmt ca. 4 Eiweißportionen täglich zu sich - Verweigert gelegentlich eine Mahlzeit, nimmt aber Ergänzungskost zu sich, oder nimmt über Sonde oder Infusion die meisten Nährstoffe auf	**Gute Ernährung** - Isst immer die Portionen auf - Nimmt 4 Eiweißportionen zu sich - Isst manchmal 1 Zwischenmahlzeit - Braucht keine Ergänzungskost
	Zur Zeit kein Problem - Bewegt sich im Bett und im Stuhl - Hat genügend Kraft sich anzuheben - Kann eine Position über lange Zeit halten, ohne herunter zu rutschen	**Punkte:** geringes Risiko = 16 bis 15 P mittleres Risiko = 14 bis 12 P hohes Risiko = 11 bis 9 P sehr hohes Risiko = <9 P

Datum	HZ	Ges. Pkt.	Datum	HZ	Ges. Pkt.	Datum	HZ	Ges. Pkt.	Datum	HZ	Ges. Pkt.
Punkte			Punkte			Punkte			Punkte		

Anhang 3: Waterlow-Skala

Name: _____ Vorname: _____ geb. _____

Waterlow-Skala

Körperbau/Gewicht im Verhältnis zur Größe	durchschnittlich 0	überdurchschnittlich 1	Adipositas 2	Kachexie 3	
Hauttyp/optisch feststellbare Risikobereiche	gesund 0	Gewebeverdünnung 1	trocken 1	ödematös 1	Kaltschweißig (Temperatur) Fieber 1	blass 2	geschädigt/wund 3
Geschlecht Alter	männlich 1	weiblich 2	14-49 1	50-64 2	65-74 3	75-80 4	81+ 5
Kontinenz	total/katheterisiert 0	gelegentliche Inkontinenz 1	katheterisiert, Stuhlinkontinenz 2	Stuhl und Urininkontinenz 3		
Mobilität	normal 0	unruhig 1	apathisch 2	eingeschränkt (Gipsverband) 3	träge (Extension) 4	bewegungsunfähig, (Rollstuhl) 5
Appetit	durchschnittlich 0	kaum 1	Sondernährung/ nur Flüssigkeit 2	verweigert Essenaufnahme (Nahrungskarenz) 3		
Besondere Risiken	Mangelversorgung des Gewebes	terminale Kachexie	Herzinsuffizienz	periphere Gefäßerkrankung	Anämie	Rauchen
Neurologische Defizite	diabetische Neuropathie	MS	Apoplex motorisch/ sensorisch	Paraplegie	Tetraplegie	
Größere chirurgische Eingriffe	orthopädische Eingriffe z.B. TEP oder Wirbelsäulenoperationen (länger als 2 Stunden)					
Medikation	Steroide	Zytostatika	hochdosierte antientzündlich wirkende Präparate			

Auswertung: Aus jeder Begriffsklasse können mehrere Punktwerte addiert werden

10-14 Punkte ≈ Risiko	15-10 Punkte ≈ hohes Risiko	20 und mehr Punkte ≈ sehr hohes Risiko

Anhang 4: Medley-Skala

Medley-Skala

Name: _____ Vorname: _____ geb. _____

Station: _____ Name: _____ Geb.: _____

Aktivität/ Bettlägerigkeit	Hautzustand	Gefährdende Krankheiten	Mobilität	Bewusstsein	Ernährungsstatus	Urininkontinenz	Stuhlinkontinenz	Schmerzen
Aufstehen ohne Hilfe 0	Intakt 0	Keine 0	Volle Beweglichkeit 0	Reagiert sofort 0	Gut 0	Keine oder Katheter 0	Keine 0	Keine 0
Aufstehen mit Hilfe 2	Ekzem, Allergie oder Abnutzung 2	Immer stabiler Zustand 1	Bewegungen mit geringer Hilfe möglich 1	Ist träge oder verwirrt 1	Ausreichend (geringe Zufuhr) 1	Vereinzelt (weniger als 2 mal in 24 Std.) 1	Vereinzelt (geformter Stuhl) 1	Leicht 1
Rollstuhl > 12 Std. 2	Sebostase vermehrter Turgor Altershaut 2	Akute Krankheiten oder nicht immer stabil 2	Bewegungen nur mit Hilfe möglich 2	Keine Reaktion auf Stimuli 2	Isst wenig 2	Manchmal (mehr als 2 mal in 24 Std.) 2	manchmal (mit breiigem Stuhl) 2	Manchmal 2
Bettlägerig > 12 Std. 6	Ödem und/ oder Rötung 6	Terminal oder präfinal 3	Immobil 6	Komatös 3	Isst sehr wenig- nicht ausreichend 3	Total, immer 3	Total, keine Kontrolle 3	Starke 3
	Druckgeschwür 6							

Auswertung _____ Punkte   Datum: _____ Nr. _____

0-9 Punkte = geringes Risiko (keine Maßnahmen)   10-36 Punkte = Risiko (Maßnahmen Dekubitusprophylaxe)

Name: _____ Vorname: _____ geb. _____

Lagerungs- und Bewegungsprotokoll

Datum	Uhrzeit	Hz	Lagerungswechsel - Bewegung	Fingertest	Matratze

Datum	Uhrzeit	Hz	Lagerungswechsel - Bewegung	Fingertest	Matratze

Datum	Uhrzeit	Hz	Lagerungswechsel - Bewegung	Fingertest	Matratze

Erhoben von _____ Datum _____ HZ _____

Anhang 6: Barthel-Index

Barthel-Index

Funktion	Punkte
Essen	
Unfähig, allein zu essen	0
Braucht etwas Hilfe, z.B. beim Fleisch schneiden oder Butter auftragen	5
Selbstständig, benötigt keine Hilfe	10
Baden	
Abhängig von fremder Hilfe	0
Selbstständig, benötigt keine Hilfe	5
Körperpflege (Rasieren, Kämmen, Zähneputzen)	
Abhängig von fremder Hilfe	0
Selbstständig, benötigt keine Hilfe	5
An- und Auskleiden	
Unfähig, sich allein an- und auszuziehen	0
Braucht etwas Hilfe, kann aber ca. 50% allein durchführen	5
Selbstständig, benötigt keine Hilfe	10
Stuhlkontrolle	
Inkontinent	0
Gelegentlich inkontinent (max. 1x pro Woche)	5
Ständig kontinent	10
Urinkontrolle	
Inkontinent	0
Gelegentlich inkontinent (max. 1x pro Tag)	5
Ständig kontinent	10
Toilettenbenutzung	
Abhängig von fremder Hilfe	0
Benötigt Hilfe wg. fehlenden Gleichgewichts oder beim Ausziehen	5
Selbstständig, benötigt keine Hilfe	10
Bett- bzw. Stuhltransfer	
Abhängig von fremder Hilfe, fehlende Sitzbalance	0
Erhebliche physische Hilfe beim Transfer erforderlich, Sitzen selbstständig	5
Geringe physische bzw. verbale Hilfe oder Beaufsichtigung erforderlich	10
Selbstständig, benötigt keine Hilfe	15
Mobilität	
Immobil bzw. Strecke < 50 m	0
Unabhängig mit Rollstuhl, incl. Ecken, Strecke > 50 m	5
Unterstütztes Gehen möglich, Strecke > 50 m	10
Selbstständiges Gehen möglich (Hilfsmittel erlaubt), Strecke > 50 m	15
Treppensteigen	
Unfähig, allein zu Treppen zu steigen	0
Benötigt Hilfe oder Überwachung beim Treppensteigen	5
Selbstständiges Treppensteigen möglich	10

Der maximal erreichbare Scorewert beträgt 100 Punkte.

Varianten
1. Erweiterter Barthel-Index (EBI)
2. Frühreha-Barthel-Index (FRB)

Bewertung
Der Aussagewert des Barthel-Index ist beschränkt. So gibt ein Score-Wert von 100 Punkten lediglich an, dass ein Patient in der Lage ist, alle im Score aufgeführten Aktivitäten durchzuführen. Daraus ergibt sich jedoch nicht zwangsläufig, dass der Patient in der Lage ist, sein Leben selbstständig und eigenverantwortlich zu führen. Komplexe Tätigkeiten, wie Einkaufen, Haushaltsführung, Behördengänge, werden vom Barthel-Index nicht erfasst.

… Anhang 7: Das FIM Funktionaler Selbstständigkeitsindex mit Zusatzkriterien des FAM

Das FIM Funktionaler Selbstständigkeitsindex mit Zusatzkriterien des FAM

Items des FIM

		Motorische Items	Summierte Bewertung: 13 bis 91 Punkte
A	Selbstversorgung	Essen / Trinken	1 bis 7
B		Körperpflege	1 bis 7
C		Baden / Duschen / Waschen	1 bis 7
D		Ankleiden oben	1 bis 7
E		Ankleiden unten	1 bis 7
F		Intimhygiene	1 bis 7
G	Kontinenz	Blasenkontrolle	1 bis 7
H		Darmkontrolle	1 bis 7
I	Transfers	Bett / Stuhl / Rollstuhl	1 bis 7
J		Toilettensitz	1 bis 7
K		Dusche / Badewanne	1 bis 7
L	Fortbewegung	Gehen / Rollstuhl	1 bis 7
M		Treppensteigen	1 bis 7
		Kognitive Items	Summierte Bewertung: 5 bis 35 Punkte
N	Kommunikation	Verstehen	1 bis 7
O		Ausdruck (sich verständlich machen)	1 bis 7
P	Soziales	Soziales Verhalten	1 bis 7
Q		Problemlösungsfähigkeit	1 bis 7
R		Gedächtnis	1 bis 7

Bewertungskriterien des FIM

	Keine Hilfspersonen erforderlich
7	Völlige Selbstständigkeit
6	Eingeschränkte Selbstständigkeit (Hilfsvorrichtung oder Sicherheitsbedenken)
	Eingeschränkte Unselbstständigkeit
5	Supervision oder Vorbereitung
4	Kontakthilfe
3	Mäßige Hilfestellung
	Völlige Unselbstständigkeit
2	Ausgeprägte Hilfestellung
1	Totale Hilfestellung

FIM mit Zusatzkriterien des FAM (Functional Assessment Measure)

	Motorische Items	
A	Selbstversorgung	Essen / Trinken
B		Körperpflege
C		Baden / Duschen / Waschen
D		Ankleiden oben
E		Ankleiden unten
F		Toilette
+		*Schlucken*
G	Kontinenz	Blasenkontrolle
H		Darmkontrolle
I	Mobilität	Bett / Stuhl / Rollstuhl
J		Toilettensitz
K		Dusche / Badewanne
+		*Transfer ins / aus dem Auto*
L		Gehen / Rollstuhl
M		Treppensteigen
+		*Mobilität in der Wohngemeinde*
	Kognitive Items	
N	Kommunikation	Verstehen
O		Ausdruck (sich verständlich machen)
+		*Lesen*
+		*Schreiben*
+		*Sprachverständnis*
P	Psychsoziale Anpassung	Soziales Verhalten
+		*Emotionaler Zustand*
+		*Anpassungsfähigkeit bezüglich Einschränkungen*
+		*Anstellbarkeit (Arbeit)*
Q	Kognitive Funktionen	Problemlösungsfähigkeit
R		Gedächtnis
+		*Orientierung*
+		*Aufmerksamkeit*
+		*Sicherheitsbeurteilung*

Anhang 8: Leitfaden für das Telefoninterview

Leitfaden für das Telefoninterview

Patient		Datum Uhrzeit	Gesprächspartner erreicht	Gesprächspartner nicht erreicht
Gesprächspartner				

Entlassung: ☐ nach Hause ☐ nach Hause mit ambulantem Pflegedienst

☐ ins Pflegeheim/Kurzzeitpflege/Rehabilitation/Sonstiges: _____

Telefonische Evaluation nach der Entlassung

Wie geht es ☐ Ihnen ☐ Ihrem Angehörigen ☐ dem Bewohner?

_____
_____
_____
_____

Hat der Transport problemlos und pünktlich funktioniert?
Ja ☐   Nein ☐
_____

Waren alle notwendigen Medikamente und Hilfsmittel vorhanden?
Ja ☐   Nein ☐
_____

War der Pflegedienst inzwischen bei Ihnen?
Ja ☐   Nein ☐
_____

Waren alle wichtigen Informationen da?
Ja ☐   Nein ☐
_____

Waren Sie mit der Planung und Durchführung der Entlassung zufrieden?
Ja ☐   Nein ☐
_____

ECPA

Dimension 1: Beobachtungen außerhalb der Pflege

Item 1 – Verbale Äußerungen: Stöhnen, Klagen, Weinen, Schreien
0 Patient macht keine Äußerungen
1 Schmerzäußerungen, wenn Patient angesprochen wird
2 Schmerzäußerungen, sobald jemand beim Patienten ist
3 Spontane Schmerzäußerungen oder spontanes leises Weinen, Schluchzen
4 Spontanes Schreien bzw. qualvolle Äußerungen

Item 2 – Gesichtsausdruck: Blick und Mimik
0 Entspannter Gesichtsausdruck
1 Besorgter, gespannter Blick
2 Ab und zu Verziehen des Gesichts, Grimassen
3 Verkrampfter u./o. ängstlicher Blick
4 Vollständiger starrer Blick / Ausdruck

Item 3 – Spontane Ruhehaltung
0 Keinerlei Schonhaltung
1 Vermeidung einer bestimmten Position, Haltung
2 Patient wählt eine Schonhaltung (aber kann sich bewegen)
3 Patient sucht erfolglos eine schmerzfreie Schonhaltung
4 Patient bleibt vollständig immobil

Dimension 2. Beobachtungen während der Pflege

Item 4 – Ängstliche Abwehr bei Pflege
0 Patient zeigt keine Angst
1 Ängstlicher Blick, angstvoller Ausdruck
2 Patient reagiert mit Unruhe
3 Patient reagiert aggressiv
4 Patient schreit, stöhnt, jammert

Item 5 – Reaktionen bei der Mobilisation
0 Patient steht auf / lässt sich mobilisieren ohne spezielle Beachtung
1 Patient hat gespannten Blick / scheint Mobilisation und Pflege zu fürchten
2 Patient klammert mit den Händen / macht Gebärden während Mobilisation und Pflege
3 Patient nimmt während Mobilisation / Pflege Schonhaltung ein
4 Patient wehrt sich gegen Mobilisation und Pflege

Item 6 – Reaktionen während Pflege von schmerzhaften Zonen
0 Keinerlei negative Reaktionen während der Pflege
1 Reaktionen während Pflege, ohne weitere Bezeichnung
2 Reaktionen beim Anfassen oder Berühren schmerzhafter Zonen
3 Reaktionen bei flüchtiger Berührung schmerzhafter Zonen
4 Unmöglichkeit, sich schmerzhafter Zonen zu nähern

Item 7 – Verbale Äußerungen während der Pflege
0 Keine Äußerungen während der Pflege
1 Schmerzäußerung, wenn man sich an den Patienten wendet
2 Schmerzäußerung, sobald Pflegende beim Patienten ist
3 Spontane Schmerzäußerung oder spontanes leises Weinen, Schluchzen
4 Spontanes Schreien bzw. qualvolle Äußerungen

Dimension 3. Auswirkung auf Aktivitäten

Item 8 – Auswirkung auf den Appetit
0 Keine Veränderungen bezüglich Appetit
1 Leicht reduzierter Appetit, isst nur einen Teil der Mahlzeit
2 Muss animiert werden, einen Teil der Mahlzeit zu essen
3 Isst trotz Aufforderung nur ein paar Bissen
4 Verweigert jegliche Nahrung

Item 9 – Auswirkungen auf den Schlaf
0 Guter Schlaf, beim Aufwachen ist der Patient ausgeruht
1 Einschlafschwierigkeiten oder verfrühtes Aufwachen
2 Einschlafschwierigkeiten und verfrühtes Aufwachen
3 Zusätzliches nächtliches Erwachen
4 Seltener oder fehlender Schlaf

Item 10 – Auswirkungen auf Bewegung
0 Patient mobilisiert und bewegt sich wie gewohnt
1 Patient bewegt sich wie gewohnt, vermeidet aber gewisse Bewegungen
2 Seltenere / verlangsamte Bewegungen
3 Immobilität
4 Apathie oder Unruhe

Item 11 – Auswirkungen auf Kommunikation / Kontaktfähigkeit
0 Üblicher Kontakt
1 Herstellen von Kontakt erschwert
2 Patient vermeidet Kontaktaufnahme
3 Fehlen jeglicher Kontakte
4 Totale Indifferenz

Total Punkte (0 = kein Schmerz, 44 = maximaler Schmerz)

[1] Morello R., Jean A., Alix M.; L'ECPA ; une èchelle comportementale de la douleur pour personnes âgèes non communicantes. Infokara 1998;51:22–9. Deutsche Version nach Kunz R., Palliative Medizin für ältere Menschen, in: Schweiz Med Forum, Nr.5; 2002; S. 100–105

| Datum: | Uhrzeit: | Name: | Vorname: |

1	Die meisten von uns haben von Zeit zu Zeit Schmerzen (z.B. Kopfschmerzen, Zahnschmerzen, bei Verstauchungen). Hatten Sie **heute andere als diese Alltagsschmerzen?**
	☐ ja ☐ nein

| 2 | Schraffieren Sie in nachstehender Zeichnung die Gebiete, in denen Sie Schmerzen haben. Markieren Sie mit »X« die Stelle, die Sie am meisten schmerzt. |

rechts links links rechts

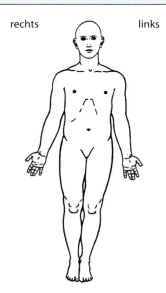 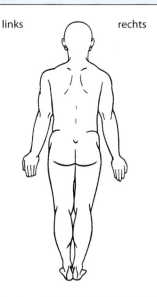

3	Kreisen Sie die Zahl ein, die Ihre **stärksten** Schmerzen in den letzten 24 Stunden beschreibt:
	0 1 2 3 4 5 6 7 8 9 10
	kein Schmerz stärkste vorstellbare Schmerzen

4	Kreisen Sie die Zahl ein, die Ihre **geringsten** Schmerzen in den letzten 24 Stunden beschreibt:
	0 1 2 3 4 5 6 7 8 9 10
	kein Schmerz stärkste vorstellbare Schmerzen

5	Kreisen Sie die Zahl ein, die Ihre **durchschnittlichen** Schmerzen in den letzten 24 Stunden beschreibt:
	0 1 2 3 4 5 6 7 8 9 10
	kein Schmerz stärkste vorstellbare Schmerzen

6	Kreisen Sie die Zahl ein, die aussagt, welche Schmerzen Sie **in diesem Moment** haben:
	0 1 2 3 4 5 6 7 8 9 10
	kein Schmerz stärkste vorstellbare Schmerzen

Anhang 10: BPI Brief Pain Inventory (Schmerzskala zur Erfassung von tumorbedingtem Schmerz)

7	Welche Behandlungen oder Medikamente erhalten Sie gegen Ihre Schmerzen?

8	Bitte denken Sie an die vergangenen 24 Stunden. Wieviel Schmerzlinderung haben Sie durch Behandlungen oder Medikamente erfahren? Bitte kreisen Sie die Prozentzahl ein, die am besten die Schmerzlinderung beschreibt:
	0% 10% 20% 30% 40% 50% 60% 70% 80% 90% 100%
	keine Linderung vollständige Linderung

Bitte kreisen Sie die Zahl ein, die angibt, wie stark Ihre Schmerzen Sie in den vergangenen 24 Stunden beeinträchtigt haben:

9	**Allgemeine Aktivität**
	0 1 2 3 4 5 6 7 8 9 10
	keine Beeinträchtigung stärkste Beeinträchtigung

10	**Stimmung**
	0 1 2 3 4 5 6 7 8 9 10
	keine Beeinträchtigung stärkste Beeinträchtigung

11	**Gehvermögen**
	0 1 2 3 4 5 6 7 8 9 10
	keine Beeinträchtigung stärkste Beeinträchtigung

12	**Normale Arbeit** (sowohl außerhalb des Hauses als auch Hausarbeit), **Belastbarkeit**
	0 1 2 3 4 5 6 7 8 9 10
	keine Beeinträchtigung stärkste Beeinträchtigung

13	**Beziehung zu anderen Menschen**
	0 1 2 3 4 5 6 7 8 9 10
	keine Beeinträchtigung stärkste Beeinträchtigung

14	**Schlaf**
	0 1 2 3 4 5 6 7 8 9 10
	keine Beeinträchtigung stärkste Beeinträchtigung

15	**Lebensfreude**
	0 1 2 3 4 5 6 7 8 9 10
	keine Beeinträchtigung stärkste Beeinträchtigung

Beispiele für wahrnehmbare Schmerzindikatoren

Lautsprachliche Indikatoren:

Verbal:
- ☐ Unspezifische Äußerungen
- ☐ Um Hilfe (bei Bewegung) bitten
- ☐ Nach Schmerzmitteln fragen
- ☐ Bitten, allein gelassen zu werden
- ☐ Über Schmerzen reden
- ☐ Mehr als üblich reden
- ☐ Fluchen
- ☐ Verbale Ausbrüche
- ☐ Unbehagen und/oder Protest äußern
- ☐ Abgehackte Sprache

Vokal:
- ☐ Stöhnen
- ☐ Weinen
- ☐ Schreien
- ☐ Grunzen, brummeln
- ☐ Seufzen
- ☐ Jammern
- ☐ Winseln
- ☐ Japsen, nach Luft schnappen
- ☐ Geräuschvolles Atmen

Mimische Indikatoren:
- ☐ Grimassen schneiden, das Gesicht verziehen
- ☐ Schnelles Augenblinzeln/-zwinkern
- ☐ Gesenkte Augenbrauen und offener Mund
- ☐ Zähne zusammen beißen
- ☐ Ängstlicher Gesichtsausdruck
- ☐ Stirn runzeln
- ☐ Kiefer fallen lassen
- ☐ Zugekniffene oder geschlossene Augen
- ☐ Trauriger Ausdruck
- ☐ Zusammengekniffene Lippen

Anhang 11: Beispiele für wahrnehmbare Schmerzindikatoren

- ☐ Zuckungen im Gesicht
- ☐ In Falten geworfene Stirn
- ☐ Vertikale Falten zwischen den Augenbrauen
- ☐ Schielen

Verhaltensindikatoren – verhaltensbedingte Indikatoren für Schmerz:
- ☐ Körperlich unruhig, agitiert, zappelig
- ☐ Ängstlich oder ärgerlich
- ☐ Vor Berührung zurückschrecken
- ☐ Bestimmte Körperteile reiben/festhalten
- ☐ Aufgeregt
- ☐ Jucken, kratzen
- ☐ Schonhaltung
- ☐ Steife, unterbrochene, vorsichtige Bewegung
- ☐ Ungeschickte Steh-/Sitzposition
- ☐ Häufig anlehnen, um Stabilität zu halten
- ☐ Häufiger Lagerungswechsel
- ☐ Schaukeln, vor und zurück wippen
- ☐ Verdrehte Körperhaltung, Verrenkungen
- ☐ Kopf vor und zurück werfen
- ☐ Angespannte Körperhaltung
- ☐ Nesteln

Verhaltensindikatoren – Indikatoren für Schmerz durch Verhaltens- oder Stimmungsänderungen:
- ☐ Beweglichkeit verändert, eingeschränkt
- ☐ Schlafrhythmus verändert
- ☐ Erhöhte Verwirrtheit
- ☐ Appetitlosigkeit, Nahrungsverweigerung
- ☐ Verstummen
- ☐ Sich (sozial) zurückziehen
- ☐ Aggressivität, Reizbarkeit
- ☐ Veränderter Gang, humpeln
- ☐ Angst
- ☐ Aufmerksamkeit erhaschendes Verhalten
- ☐ Veränderter Aktivitätslevel
- ☐ Depression
- ☐ Erschwertes Aufstehen (sitzen, liegen)
- ☐ Müdigkeit

- ☐ Sich häufiger hinlegen
- ☐ Sich langsamer bewegen
- ☐ Mehr gehen als sonst
- ☐ Pflege ablehnen
- ☐ Hilfsmittel benutzen (z.B. Gehstock)
- ☐ Klagen, jammern bei Lagerung
- ☐ Erschwertes Kauen
- ☐ Bewegung ablehnen
- ☐ Streitlustig, schlägt oder schubst
- ☐ Stürze
- ☐ Lethargie
- ☐ Hyperaktivität

Physische Indikatoren:
- ☐ Erhöhter Muskeltonus
- ☐ Atmung verändert (z.B. kurzatmig)
- ☐ Haut- oder Gesichtsfarbe verändert
- ☐ Schwellungen (Gelenke, Knöchel)
- ☐ Blutspuren (auf Kleidung)
- ☐ Angespannter Bauch
- ☐ Vitalzeichen verändert
- ☐ Ausgerenkte Gelenke (Schulter, Finger)
- ☐ Verkürztes Bein
- ☐ Steifheit des gesamten Körpers
- ☐ Hyperämisierung einzelner Körperteile
- ☐ Schwitzen
- ☐ Erbrechen
- ☐ Zittern

Messinstrument für häusliche Stürze und Unfälle
(Home Falls And Accidents Screening Tool – Home FAST)

Mackenzie L, Byles J, Higginbothsm N (2000). The home falls and accidents screening tool (HOME FAST. British Journal of Occupational Therapy 63 (6): 260–269. Appendix 1.

Definition: »Häuslich« bezieht sich auf die Umgebung innerhalb und außerhalb des Wohnraums der betreffenden Person. Da die Checkliste in der Regel am Tage geprüft wird, sollte auch die häusliche Umgebung bei Nacht mit bedacht werden.

Jedes »Nein« zeigt einen Handlungsbedarf an.

Böden

1. Sind die Durchgänge frei von Leitungen, Kabeln oder Sonstigem?
Definition: Keine Leitungen oder Hindernisse (z. B. Kartons, Zeitschriften, Gegenstände etc.) in Durchgängen/Eingängen. Meint auch Möbel oder andere Gegenstände, die Eingänge oder Flure versperren, Gegenstände hinter Türen, sodass die Türen nicht vollständig geöffnet werden können, erhöhte Türschwellen etc.

0 = Ja   1 = Nein

2. Sind die Bodenbeläge in gutem Zustand
Definition: Teppiche, Fußmatten oder Läufer (auch Treppenläufer) liegen flach/keine Riss/abgelaufen, keine zerbrochenen oder fehlenden Bodenfliesen

0 = Ja   1 = Nein

3. Sind die Bodenflächen rutschfest?
Definition: Kreuzen Sie »nein« an, wenn außer glatten, gefliesten oder gekachelten Böden in den Wohnräumen in Küche, Badezimmer oder Waschräumen Linoleum oder Fliesenboden ausliegt. Kreuzen Sie »ja« nur an, wenn Küche, Badezimmer oder Waschräume zusätzlich zu den anderen Räumen, rutschfeste oder rutschsichere Böden haben

0 = Ja   1 = Nein

4. Sind Fußmatten sicher am Boden fixiert?
Definition: Matten haben eine rutschfeste Unterlage oder sind sicher am Boden festgeklebt oder fixiert.

0 = Ja   1 = Nein

Möbel

5. Kommt die betreffende Person problemlos in das bzw. aus dem Bett?
Definition: Das Bett hat eine angemessene Höhe und Stabilität. Die betreffende Person muss sich nicht am Nachttisch oder an neben dem Bett stehenden Möbeln hochziehen.

0 = Ja   1 = Nein

6. Kann die betreffende Person problemlos und sicher aus ihrem Sessel aufstehen?
Definition: Der Sessel hat eine angemessene Höhe, die Armlehnen können zum Aufstützen verwendet werden, das Sitzkissen ist nicht zu weich oder tief.

0 = Ja   1 = Nein   keine Angabe (die Person sitzt dauerhaft im Rollstuhl)

Beleuchtung
7. Ist die gesamte Beleuchtung so hell, dass die betreffende Person alles deutlich erkennen kann?
Definition: Keine Glühbirnen hat weniger als 75 Watt, kein Schattenwurf im Raum, blendfreies Licht.

0 = Ja   1 = Nein

8. Kann die betreffende Person das Licht vom Bett aus an- und ausschalten?
Definition: Die betreffende Person muss nicht aufstehen, um das Licht anzuschalten; sie hat eine Taschenlampe oder Nachttischlampe neben dem Bett.

0 = Ja   1 = Nein

9. Sind die Außengänge, Treppenstufen, Hauseingänge nachts gut beleuchtet?
Definition: Über der Vor- und ggf. Hintertür befinden sich Lampen; Glühbirnen haben mindestens eine Leistung von 75 Watt, Gänge und Hausflure sind gut beleuchtet.

0 = Ja   1 = Nein   Keine Angaben (keine Außengänge, Treppenstufen, Hauseingänge, die Haustür führt direkt auf den Gehweg)

Badezimmer
10. Kommt die betreffende Person problemlos und sicher alleine zur Toilette?
Definition: Die Toilette hat eine angemessene Höhe, die betreffende Person muss sich nicht am Waschbecken, Handtuchhalter, Toilettenpapierhalter etc. festhalten um aufzustehen; bei Bedarf gibt es Handläufe neben der Toilette.

0 = Ja   1 = Nein   keine Angaben (Betroffene Person benutzt Nachtstuhl)

11. Kann die betreffende Person problemlos und sicher in die Badewanne ein- und aussteigen?
Definition: Die betroffene Person kann ohne Sturzgefahr über den Badewannenrand steigen, sie kann sich selbstständig in die Badewanne setzen und aussteigen, ohne sich an Möbeln festhalten zu müsse (oder sie nutzt einen Badewannensitz oder steht zum Duschen in der Badewanne).

0 = Ja   1 = Nein   keine Angaben (es gibt keine Badewanne; sie wird nicht genutzt)

12. Kann die betreffende Person problemlos und sicher in die bzw. aus der Duschkabine treten?
Definition: Die betreffende Person kann über den Duschrand oder die Duscheinfassung steigen, ohne sich an Gegenständen oder Möbeln festhalten zu müssen.

0 = Ja   1 = Nein   Keine Angaben (keine Dusche)

13. Gibt es einen erreichbaren und stabilen Griff/Handlauf in der Dusche oder an der Badewanne?
Definition: Der Handlauf ist sicher an der Wand fixiert und wird erreicht, ohne dass sich die betreffende Person so überbeugen muss, dass sie evtl. das Gleichgewicht verliert.

0 = Ja   1 = Nein

14. Gibt es rutschfeste Matten in der Badewanne, im Badezimmer, in der Dusche?
Definition: Rutschfeste Gummimatten oder rutschfeste Streifen, die am Wannenboden oder in der Dusche fixiert sind

0 = Ja   1 = Nein

15. Ist die Toilette in der Nähe des Schlafzimmers?
Definition: Nicht mehr als zwei Türen zwischen Schlafraum und Toilette (einschließlich der Schlafzimmertüre) ; die betreffende Person muss die Wohnung nicht verlassen oder Türen aufschließen, um die Toilette zu erreichen

0 = Ja   1 = Nein

Lagerhaltung

16. Erreicht die betreffende Person regelmäßig benötigte Gegenstände in der Küche ohne sich bücken oder klettern zu müssen und ohne das Gleichgewicht zu verlieren?
Definition: Regale sind zwischen Knie- und Schulterhöhe erreichbar; Stühle oder Trittleitern werden nicht benötigt, um Gegenstände zu erreichen.

0 = Ja   1 = Nein

17. Kann die betreffende Person die Mahlzeiten problemlos und sicher von der Küche in den Essbereich bringen?
Definition: Die Mahlzeiten können problemlos an den Essplatz gebracht oder mit einem Rollwagen gefahren werden.

0 = Ja   1 = Nein

Treppenhäuser/Stufen

18. Haben die Stufen/Treppen innerhalb der Wohnung oder des Hauses einen erreichbaren und stabilen Handlauf über die gesamte Länge der Stufen/Treppen?
Definition: Der Handlauf muss problemlos gegriffen werden können; er ist sicher befestigt, stabil und über die gesamte Länge der Stufen/Treppen vorhanden.

0 = Ja   1 = Nein

19. Haben die Treppen außerhalb der Wohnung oder des Hauses einen erreichbaren und stabilen Handlauf über die gesamte Länge der Stufen/Treppen?
Definition: Treppen sind mehr als zwei aufeinanderfolgende Stufen. Der Handlauf muss problemlos gegriffen werden können; er ist sicher befestigt, stabil und über die gesamte Länge der Stufen/Treppen vorhanden.

0 = Ja   1 = Nein   keine Angabe (außerhalb der Wohnung gibt es keine Treppe)

20. Kann die betreffende Person die Treppen inner- und außerhalb der Wohnung problemlos und sicher benutzen?
Definition: Die Stufen sind nicht zu hoch, zu eng oder uneben, sodass die Füße stabilen Halt finden; die betreffende Person ermüdet nicht beim Treppensteigen, sie wird nicht atemlos; sie hat keine Erkrankung, die die Sicherheit beim Treppensteigen beeinflusst, z. B. Fallfuß, Sensibilitätsstörungen in den Beinen, Bewegungsstörungen etc.

0 = Ja   1 = Nein   keine Angabe (es gibt keine Treppe/Stufen)

21. Sind die Treppenkanten leicht zu erkennen?
Definition: Es gibt keine gemusterten Bodenbeläge, Fliesen oder Bodenanstriche, die das Erkennen von Treppenkanten erschweren.

0 = Ja   1 = Nein   keine Angabe (es gibt keine Treppe/Stufen)

22. Kann die betreffende Person die Eingangstüre/n problemlos und sicher öffnen?
Definition: Schlösser und Riegel können betätigt werden, ohne das die betreffende Person sich bücken oder zu sehr strecken muss; es gibt einen Treppenabsatz, damit die betreffende Person nicht balancieren muss, um die Tür zu öffnen.

0 = Ja   1 = Nein

Mobilität
23. Sind die Wege um das Haus in guten Zustand und frei?
Definition: Es gibt keine zerbrochenen oder fehlenden Steinfliesen, überwuchernde Pflanzen, überhängende Bäume oder Sonstiges, das den Weg versperrt.

0 = Ja   1 = Nein   keine Angabe (es gibt keinen Garten, Gartenwege oder einen Hof)

24. Trägt die betreffende Person gut passende Schuhe/Hausschuhe?
Definition: Die betreffende Person trägt unterstützende, gut passende Schuhe mit flachem Absatz und rutschfesten Sohlen oder Hausschuhe, die nicht ausgetreten sind und den Fuß gut unterstützen.

0 = Ja   1 = Nein

25. Falls es Haustiere gibt: Kann sich die betreffende Person um diese kümmern, ohne sich bücken zu müssen und ohne Gefahr zu laufen, über das Haustier zu stürzen?
Definition: Haustiere meint jedes Tier, für das die betreffende Person die Verantwortung hat. Das Haustier läuft der betreffenden Person beim Füttern nicht um die Beine oder springt an ihr hoch; um das Tier zu füttern oder sauber zu halten, muss sie sich nicht bücken; das Haustier benötigt nicht viel Bewegung.

0 = Ja   1 = Nein   keine Angabe (es gibt kein Haustier/Tier)

Mit freundlicher Genehmigung: © College of Occupational Therapists Limited

Anhang 13: Miktionsprotokoll

Miktionsprotokoll

Datum	⏱	Hz	Toilettengang		Vorlage					Urinmenge (cirka)
			✐	☞	○	◐	◑	◕	●	

Datum	⏱	Hz	Toilettengang		Vorlage					Urinmenge (cirka)
			✐	☞	○	◐	◑	◕	●	

○ = trocken   ◐ = wenig   ◑ = halb   ◕ = deutlich   ● = komplett nass   ✐ = meldet sich   ☞ = Aufgefordert

Lebensqualitätsbogen Chronische Wunden

Patientendaten   Erhebungsdatum

Sehr geehrter Patient, neben der medizinischen Behandlung Ihrer chronischen Wunde möchten wir gerne erfahren, wie sehr Ihre Erkrankung Sie in Ihrer persönlichen Lebensführung einschränkt. Wir möchten Sie daher herzlich bitten, die unten aufgelisteten Fragen zu beantworten. Bis auf vier Fragen sollen alle Fragen nach einem Punktesystem beantwortet werden, d.h. 1 entspricht nicht, 2 wenig, 3 mäßig, 4 ziemlich und 5 sehr.
Bitte kreuzen Sie bei jeder Frage das zutreffende Kästchen an.

Für Ihre Mitarbeit bedanken wir uns im voraus!

Haben Sie ein Geschwür?

ja	nein

Haben Sie schon einmal ein Geschwür gehabt?

ja	nein

---

1. Haben Sie Schmerzen im Bereich Ihrer Wunde?

nicht	wenig	mäßig	ziemlich	sehr
1	2	3	4	5

2. Wie schmerzhaft ist der Verbandswechsel?

nicht	wenig	mäßig	ziemlich	sehr
1	2	3	4	5

3. Wie stark stört Sie Ihre Wunde durch Wundflüssigkeit und Geruch?

nicht	wenig	mäßig	ziemlich	sehr
1	2	3	4	5

4. Wie sehr stört Sie der Anblick Ihrer Wunde?

nicht	wenig	mäßig	ziemlich	sehr
1	2	3	4	5

Anhang 14: Lebensqualitätsbogen Chronische Wunden

5. Ist Ihr Nachtschlaf durch Ihre Wunde eingeschränkt?

nicht	wenig	mäßig	ziemlich	sehr
1	2	3	4	5

6. Sind Ihre Verdienstmöglichkeiten durch Ihre Wunde eingeschränkt?

nicht	wenig	mäßig	ziemlich	sehr
1	2	3	4	5

7. Stellt Ihre Wunde eine Einschränkung in Ihrer täglichen Lebensführung dar?

nicht	wenig	mäßig	ziemlich	sehr
1	2	3	4	5

8. Wie sehr ist Ihre Mobilität durch die Wunde eingeschränkt?

nicht	wenig	mäßig	ziemlich	sehr
1	2	3	4	5

9. Schränken Sie Ihre Urlaubsplanung wegen Ihrer Wunde ein?

nicht	wenig	mäßig	ziemlich	sehr
1	2	3	4	5

10. Hat Ihre Wunde Ihre Kontakte zu Freunden oder Verwandten eingeschränkt?

nicht	wenig	mäßig	ziemlich	sehr
1	2	3	4	5

11. Empfinden Sie sich wegen Ihrer Wunde als krank?

nicht	wenig	mäßig	ziemlich	sehr
1	2	3	4	5

12. Fühlen Sie sich aufgrund Ihrer Wunde im Vergleich zu einem Gesunden als behindert?

nicht	wenig	mäßig	ziemlich	sehr
1	2	3	4	5

13. Wie sehr leiden Sie unter Ihrer Wunde?

nicht	wenig	mäßig	ziemlich	sehr
1	2	3	4	5

14. Sind Sie in letzter Zeit wegen Ihrer Wunde häufig depressiv?

nicht	wenig	mäßig	ziemlich	sehr
1	2	3	4	5

15. Wie sehr sind Sie davon überzeugt, daß Ihre Wunde zuheilen wird?

nicht	wenig	mäßig	ziemlich	sehr
1	2	3	4	5

16. Wie groß ist Ihre Angst, wegen Ihrer Wunde eines Tages amputiert werden zu müssen?

nicht	wenig	mäßig	ziemlich	sehr
1	2	3	4	5

17. Meinen Sie, daß Ihre Wunde Ihre Lebenserwartung einschränkt?

nicht	wenig	mäßig	ziemlich	sehr
1	2	3	4	5

18. Benötigen Sie wegen Ihrer Wunde eine Gehhilfe oder/und einen Entlastungsschuh?

ja	nein

19. Wie groß etwa ist der zeitliche Aufwand pro Tag, den sie zur Versorgung Ihrer Wunde/Arztbesuch etc. benötigen (Angabe bitte in Minuten, geschätzt)?

Minuten

Vielen Dank!

Screening auf Mangelernährung im Krankenhaus
Nutritional Risk Screening (NRS 2002)

nach Kondrup J et al., Clinical Nutrition 2003; 22: 415-421
Empfohlen von der Europäischen Gesellschaft für Klinische Ernährung und Stoffwechsel (ESPEN)

Vorscreening:

- Ist der Body Mass Index < 20,5 kg/m² ?   < ja   < nein
- Hat der Patient in den vergangenen 3 Monaten an Gewicht verloren?   < ja   < nein
- War die Nahrungszufuhr in der vergangenen Woche vermindert?   < ja   < nein
- Ist der Patient schwer erkrankt? (z.B. Intensivtherapie)   < ja   < nein

⇒ Wird eine dieser Fragen mit „Ja" beantwortet, wird mit dem Hauptscreening fortgefahren
⇒ Werden alle Fragen mit „Nein" beantwortet, wird der Patient wöchentlich neu gescreent.
⇒ Wenn für den Patienten z.B. eine große Operation geplant ist, sollte ein präventiver Ernährungsplan verfolgt werden, um dem assoziierte Risiko vorzubeugen.

Hauptscreening:

Störung des Ernährungszustands	Punkte
Keine	0
Mild	1
Gewichtsverlust > 5%/ 3 Mo. oder Nahrungszufuhr < 50-75% des Bedarfes in der vergangenen Woche	
Mäßig	2
Gewichtsverlust > 5%/ 2 Mo. oder BMI 18,5-20,5 kg/m² und reduzierter Allgemeinzustand (AZ) oder Nahrungszufuhr 20-60% des Bedarfes in der vergangenen Woche	
Schwer	3
Gewichtsverlust> 5% /1 Mo. (>15% / 3 Mo.) oder BMI <18,5 kg/m² und reduzierter Allgemeinzustand oder Nahrungszufuhr 0-25% des Bedarfes in der vergangenen Woche	

+

Krankheitsschwere	Punkte
Keine	0
Mild	1
z.B. Schenkelhalsfraktur, chronische Erkrankungen besonders mit Komplikationen: Leberzirrhose, chronisch obstruktive Lungenerkrankung, chronische Hämodialyse, Diabetes, Krebsleiden	
Mäßig	2
z.B. große Bauchchirurgie, Schlaganfall, schwere Pneumonie, hämatologische Krebserkrankung	
Schwer	3
z.B. Kopfverletzung, Knochenmarktransplantation, intensivpflichtige Patienten (APACHE-II >10)	

+ **1 Punkt, wenn Alter ≥ 70 Jahre**

≥ 3 Punkte	Ernährungsrisiko liegt vor, Erstellung eines Ernährungsplanes
< 3 Punkte	wöchentlich wiederholtes Screening. Wenn für den Patienten z.B. eine große Operation geplant ist, sollte ein präventiver Ernährungsplan verfolgt werden, um das assoziierte Risiko zu vermeiden

NESTLÉ NUTRITION SERVICES

Anamnesebogen zur Bestimmung des Ernährungszustandes älterer Menschen
Mini Nutritional Assessment MNA™

Name: Vorname: Geschlecht: Datum:

Alter, Jahre: Gewicht, kg: Größe, cm: Kniehöhe, cm:
(bestimmen, wenn Körpergröße nicht meßbar ist)

Füllen Sie den Bogen aus, indem Sie die zutreffenden Zahlen in die Kästchen eintragen. Addieren Sie die Zahlen in den ersten 6 Kästchen. Wenn der Wert 11 oder kleiner 11 ist, fahren Sie mit der Anamnese fort, um den Gesamt-Index zu erhalten.

Vor-Anamnese

A   Hat der Patient einen verminderten Appetit?
Hat er während der letzten 3 Monate wegen Appetitverlust, Verdauungsproblemen, Schwierigkeiten beim Kauen oder Schlucken weniger gegessen (Anorexie)?
0 = schwere Anorexie
1 = leichte Anorexie
2 = keine Anorexie

B   Gewichtsverlust in den letzten 3 Monaten
0 = Gewichtsverlust > 3 kg
1 = weiß es nicht
2 = Gewichtsverlust zwischen 1 und 3 kg
3 = kein Gewichtsverlust

C   Mobilität / Beweglichkeit
0 = vom Bett zum Stuhl
1 = in der Wohnung mobil
2 = verläßt die Wohnung

D   Akute Krankheit oder psychischer Stress während oder letzten 3 Monate?
0 = ja   2 = nein

E   Psychische Situation
0 = schwere Demenz oder Depression
1 = leichte Demenz oder Depression
2 = keine Probleme

F   Körpermassenindex (Body Mass Index, BMI)
(Körpergewicht / (Körpergröße)², in kg/m²)
0 = BMI < 19
1 = 19 ≤ BMI < 21
2 = 21 ≤ BMI < 23
3 = BMI ≥ 23

Ergebnis der Vor-Anamnese (max. 14 Punkte)

12 Punkte oder mehr: normaler Ernährungszustand
11 Punkte oder weniger: Gefahr der Mangelernährung

Anamnese

G   Wohnsituation: Lebt der Patient unabhängig zu Hause?
0 = nein   1 = ja

H   Medikamentenkonsum: Nimmt der Patient mehr als 3 Medikamente (pro Tag)?
0 = ja   1 = nein

I   Hautprobleme: Schorf oder Druckgeschwüre?
0 = ja   1 = nein

J   Mahlzeiten: Wieviele Hauptmahlzeiten ißt der Patient pro Tag? (Frühstück, Mittag- und Abendessen)?
0 = 1 Mahlzeit
1 = 2 Mahlzeiten
2 = 3 Mahlzeiten

K   Lebensmittelauswahl: Ißt der Patient
• mindestens einmal pro Tag Milchprodukte?   ja ☐ nein ☐
• mindestens ein- bis zweimal pro Woche Hülsenfrüchte oder Eier?   ja ☐ nein ☐
• jeden Tag Fleisch, Fisch oder Geflügel   ja ☐ nein ☐
0.0 = wenn 0 oder 1 mal «ja»
0.5 = wenn 2 mal «ja»
1.0 = wenn 3 mal «ja»

L   Ißt der Patient mindestens zweimal pro Tag Obst oder Gemüse?
0 = nein   1 = ja

M   Wieviel trinkt der Patient pro Tag? (Wasser, Saft, Kaffee, Tee, Wein, Bier ...)
0.0 = weniger als 3 Gläser / Tassen
0.5 = 3 bis 5 Gläser / Tassen
1.0 = mehr als 5 Gläser / Tassen

N   Essensaufnahme mit / ohne Hilfe
0 = braucht Hilfe beim Essen
1 = ißt ohne Hilfe, aber mit Schwierigkeiten
2 = ißt ohne Hilfe, keine Schwierigkeiten

O   Glaubt der Patient, daß er gut ernährt ist?
0 = schwerwiegende Unter-/Mangelernährung
1 = weiß es nicht oder leichte Unter-/Mangelernährung
2 = gut ernährt

P   Im Vergleich mit gleichaltrigen Personen schätzt der Patient seinen Gesundheitszustand folgendermaßen ein:
0.0 = schlechter
0.5 = weiß es nicht
1.0 = gleich gut
2.0 = besser

Q   Oberarmumfang (OAU in cm)
0.0 = OAU < 21
0.5 = 21 ≤ OAU ≤ 22
1.0 = OAU > 22

R   Wadenumfang (WU in cm)
0 = WU < 31   1 = WU ≥ 31

Anamnese (max. 16 Punkte)
Ergebnis der Vor-Anamnese
Gesamt-Index (max. 30 Punkte)

Auswertung des Gesamt-Index

17-23.5 Punkte   Risikobereich für Unterernährung
Weniger als 17 Punkte   schlechter Ernährungszustand

Ref.: Guigoz Y, Vellas B and Garry PJ. 1994. Mini Nutritional Assessment: A practical assessment tool for grading the nutritional state of elderly patients. *Facts and Research in Gerontology.* Supplement #2:15-59.
Rubenstein LZ, Harker J, Guigoz Y and Vellas B. Comprehensive Geriatric Assessment (CGA) and the MNA: An Overview of CGA, Nutritional Assessment, and Development of a Shortened Version of the MNA. In: "Mini Nutritional Assessment (MNA): Research and Practice in the Elderly". Vellas B, Garry PJ and Guigoz Y, editors. Nestlé Nutrition Workshop Series. Clinical & Performance Programme, vol. 1. Karger, Bâle, in press.

© 1998 Société des Produits Nestlé S.A., Vevey, Switzerland, Trademark Owners

Anhang 17: Screening auf Mangelernährung im ambulanten Bereich

Screening auf Mangelernährung im **ambulanten** Bereich
Malnutrition Universal Screening Tool (MUST) für Erwachsene

nach Kondrup J et al., Clinical Nutrition 2003; 22: 415-421
Empfohlen von der Europäischen Gesellschaft für Klinische Ernährung und Stoffwechsel (ESPEN)

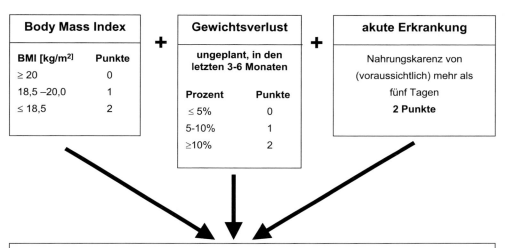

	Body Mass Index	
BMI [kg/m²]		Punkte
≥ 20		0
18,5 –20,0		1
≤ 18,5		2

+

Gewichtsverlust	
ungeplant, in den letzten 3-6 Monaten	
Prozent	Punkte
≤ 5%	0
5-10%	1
≥10%	2

+

akute Erkrankung
Nahrungskarenz von (voraussichtlich) mehr als fünf Tagen
2 Punkte

Gesamtrisiko für das Vorliegen einer Mangelernährung

Summe	Risiko	Maßnahme	Durchführung
0	gering	→ Wiederhole Screening !	**Klinik:** wöchentlich **Heim:** monatlich **ambulant:** jährlich bei bestimmten Gruppen, z.B. Alter > 75 Jahre
1	mittel	→ Beobachte !	**Klinik und Heim:** Ernährungs- und Flüssigkeitsprotokoll über 3 Tage **ambulant:** erneutes Screening in 1 bis 6 Monaten, ggf. EZ-Bestimmung (z.B. SGA) und Diätberatung
≥ 2	hoch	→ Behandle !	**Klinik / Heim / ambulant:** EZ-Bestimmung (z.B. SGA), Ernährungstherapie beginnen (Diätassistenz bzw. hauseigene Protokolle). Abfolge: 1. Nahrungsmittel, 2. angereicherte Nahrung, 3. orale Supplemente

Übersetzt und bearbeitet von Dr. Tatjana Schütz, Dr. Luzia Valentini und Prof. Dr. Mathias Plauth.
Kontakt: elke-tatjana.schuetz@charite.de, Tel. 030-450 514 059

Name: _____ Vorname: _____ geb. _____

Kalorienbedarf und Flüssigkeitsberechnung

Ernährung
WICHTIG
Bedarfsangaben sind Orientierungsgrößen und können vom tatsächlichen individuellen Bedarf abweichen!
Bodymass-Index – BMI
BMI = Körpergewicht in kg/Körpergröße in m²   Wünschenswerte BMI Werte ≥ 65 Jahre = 24-29 kg/m²   BMI < 24 kg/m² = erhöhtes Risiko, Beobachtung erforderlich!   BMI < 18,5 kg/m² = Unterernährung, Intervention häufig erforderlich! (soweit nicht konstitutionell bedingt)
Rechenbeispiele Bodymass-Index - BMI
Person   65 kg Körpergewicht, 1,72 m Körpergröße: 65/1,72² = 21,8kg/m² (erhöhtes Risiko)   **Person**   45 kg Körpergewicht, 1,60 m Körpergröße: 45/1,60² = 17,6 kg/m² (Unterernährung)
Bedeutende Gewichtsverluste
1-2% in 1 Woche,   5% in 1 Monat,   7,5% in 3 Monaten,   10% in 6 Monaten
Grundumsatz – GU
Berechnung des Grundumsatzes (GU) für über 60jährige: Männer: GU (MJ/Tag) = 0,0491 x KG (kg) + 2,46   Frauen: GU (MJ/Tag) = 0,0377 x KG (kg) + 2,75   (KG = Körpergewicht, zur Umwandlung in kcal/Tag Multiplikation mit 239)
Gesamtenergiebedarf = Vielfaches des Grundumsatzes – GU
vollständig immobile Senioren   1,2 x GU   leichte Aktivität   1,5 x GU   mittlere Aktivität   1,75 x GU   schwere Aktivität   ca. 2,0 x GU
Rechenbeispiele Grundumsatz – GU
Mann   65 kg KG: **GU** = 0,0491 x 65 + 2,46 = 5,65 MJ x 239 = ca. **1.350 kcal/Tag**   **Frau**   55 kg KG: **GU** = 0,0377 x 55 + 2,75 = 4,82 MJ x 239 = ca. **1.152 kcal/Tag**
Rechenbeispiele Gesamtenergiebedarf
Mann   65 kg KG, leichte Aktivität: **Gesamtenergiebedarf** = 1.350 x 1,5 = **2.025 kcal/Tag**   **Frau**   55 kg KG, leichte Aktivität: **Gesamtenergiebedarf** = 1.152 x 1,5 = **1.728 kcal/Tag**
Brennwert von Makronährstoffen
Protein 4,1 kcal/g,   Fett 9,3 kcal/g,   Kohlenhydrate 4,1 kcal/g,   Alkohol 7,0 kcal/g
Broteinheit – BE & Kohlenhydrateinheit – KE
BE bzw. KE = Schätzwert für Kohlenhydratportion von 10-12g

Anhang 18: Kalorienbedarf und Flüssigkeitsberechnung

Name: _____ Vorname: _____ geb. _____

ACHTUNG Gesamtflüssigkeitsbedarf > Trinkflüssigkeitsmenge!

Flüssigkeitsversorgung
WICHTIG Bedarfsangaben sind Orientierungsgrößen und können vom tatsächlichen individuellen Bedarf abweichen!
Flüssigkeitsbedarf – grobe Orientierung
1,5-2 l Trinkflüssigkeit täglich
Flüssigkeitsanteile übliche Ernährung
Je zugeführter kcal etwa 0.33 ml Flüssigkeit enthalten
Flüssigkeitsbedarf - genauere Berechnung
100 ml je kg für die ersten 10 kg Körpergewicht + 50 ml je kg für die zweiten 10 kg Körpergewicht + 15 ml für jedes weitere kg Körpergewicht = Gesamtflüssigkeitsbedarf - 0,33 ml je zugeführter kcal = Trinkflüssigkeitsmenge
Ein- und Ausfuhr-Bilanz
Auf der Basis der messbaren Ein- und Ausfuhr kann bei einem Plus von bis zu 200 ml von einer ausgeglichenen Bilanz ausgegangen werden
Flüssigkeitsanteile in Sondenernährungsprodukten
normokalorische Sondenernährungsprodukte durchschnittlich ca. 80%, d.h. 80 ml freies Wasser sind in 100 ml Substrat enthalten. hochkalorische Sondenernährungsprodukte durchschnittlich ca. 70%, d.h. 70 ml freies Wasser sind in 100 ml Substrat erhalten. **Herstellerangaben beachten!**
Rechenbeispiel Flüssigkeitsanteile Ernährungsprodukt

Bei einer vorgesehenen **Gesamtflüssigkeitszufuhr von 2.000 ml und einem Bedarf von 1.800 kcal** ergeben sich folgende **Rechenbeispiele**:
 	
Beispiel 1: normokalorisches Produkt (1 kcal/ml, 80 ml freies Wasser/100 ml Substrat)
1.800 ml Sondenkost ≅ 1.800 kcal und   1.440 ml freies Wasser
                                              +   560 ml zu substituierende Flüssigkeit
                                              = 2.000 ml Flüssigkeit
 	
Beispiel 2: hochkalorisches Produkt (1,5 kcal/ml, 70 ml freies Wasser/100 ml Substrat)
1.200 ml Sondenkost ≅ 1.800 kcal und   840 ml freies Wasser
                                              + 1.160 ml zu substituierende Flüssigkeit
                                              = 2.000 ml Flüssigkeit
 	
Herstellerangaben beachten!

Ernährungs- und Trinkprotokoll

Datum	🕐	Hz	Portion					Trinkmenge
			○	◔	◑	◕	●	

Datum	🕐	Hz	Portion					Trinkmenge
			○	◔	◑	◕	●	

○ = Nichts   ◔ = ¼ Portion   ◑ = ½ Portion   ◕ = ¾ Portion   ● = ganze Portion

Expertenstandards

Expertenstandard Dekubitusprophylaxe in der Pflege – 180
Expertenstandard Entlassungsmanagement in der Pflege – 183
Expertenstandard Schmerzmanagement in der Pflege – 186
Expertenstandard Sturzprophylaxe in der Pflege – 189
Expertenstandard Förderung der Harnkontinenz in der Pflege – 192
Expertenstandard Pflege von Menschen mit chronischen Wunden – 195
Expertenstandard Ernährungsmanagement zur Sicherstellung und Förderung der oralen Ernährung in der Pflege – 199

Präambel zum Expertenstandard Dekubitusprophylaxe in der Pflege (Stand Mai 2000)

Da druckgefährdete Personen in allen Einrichtungen des Gesundheitswesens anzutreffen sind, richtet sich der vorliegende Expertenstandard an Altenpfleger/innen, Gesundheits- und Krankenpflegerinnen und -pfleger sowie an Gesundheits- und Kinderkrankenpflegerinnen und -pfleger. Im Standard werden die Mitglieder der verschiedenen Pflegeberufe Berufsgruppen übergreifend als »Pflegefachkraft« angesprochen. Für druckgefährdete Personen wurde das Begriffspaar »Patient/Betroffener« gewählt, um den unterschiedlichen Zielgruppen soweit wie möglich gerecht zu werden.

Der Expertenstandard basiert auf einer umfassenden Literaturanalyse der nationalen und internationalen Fachliteratur – vorrangig wurden randomisierte kontrollierte Studien recherchiert – sowie der Praxisexpertise der Mitglieder der Expertenarbeitsgruppe.

In der Standardaussage und in Ergebniskriterium 7 wird die Verhinderung eines Dekubitus als zentrales Ziel formuliert, da der Entstehung eines Dekubitus in der Regel entgegengewirkt werden kann. Dennoch ist zu konstatieren, dass dieses Ziel nicht bei allen Personengruppen erreichbar ist. Einschränkungen bestehen für Personengruppen, bei denen die gesundheitliche Situation gegen eine konsequente Anwendung der erforderlichen prophylaktischen Maßnahmen spricht (z. B. bei lebensbedrohlichen Zuständen), eine andere Prioritätensetzung erfordert (Menschen in der Terminalphase ihres Lebens) oder eine Wirkung der prophylaktischen Maßnahmen verhindert (z. B. gravierende Störungen der Durchblutung, auch unter Einnahme zentralisierender Medikamente).

Die inhaltliche und formale Gestaltung des vorliegenden Standards (kurze eindeutige Standardaussage, inhaltliche Begründung, messbare Struktur-, Prozess- und Ergebniskriterien) orientiert sich an der international bewährten Struktur, die auch im europäischen Netzwerk angewandt wird. Die Auswahl der Schwerpunkte ist auf zentrale Aspekte ausgerichtet, um den Standard vor einer Überfrachtung mit allgemeinen Aussagen, wie »regelmäßige Fortbildungen veranstalten«, »Pflegemaßnahme dokumentieren«, »Pflegeprozess anwenden«, zu bewahren.

Die impliziten allgemeinen Qualitätsziele und -kriterien, über die dieser Expertenstandard verfügt, sollen im folgenden skizziert werden, denn ihnen kommt eine richtungsweisende Funktion im Rahmen der Implementierung des Standards in die Pflegepraxis zu. Aus den allgemeinen Zielen und Kriterien lassen sich wertvolle Anhaltspunkte für den Aufbau einer geeigneten Infrastruktur für kontinuierliche Qualitätsentwicklung in der Pflege ableiten.

Die allgemeine Zielsetzung besteht in einer individuellen Pflege, die sich bei Bedarf auch an Angehörige von Patienten/Betroffenen richtet. Grundlage einer an individuellen Patienten-/Betroffenen-Bedürfnissen orientierten Pflege sind vor allem die

- theoriegeleitete Anwendung der Pflegeprozessmethode einschließlich der Bewertung des Pflegeerfolges;
- Orientierung an körperlichen, psychischen, sozialen, seelischen und spirituellen Bedürfnissen der Patienten/Betroffenen;
- aussagekräftige Dokumentation des Pflegeprozesses als wichtige Datenquelle für die Qualitätsmessung;
- Zusammenarbeit mit den anderen Gesundheitsfachberufen.

Der vorliegende Expertenstandard (◘ Abb. H2.3) beschreibt den Beitrag der Pflege zur Dekubitusprophylaxe. Die Versorgung der Patienten/Betroffenen findet jedoch in der Regel berufsgruppen- und häufig auch Sektoren übergreifend unter Beteiligung von Angehörigen und Hilfskräften statt. Maßnahmen zur Vermeidung eines Dekubitus können daher nur in Zusammenarbeit aller beteiligten Akteure einschließlich des Patienten/Betroffenen selbst erfolgen. Die Delegation von Tätigkeiten der Pflegefachkraft an Pflegehilfskräfte erfolgt im Rahmen ihrer Verantwortlichkeit. Der Einsatz von Technik und Hilfsmitteln bietet eine sinnvolle Unterstützung, ersetzt aber nicht die notwendige Förderung, Anleitung und Unterstützung bei der körpereigenen Bewegung des Patienten/Betroffenen.

Zur Implementierung des Standards bedarf es der gemeinsamen Anstrengung der Gesundheitseinrichtungen (leitende Managementebene: Pflegemanagement und Betriebsleitung) und der Pflegefachkräfte. Die Managementebene trägt Verantwortung für die Bereitstellung von Wissen sowie für die Bereitstellung von Hilfsmitteln und Materialien. Pflegefachkräfte tragen Verantwortung für den Erwerb von Wissen und die Umsetzung des Standards im klinischen Alltag. Die Reduktion der Dekubitusinzidenz ist mit der gemeinsamen Beteiligung aller Akteure erfolgreich zu erreichen (DNQP 2000, S. 37–38).

Expertenstandard Dekubitusprophylaxe in der Pflege (Stand Mai 2000)
Standardaussage: Jeder dekubitusgefährdete Patient/Betroffene erhält eine Prophylaxe, die die Entstehung eines Dekubitus verhindert.

Begründung: Ein Dekubitus gehört zu den gravierenden Gesundheitsrisiken hilfe- und flegebedürftiger Patienten/Betroffener. Angesichts des vorhandenen Wissens über die weit gehenden Möglichkeiten der Verhinderung eines Dekubitus ist die Reduzierung auf ein Minimum anzustreben. Von herausragender Bedeutung ist, dass das Pflegefachpersonal systematische Risikoeinschätzung, Schulung von Patienten/Betroffenen, Bewegungsförderung, Druckreduzierung und die Kontinuität prophylaktischer Maßnahmen gewährleistet.

Verfasser: Abt-Zegelin, Angelika; Bienstein, Christel; Ebert, Sibylle; Gottwald, Christa; Kämmer, Karla; Kaltwasser, Bruno; Klein-Tarolli, Esther; Metzing, Sabine; Panfil, Eva-Maria; Schröder, Gerhard; Schröter, Karl-Hans; Steinmetz, Eva; Wagner, Franz

(Nach Schriftenreihe des DNQP, FH Osnabrück, mit freundlicher Genehmigung)

Struktur	Prozess	Ergebnis
Die Pflegefachkraft S1 – verfügt über aktuelles Wissen zur Dekubitusentstehung sowie Einschätzungskompetenz des Dekubitusrisikos	**Die Pflegefachkraft** P1 – beurteilt das Dekubitusrisiko aller Patienten/Betroffenen, bei denen die Gefährdung nicht ausgeschlossen werden kann, unmittelbar zu Beginn des pflegerischen Auftrags und danach in individuell festzulegenden Abständen sowie unverzüglich bei Veränderungen der Mobilität, der Aktivität und des Druckes u. a. mithilfe einer standardisierten Einschätzungsskala, z. B. nach Braden, Waterlow oder Norton	E1 – Eine aktuelle, systematische Einschätzung des Dekubitusgefährdung liegt vor
S2 – beherrscht haut- und gewebeschonende Bewegungs-, Lagerungs- und Transfertechniken	P2 – gewährleistet auf der Basis eines individuellen Bewegungsplans sofortige Druckentlastung durch die regelmäßige Bewegung des Patienten/Betroffenen, z. B. 30°-Lagerung, Mikrobewegung, reibungs- und scherkräftearmer Transfer und fördert soweit als möglich die Eigenbewegung des Patienten/Betroffenen	E2 – Ein individueller Bewegungsplan liegt vor
S3a – verfügt über die Kompetenz, geeignete druckreduzierende Hilfsmittel auszuwählen S3b – Druckreduzierende Hilfsmittel (z. B. Weichlagerungskissen und -matratzen) sind sofort zugänglich, Spezialbetten (z.B. Luftkissenbetten) innerhalb von 12 h	P3 – wendet die geeigneten druckreduzierenden Hilfsmittel an, wenn der Zustand des Patienten/Betroffenen eine ausreichende Bewegungsförderung bzw. Druckentlastung nicht zulässt	E3 – Der Patient/Betroffene befindet sich unverzüglich auf einer für ihn geeigneten druckreduzierenden Unterlage, druckreduzierende Hilfsmittel werden unverzüglich angewendet
S4 – kennt neben Bewegungsförderung und Druckreduktion weitere geeignete Interventionen zur Dekubitusprophylaxe, die sich aus der Risikoeinschätzung ergeben	P4 – leitet auf der Grundlage der Risikoeinschätzung für alle identifizierten Risikofaktoren weitere Interventionen ein, die beispielsweise die Erhaltung und Förderung der Gewebetoleranz betreffen	E4 – Die durchgeführten Interventionen zu den Risikofaktoren sind dokumentiert
S5 – verfügt über Fähigkeiten, Informations- und Schulungsmaterial zur Anleitung und Beratung des Patienten/Betroffenen und seiner Angehörigen zur Förderung der Eigenbewegung des Patienten/Betroffenen und zur Druckreduktion	P5 – erläutert die Dekubitusgefährdung und die Notwendigkeit von prophylaktischen Maßnahmen, plant diese individuell mit dem Patienten/Betroffenen und seinen Angehörigen	E5 – Der Patient/Betroffene und seine Angehörigen kennen die Ursachen der Dekubitusgefährdung sowie die geplanten Maßnahmen und wirken auf der Basis ihrer Möglichkeiten an deren Umsetzung mit
S6 – Die Einrichtung stellt sicher, dass alle an der Versorgung des Patienten/Betroffenen Beteiligten den Zusammenhang von Kontinuität der Intervention und Erfolg der Dekubitusprophylaxe kennen und gewährleistet die Informationsweitergabe über die Dekubitusgefährdung an externe Beteiligte	P6 – informiert die an der Versorgung des dekubitusgefährdeten Patienten/Betroffenen Beteiligten über die Notwendigkeit der kontinuierlichen Fortführung der Interventionen (z. B. Personal in Arztpraxen, Operations- und Röntgenabteilungen, oder Transportdiensten)	E6 – Die Dekubitusgefährdung und die notwendigen Maßnahmen sind allen an der Versorgung des Patienten/Betroffenen Beteiligten bekannt
S7 – verfügt über die Kompetenz, die Effektivität der prophylaktischen Maßnahmen zu beurteilen	P7 – begutachtet den Hautzustand des gefährdeten Patienten/Betroffenen in individuell zu bestimmenden Zeitabständen	E7 – Der Patient/Betroffene hat keinen Dekubitus

Präambel zum Expertenstandard Entlassungsmanagement in der Pflege (Stand November 2002)

Versorgungsbrüche manifestieren sich besonders beim Übergang vom stationären in den nachstationären Bereich. Sie führen zu unnötiger Leidbelastung der Betroffenen und ihrer Angehörigen, aber auch durch die damit oftmals verbundenen »Drehtüreffekte« zur Verschwendung knapper Ressourcen im Gesundheitswesen. Deshalb richtet sich der vorliegende Expertenstandard primär an Pflegefachkräfte[1] in stationären Gesundheitseinrichtungen, das heißt Krankenhäuser, Fach- und Rehabilitationskliniken. Eine Ausrichtung auf alle Bereiche, einschließlich der stationären Altenpflegeeinrichtungen und ambulanter Pflegedienste, hätte zur Folge gehabt, dass wegen der unterschiedlichen Zielsetzungen und Voraussetzungen die Standardaussagen zu allgemein ausgefallen wären. Der im Standard gewählte Patienten begriff trägt dem Rechnung und bezieht sich auf Personen mit einem poststationären Pflege- und Versorgungsbedarf.

In der Mehrzahl handelt es sich dabei um ältere Menschen sowie multimorbide Patienten[2] mit meist chronischen Erkrankungen. Die Angehörigen – gemeint sind die primären Bezugspersonen der Patienten, also auch solche, die nicht im gesetzlichen Sinne Verwandte sind – wurden ausdrücklich mit in die Standardformulierung aufgenommen. Damit wird zum einen ihrer Schlüsselrolle bei der Entlassung Rechnung getragen und zum anderen die selbstverantwortliche Rolle von Patienten und Angehörigen aufgezeigt. Voraussetzung für die Beteiligung der Angehörigen an der Entlassungsplanung ist selbstverständlich das Einverständnis der Patienten.

Der vorliegende Expertenstandard setzt einen Anfangspunkt, systematisch aus pflegerischer Perspektive dem Entstehen von Versorgungsbrüchen bei der Patientenentlassung durch eine gezielte Vorbereitung von Patienten und Angehörigen sowie durch einen besseren Informationsaustausch zwischen den am Entlassungsprozess Beteiligten entgegenzuwirken. Allerdings sind vor dem Hintergrund des fragmentierten Versorgungssystems dringend weitere einrichtungsübergreifende Regelungen zu treffen, um die Kooperation zwischen den verschiedenen Gesundheitseinrichtungen und Gesundheitsberufen zu forcieren. Ein Bedarf hierfür besteht insbesondere bei Patienten mit komplexem Versorgungsbedarf.

Der Expertenstandard basiert auf einer umfangreichen Literaturanalyse und der Praxisexpertise der Mitglieder der Expertenarbeitsgruppe. Schwerpunkte der Literaturanalyse waren vor allem die Suche nach inhaltlichen Aussagen in randomisierten Kontrollstudien mit hohem Evidenzgrad (vgl. Literaturstudie und Glossar). Diese existieren vorwiegend im angloamerikanischen Raum und beziehen sich hauptsächlich auf Einzelaspekte der Entlassung, auf bestimmte Patientengruppen und auf das Qualifikationsniveau des Pflegepersonals. Die in Deutschland durchgeführten Untersuchungen konnten partiell auch berücksichtigt werden. Es handelt sich in der Regel um Evaluations- oder Begleitstudien. Grundsätzlich lässt sich der Expertenstandard in allen oben genannten stationären Gesundheitseinrichtungen anwenden. Er setzt jedoch voraus, dass von jeder Einrichtung, je nach Schwerpunktauftrag und behandelter Patientengruppe, organisationsbezogene Ausgestaltungs- und Verfahrensvereinbarungen getroffen werden. Diese beziehen sich vor allem auf die Zuständigkeitsbereiche der jeweiligen Berufsgruppen für einzelne Aufgabenfelder und die Auswahl geeigneter Assessment-Instrumente. Sie beziehen sich außerdem auf angemessene Formen der Dokumentation und Informationsübermittlung zwischen den beteiligten Einrichtungen und Berufsgruppen. Im Rahmen der Informati-

---

[1] Im Standard werden unter dem Begriff »Pflegefachkraft« die Mitglieder der verschiedenen Pflegeberufe (Alten pfleger/innen, Gesundheits- und Krankenpfleger/innen, Gesundheits- und Kinderkrankenpfleger/innen) mit und ohne Zusatzqualifikation für die Pflegeüberleitung angesprochen. Angesprochen werden darüber hinaus selbstverständlich auch diejenigen Fachkräfte im Pflegedienst von stationären Einrichtungen, die über eine Hochschulqualifikation in einem pflegebezogenen Studiengang verfügen.

[2] Zur sprachlichen Vereinfachung und damit zur Verbesserung der Lesbarkeit, wird im Text lediglich eine Geschlechtsform verwendet. Das jeweils andere Geschlecht ist ausdrücklich mitgemeint.

onsweitergabe sind die übermittelten Daten auf ihre professionelle Handlungsrelevanz vor dem Hintergrund des Schutzes von persönlichen Daten zu überprüfen.

Der Expertenstandard regelt nicht das organisatorische Vorgehen des Entlassungsmanagements innerhalb der jeweiligen Einrichtungen (Absprachen in direkter Form zwischen allen Beteiligten oder Einsatz einer koordinierenden Vermittlungsinstanz). Er stellt vielmehr in Rechnung, dass viele Einrichtungen bereits über Ansätze einer systematischen Patientenentlassung verfügen, die sich mit Hilfe des Expertenstandards weiter optimieren lassen. Gleichwohl geht der Standard mit Bezug auf internationale Studien davon aus, dass im Entlassungsprozess die Pflegefachkraft aufgrund ihrer Nähe zu Patienten und Angehörigen die entscheidende Koordinationsfunktion einnimmt. Das heißt jedoch nicht, dass sie alle Schritte des Entlassungsmanagements selbst durchführt. Ein gelungenes Entlassungsmanagement kann nur in multidisziplinärer Zusammenarbeit erreicht werden, in der auch die anderen Berufsgruppen, wie Medizin, Sozialarbeit, Physiotherapie, Ergotherapie und Psychologie, ihren Anteil wahrnehmen.

Zur Implementierung des Standards bedarf es der gemeinsamen Anstrengung der leitenden Managementebene (Pflegemanagement und Betriebsleitung) und der Pflegefachkräfte sowie der Kooperationsbereitschaft der beteiligten Berufsgruppen. Die Managementebene trägt die Verantwortung für die Bereitstellung der erforderlichen Ressourcen (Besprechungszeit, berufliche Qualifikation, Medien zur Dokumentation und Informationsweitergabe), der Festlegung der hausinternen Verfahrensgrundsätze und der Schaffung eines geeigneten Kooperationsklimas im Haus. Die Pflegefachkräfte tragen die Verantwortung für den Wissens- und Kompetenzerwerb zur Umsetzung des Standards. Hier sind besonders Fortbildungsbedarfe der Pflegenden in den Bereichen Assessment, Evaluation, Schulung und Beratung zu erwähnen. Abschließend ist hervorzuheben, dass eine Vermeidung von Versorgungsbrüchen nur im Rahmen einer erfolgreichen Zusammenarbeit aller Beteiligten zu erreichen ist.

Expertenstandard Entlassungsmanagement in der Pflege (Stand November 2002)
Standardaussage: Jeder Patient mit einem poststationären Pflege- und Unterstützungsbedarf erhält ein individuelles Entlassungsmanagement zur Sicherung einer kontinuierlichen bedarfsgerechten Versorgung.

Begründung: Versorgungsbrüche bei der Entlassung bergen gesundheitliche Risiken und führen zu unnötiger Belastung von Patienten und ihren Angehörigen sowie zu hohen Folgekosten. Mit einem frühzeitigen und systematischen Assessment sowie Beratungs-, Schulungs- und Koordinationsleistungen und abschließender Evaluation trägt die Pflegekraft dazu bei, Versorgungskontinuität herzustellen.

Verfasser: Dangel, Bärbel; François-Kettner, Hedwig; Höhmann, Ulrike; Lautzschmann, Kathrin; Liedtke, Dieter; Müller, Elke; Ossoba, Udo; Reckmann, Christine; Schaeffer, Doris; Schmidt, Dirk; Schröer-Mollenschott, Claudia; Simon, Gabriele; Uhlmann, Bärbel; Widmann, Barbara; Wingenfeld, Klaus

(Nach Schriftenreihe des DNQP, FH Osnabrück, mit freundlicher Genehmigung)

Expertenstandards

Struktur	Prozess	Ergebnis
Die Einrichtung **S1a** – verfügt über eine schriftliche Verfahrensregelung für ein multidisziplinäres Entlassungsmanagement. Sie stellt sicher, dass die für ihre Patientengruppen erforderlichen Einschätzungskriterien, Assessment- und Evaluationsinstrumente vorliegen. **Die Pflegefachkraft** **S1b** – beherrscht die Auswahl und Anwendung von Instrumenten zur Einschätzung des erwartbaren Versorgungs- und Unterstützungsbedarfs nach der Entlassung.	**Die Pflegefachkraft** **P1** – führt mit allen Patienten und ihren Angehörigen innerhalb von 24 Stunden nach der Aufnahme eine erste kriteriengeleitete Einschätzung des zu erwartenden Unterstützungsbedarfs durch. Diese Einschätzung wird bei Veränderung des Krankheits- und Versorgungsverlaufs aktualisiert. – nimmt bei erwartbarem poststationärem Unterstützungsbedarf ein differenziertes Assessment mit dem Patienten und seinen Angehörigen mittels eines geeigneten Instruments vor.	**E1** – Eine aktuelle, systematische Einschätzung des erwartbaren poststationären Unterstützungs- und Versorgungsbedarfs liegt vor.
S2 – verfügt über Planungs- und Steuerungswissen in Bezug auf das Entlassungsmanagement.	**P2** – entwickelt in Abstimmung mit dem Patienten und seinen Angehörigen sowie den beteiligten Berufsgruppen unmittelbar im Anschluss an das differenzierte Assessment eine individuelle Entlassungsplanung.	**E2** – Eine individuelle Entlassungsplanung liegt vor, aus der die Handlungserfordernisse zur Sicherstellung einer bedarfsgerechten poststationären Versorgung hervorgehen.
S3 – verfügt über die Fähigkeiten, Patient und Angehörige in Bezug auf den poststationären Pflegebedarf zu beraten und zu schulen sowie die Koordination der weiteren an der Schulung und Beratung beteiligten Berufsgruppen vorzunehmen.	**P3** – gewährleistet für den Patienten und seine Angehörigen eine bedarfsgerechte Beratung und Schulung.	**E3** – Patient und Angehörigen sind bedarfsgerechte Beratung und Schulung angeboten worden, um veränderte Versorgungs- und Pflegeerfordernisse bewältigen zu können.
S4 – ist zur Koordination des Entlassungsprozesses befähigt und autorisiert.	**P4** – stimmt in Kooperation mit dem Patienten und seinen Angehörigen sowie den intern und extern beteiligten Berufsgruppen und Einrichtungen rechtzeitig den voraussichtlichen Entlassungstermin und den Unterstützungsbedarf des Patienten ab. – bietet den Mitarbeitern der weiterbetreuenden Einrichtung eine Pflegeübergabe unter Einbeziehung des Patienten und seiner Angehörigen an.	**E4** – Mit dem Patienten und seinen Angehörigen sowie den weiterversorgenden Berufsgruppen und Einrichtungen sind der Entlassungstermin sowie der Unterstützungs- und Versorgungsbedarf abgestimmt.
S5 – verfügt über die Fähigkeiten zu beurteilen, ob die Entlassungsplanung dem individuellen Bedarf von Patient und Angehörigen entspricht.	**P5** – führt mit dem Patienten und seinen Angehörigen spätestens 24 Stunden vor der Entlassung eine Überprüfung der Entlassungsplanung durch. Bei Bedarf werden Modifikationen eingeleitet.	**E5** – Die Entlassung des Patienten ist bedarfsgerecht vorbereitet.
S6 – ist befähigt und autorisiert, eine abschließende Evaluation der Entlassung durchzuführen.	**P6** – nimmt innerhalb von 48 Stunden nach der Entlassung Kontakt mit dem Patienten und seinen Angehörigen oder der weiterbetreuenden Einrichtung auf und überprüft die Umsetzung der Entlassungsplanung.	**E6** – Der Patient und seine Angehörigen haben die geplanten Versorgungsleistungen und bedarfsgerechte Unterstützung zur Bewältigung der Entlassungssituation erhalten.

Präambel zum Expertenstandard Schmerzmanagement in der Pflege (Stand Januar 2004)

Schmerzen beeinflussen das physische, psychische und soziale Befinden und somit die Lebensqualität der Betroffenen und ihrer Angehörigen. Darüber hinaus entstehen dem Gesundheitswesen durch schmerzbedingte Komplikationen und einer daraus oft erforderlichen Verweildauerverlängerung im Krankenhaus sowie durch die Chronifizierung von Schmerzen beträchtliche Kosten, die durch ein frühzeitiges Schmerzmanagement in den meisten Fällen erheblich verringert werden könnten. Der vorliegende Expertenstandard beschreibt den pflegerischen Beitrag zum Schmerzmanagement und hat zum Ziel, die Schmerzwahrnehmung der Pflegefachkräfte zu verbessern und so die Zeit zwischen dem Auftreten von Schmerzen und deren Linderung deutlich zu verkürzen. Er berücksichtigt alle Patienten mit akuten oder tumorbedingten chronischen Schmerzen, schmerzbedingten Problemen oder zu erwartenden Schmerzen in allen Bereichen der pflegerischen Versorgung. Patienten/Betroffene mit nicht-tumorbedingtem chronischen Schmerz werden in diesem Standard explizit nicht als Zielgruppe angesprochen, da aufgrund der Unterschiede im Schmerzmanagement die Standardaussagen zu allgemein würden und keine konkrete Orientierung für die pflegerische Praxis bieten könnten. Die Expertenarbeitsgruppe war sich darüber im Klaren, dass Patienten/Betroffene, die sich nicht, noch nicht oder nicht mehr adäquat äußern können, z. B. Säuglinge, beatmete Patienten, Patienten im Wachkoma oder demente Patienten, über die Reichweite des Standards hinaus besonderer Aufmerksamkeit bedürfen. Aus diesem Grund findet sich in der Literaturanalyse ein Kapitel zur Schmerzeinschätzung bei Kindern, älteren Menschen und Menschen mit kognitiven und schweren kognitiven Einschränkungen, in dem Besonderheiten der Schmerzeinschätzung bei diesen Patientengruppen beschrieben werden. Dieses Kapitel soll die eigenständige Anpassung des Expertenstandards an die jeweiligen Anforderungen dieser Patientengruppen in den verschiedenen Einrichtungen unterstützen.

Angehörige von Schmerzpatienten – gemeint sind damit die primären Bezugspersonen, also auch solche, die nicht im gesetzlichen Sinne Verwandte sind – sind häufig »Mitbetroffene« und sollten daher sowohl im Rahmen der Schmerzeinschätzung als auch bei der Schulung/Beratung mit einbezogen werden. Voraussetzung dafür ist selbstverständlich die Einwilligung des Patienten/Betroffenen. Besonders bei Kindern, aber auch bei den übrigen vulnerablen Patientengruppen, ist die Einbeziehung der Bezugspersonen als Experten für den Umgang mit Schmerz auf allen Ebenen des Schmerzmanagements unabdingbar.

Dem Expertenstandard liegt eine umfassende Recherche der nationalen und internationalen Literatur zugrunde, die aufgrund der Weiterentwicklung in den letzten zwei Dekaden auf dem Gebiet der Schmerztherapie evidenzbasiert ist. Neben der umfangreichen Literaturanalyse wurden die klinischen und außerklinischen Erfahrungen der Mitglieder der Expertenarbeitsgruppe genutzt, um den aktuellen Stand der Therapie wie auch eine Vielzahl verschiedener moderner Versorgungsmuster und damit verbundene Bedingungen zu erfassen. Die Ergebnisse der Literaturrecherche und des Expertenkonsenses zeugen von einer vielschichtigen schmerztherapiebezogenen Wissensbasis. Jedoch sprechen die Erfahrungen aus den Krankenhäusern, Hospizen und Altenhilfeeinrichtungen sowie aus dem häuslichen Pflegebereich dafür, dass diese Erkenntnisse noch unzureichend umgesetzt werden. Folge ist ein deutliches Versorgungsdefizit bei Patienten/Betroffenen mit Schmerzproblemen. Therapien, die nicht dem aktuellen Stand der Wissenschaft entsprechen, wie die Gabe von zu gering dosierten Schmerzmedikamenten oder die Verabreichung von Placebos, sollten innerhalb der Berufsgruppen kritisch betrachtet werden.

Den Pflegefachkräften[3] kommt im interdisziplinären Team auf Grund ihres häufigen und engen

---

[3] Im Standard werden die Mitglieder der verschiedenen Pflegeberufe (Gesundheits- und Krankenpflegerin/Gesundheits- und Krankenpfleger, Gesundheits- und Kinderkrankenpflegerin/Gesundheits- und Kinderkrankenpfleger, Altenpflegerin/Altenpfleger) berufsgruppenübergreifend als »Pflegefachkraft« angesprochen. Angesprochen werden darüber hinaus auch diejenigen Fachkräfte im Pflegedienst, die über eine Hochschulqualifikation in einem pflegebezogenen Studiengang verfügen.

Kontaktes zu den Patienten und Bewohnern eine Schlüsselrolle im Rahmen des Schmerzmanagements zu. Grundvoraussetzung für ein gelungenes pflegerisches Schmerzmanagement ist eine personelle Kontinuität in der pflegerischen Betreuung sowie eine gute Kooperation mit den behandelnden Ärzten. Zentrales Anliegen des Expertenstandards ist, Patienten/Betroffenen mit Schmerzen oder zu erwartenden Schmerzen unnötiges Leid zu ersparen sowie einer Chronifizierung vorzubeugen. Aufgabe der Pflege im Rahmen des Schmerzmanagement ist es, Frühzeichen des erfahrenen Schmerzes zu erkennen und adäquate Therapien zu koordinieren oder durchzuführen. Unabdingbare Voraussetzung dafür ist eine aktuelle wie auch systematische Schmerzeinschätzung und Verlaufskontrolle mit Hilfe von Einschätzungsinstrumenten oder bei tumorbedingten chronischen Schmerzen mittels komplexer Dokumentationsverfahren wie zum Beispiel Schmerztagebüchern. Zur Stärkung der Selbstkompetenzen der Patienten/Betroffenen und ihrer Angehörigen gehört das Angebot von Schulungen und Beratungen zu einem möglichst frühen Zeitpunkt. Nur so können bestehende Vorurteile gegenüber Schmerzmedikamenten abgebaut und eine aktive Einbindung von Patienten/Betroffenen in das Schmerzmanagement mit dem Ziel eines weitestgehenden Selbstmanagements erreicht werden. Ziel einer gelenkten Schmerztherapie bei akuten Schmerzen ist die Schmerzfreiheit. Bei chronischen Schmerzpatienten steht eine umfassende Schmerzlinderung im Vordergrund.

Für die Umsetzung des Expertenstandards ist es wesentlich, dass die Wissensbasis von professionell Pflegenden in Aus-, Fort- und Weiterbildungen vertieft und verbreitet wird. Darüber hinaus bedarf es interner und externer Verfahrensregelungen zwischen den Berufsgruppen und den verschiedenen Einrichtungen, die die interdisziplinäre Kooperation, insbesondere die Vorgehensweisen und Zuständigkeiten im Rahmen des Schmerzmanagements, beschreiben.

Die Einführung und Umsetzung des Expertenstandards muss als gemeinsame Aufgabe der Betriebsleitung, des Pflegemanagements und der beteiligten Pflegefachkräfte sowie weiterer beteiligter Berufsgruppen in den Versorgungsbereichen der Kliniken, der ambulanten Pflegedienste, der Altenheime wie auch der Hospize erkannt und umgesetzt werden. Nur durch die konsequente Bearbeitung auf der Management- wie auch auf Stationsebene oder im ambulanten Bereich werden Wissensdefizite reduziert, adäquate Maßnahmen geplant und konsequent versorgungsstrukturübergreifend umgesetzt. Das Ergebnis der Umsetzung eines auf dem Stand der Pflegewissenschaft wie auch ihrer Bezugswissenschaften basierenden Schmerzmanagements wird sein, dass die gesundheitsökonomischen und gesellschaftlichen Erfordernisse und nicht zuletzt die Lebensqualität der Betroffenen umfassend interprofessionell Berücksichtigung finden.

Expertenstandard Schmerzmanagement in der Pflege (Stand Januar 2004)

Standardaussage: Jeder Patient/Betroffene mit akuten oder tumorbedingten chronischen Schmerzen sowie zu erwartenden Schmerzen erhält ein angemessenes Schmerzmanagement, das dem Entstehen von Schmerzen vorbeugt, sie auf ein erträgliches Maß reduziert oder beseitigt.

Begründung: Eine unzureichende Schmerzbehandlung kann für Patienten/Betroffene gravierende Folgen haben, z. B. physische und psychische Beeinträchtigungen, Verzögerungen des Genesungsverlaufs oder Chronifizierung der Schmerzen. Durch eine rechtzeitig eingeleitete, systematische Schmerzeinschätzung, Schmerzbehandlung sowie Schulung und Beratung von Patienten/Betroffenen und ihren Angehörigen tragen Pflegefachkräfte maßgeblich dazu bei, Schmerzen und deren Auswirkungen zu kontrollieren bzw. zu verhindern.

Mitglieder der Expertenarbeitsgruppe: Böhm, Kristine; Busch, Jutta; Evers, George C. M. †; François-Kettner, Hedwig; Jocham, Hubert R.; Jung, Barbara; Müller-Mundt, Gabriele; Nestler, Nadja; Osterbrink, Jürgen; Schulte, Christa; Strohbücker, Barbara; Thomm, Monika

(Nach Schriftenreihe des DNQP, FH Osnabrück, mit freundlicher Genehmigung)

Struktur	Prozess	Ergebnis
Die Pflegefachkraft **S1a** – verfügt über das notwendige Wissen zur systematischen Schmerzeinschätzung. **S1b** Die Einrichtung stellt zielgruppenspezifische Einschätzungs- und Dokumentationsinstrumente zur Verfügung.	**P1** – erhebt zu Beginn des pflegerischen Auftrags, ob der Patient/Betroffene Schmerzen oder schmerzbedingte Probleme hat. Ist dies nicht der Fall, wird die Einschätzung in individuell festzulegenden Zeitabständen wiederholt. – führt bei festgestellten Schmerzen oder schmerzbedingten Problemen eine systematische Schmerz-Ersteinschätzung mittels geeigneter Instrumente durch. – wiederholt die Einschätzung der Schmerzintensität sowie der schmerzbedingten Probleme in Ruhe und bei Belastung/ Bewegung in individuell festzulegenden Zeitabständen.	**E1** – Eine aktuelle, systematische Schmerzeinschätzung und Verlaufskontrolle liegen vor.
S2a – verfügt über das erforderliche Wissen zur medikamentösen Schmerzbehandlung. **S2b** Die Einrichtung verfügt über eine interprofessionell geltende Verfahrensregelung zur medikamentösen Schmerzbehandlung.	**P2** – setzt spätestens bei einer Schmerzintensität von mehr als 3/10 analog der Numerischen Rangskala (NRS) die geltende Verfahrensregelung um oder holt eine ärztliche Anordnung zur Einleitung oder Anpassung der Schmerzbehandlung ein und setzt diese nach Plan um. – überprüft bei Neueinstellung bzw. Anpassung der Medikation den Behandlungserfolg in den Zeitabständen, die dem eingesetzten Analgesieverfahren entsprechen. – sorgt dafür, dass bei zu erwartenden Schmerzen präventiv ein adäquates Analgesieverfahren erfolgt.	**E2** – Der Patient/Betroffene ist schmerzfrei bzw. hat Schmerzen von nicht mehr als 3/10 analog der Numerischen Rangskala (NRS).
S3 – kennt schmerzmittelbedingte Nebenwirkungen, deren Prophylaxe und Behandlungsmöglichkeiten.	**P3** – führt in Absprache mit dem zuständigen Arzt Maßnahmen zur Prophylaxe und Behandlung von schmerz-mittelbedingten Nebenwirkungen durch.	**E3** – Schmerzmittelbedingte Nebenwirkungen wurden verhindert bzw. erfolgreich behandelt.
S4 – kennt nicht-medikamentöse Maßnahmen zur Schmerzlinderung sowie deren mögliche Kontraindikationen.	**P4** – bietet in Absprache mit den beteiligten Berufsgruppen dem Patienten/Betroffenen und seinen Angehörigen als Ergänzung zur medikamentösen Schmerztherapie nichtmedikamentöse Maßnahmen an und überprüft ihre Wirkung.	**E4** – Die angewandten Maßnahmen haben sich positiv auf die Schmerzsituation und/oder die Eigenaktivität des Patienten/ Betroffenen ausgewirkt.
S5a – verfügt über die notwendigen Beratungs- und Schulungskompetenzen in Bezug auf Schmerz und schmerzbedingte Probleme. **S5b** Die Einrichtung stellt die erforderlichen Beratungs- und Schulungsunterlagen zur Verfügung.	**P5** – gewährleistet eine gezielte Schulung und Beratung für den Patienten/Betroffenen und seinen Angehörigen.	**E5** – Dem Patienten/Betroffenen sind gezielte Schulung und Beratung angeboten worden, um ihn zu befähigen, Schmerzen einzuschätzen, mitzuteilen und zu beeinflussen.

Präambel zum Expertenstandard Sturzprophylaxe in der Pflege (Stand Februar 2005)

Jeder Mensch hat ein Risiko zu stürzen, sei es durch Unachtsamkeit oder bei einer sportlichen Betätigung. Über dieses alltägliche Risiko hinaus gibt es aber Stürze, deren Ursache im Verlust der Fähigkeit zur Vermeidung eines Sturzes liegt und häufig Folge einer Verkettung und Häufung von Risikofaktoren sind. Den betroffenen Patienten oder Bewohnern, überwiegend ältere Menschen oder Menschen mit reduziertem Allgemeinzustand, gelingt es nicht mehr, den Körper in Balance zu halten oder ihn bei Verlust des Gleichgewichts wieder in Balance zu bringen bzw. Sturzfolgen durch intakte Schutzreaktionen zu minimieren. Physische Auswirkungen von Stürzen reichen von schmerzhaften Prellungen über Wunden, Verstauchungen und Frakturen bis hin zum Tod. Psychische Folgen können vom Verlust des Vertrauens in die eigene Mobilität über die Einschränkung des Bewegungsradius bis hin zur sozialen Isolation führen.

Dem Expertenstandard liegt eine ausführliche Recherche der nationalen und internationalen Literatur der letzten 20 Jahre zugrunde. Die Sturzproblematik wurde in diesem Zeitraum intensiv beforscht. Es liegen Aussagen zur Epidemiologie des Sturzgeschehens, seiner Ursachen und Risikofaktoren sowie zu Auswirkungen und Interventionen vor, welche die Vielschichtigkeit der Thematik reflektieren. Trotz der Studienfülle zeigte sich, dass z. B. zur prospektiven Einschätzung des Sturzrisikos nur eingeschränkt brauchbare Resultate vorliegen. Auch die verschiedenen Interventionen zur Sturzprävention sind nicht in allen Bereichen gleichermaßen effektiv anwendbar bzw. liegen teilweise widersprüchliche Aussagen dazu vor. Ein wesentlicher Grund hierfür ist sicherlich das multifaktorielle Geschehen, das zu einem Sturz führt und entsprechend komplexer Interventionen bedarf.

Im vorliegenden Expertenstandard wird von einem erhöhten Sturzrisiko gesprochen, wenn es sich um eine über das alltägliche Risiko hinausgehende Sturzgefährdung handelt. Dabei wird ein Sturz in Anlehnung an die Kellog International Work Group on the Prevention of Falls by the Elderly (1987) wie folgt definiert:

»Ein Sturz ist jedes Ereignis, in dessen Folge eine Person unbeabsichtigt auf dem Boden oder auf einer tieferen Ebene zu liegen kommt.«

Die Expertengruppe hat sich in Anlehnung an weitere Autoren darauf geeinigt, mit diesem ersten Teil der international anerkannten Definition zu arbeiten und den zweiten Teil der Definition nicht zu nutzen. Im zweiten Teil wird eingeschränkt, dass Ereignisse, die auf Grund »(...) eines Stoßes, Verlust des Bewusstseins, plötzlich einsetzender Lähmungen oder eines epileptischen Anfalls« eintreten, nicht als Stürze angesehen werden. Die Entscheidung auf diese Einschränkung zu verzichten wurde getroffen, da viele Stürze unbeobachtet geschehen und die eigentliche Ursache des Sturzes häufig nicht nachzuvollziehen ist.

Der Expertenstandard hat zum Ziel, Stürze und Sturzfolgen zu vermeiden, indem ursächliche Risiken und Gefahren erkannt und nach Möglichkeit minimiert werden. Die zu Grunde gelegte Literatur hat deutlich gemacht, dass dieses Ziel nicht durch eine Einschränkung der Bewegungsfreiheit zu erreichen ist, sondern vielmehr durch die Erhaltung bzw. Wiederherstellung einer größtmöglichen, sicheren Mobilität von Patienten und Bewohnern verbunden mit einer höheren Lebensqualität.

Der Expertenstandard Sturzprophylaxe richtet sich an alle Pflegefachkräfte[4], die Patienten oder Bewohner entweder in der eigenen häuslichen Umgebung oder in einer Einrichtung der stationären Gesundheitsversorgung oder der Altenhilfe betreuen. Wenn im Expertenstandard von Einrichtung die Rede ist, so ist damit auch die häusliche Pflege gemeint, wohlwissend, dass dort nicht alle Interventionen, vergleichbar mit einem Krankenhaus oder einem Altenheim, durchgeführt werden können.

Interventionen zur Sturzprophylaxe können maßgeblichen Einfluss auf die Lebensführung von

---

[4] Im Standard werden unter dem Begriff »Pflegefachkraft« die Mitglieder der verschiedenen Pflegeberufe (Altenpfleger/innen, Gesundheits- und Krankenpfleger/innen, Gesundheits- und Kinderkrankenpfleger/innen) angesprochen. Angesprochen werden darüber hinaus auch diejenigen Fachkräfte im Pflegedienst, die über eine Hochschulqualifikation in einem pflegebezogenen Studiengang verfügen.

Patienten und Bewohnern haben, z. B. durch eine Umgebungsanpassung, die Empfehlung für spezielle Schuhe oder Hilfsmittel, die Aufforderung, nur mit Hilfestellung auf die Toilette zu gehen oder das Besuchen von Kursen zur Förderung von Kraft und Balance. Aus diesem Grund ist es notwendige Voraussetzung für eine erfolgreiche Sturzprophylaxe, das Selbstbestimmungsrecht von Patienten und Bewohnern zu achten und zu unterstützen. Eine wichtige Grundlage dafür ist die umfassende Information und Beratung von Patienten und Bewohnern und ihren Angehörigen über das vorliegende Sturzrisiko und die möglichen Interventionen im Sinne einer gemeinsamen Entscheidungsfindung. Mit Einverständnis der Patienten und Bewohner sollten die Angehörigen grundsätzlich in die Information, Beratung und die Maßnahmenplanung eingebunden werden.

Voraussetzung für die erfolgreiche Implementierung des Expertenstandards Sturzprophylaxe in den Einrichtungen ist die gemeinsame Verantwortung der leitenden Managementebene und der Pflegefachkräfte. Notwendige strukturelle Voraussetzungen, z. B. im Bereich Fortbildung, Angebot von hauseigenen Interventionen oder in Kooperation mit anderen Anbietern sowie für eine individuelle Umgebungsanpassung (Gestaltung des Bettplatzes, Hilfsmittel, Lichtverhältnisse) sind von der leitenden Managementebene (Betriebsleitung und Pflegemanagement) zu gewährleisten.

Aufgabe der Pflegefachkraft ist der Erwerb aktuellen Wissens, um Patienten mit einem erhöhten Sturzrisiko identifizieren und entsprechende Interventionen einleiten zu können und bei Bedarf zusätzliche notwendige Strukturen einzufordern und fachlich zu begründen.

Die berufsgruppenübergreifende Zusammenarbeit ist maßgeblich für ein effektives Interventionsangebot. Der konsequente Einbezug sowie eine umfassende Information der beteiligten Berufsgruppen ist dafür eine wesentliche Voraussetzung.

Expertenstandard Sturzprophylaxe in der Pflege (Stand Februar 2005)
Standardaussage: Jeder Patient/Bewohner mit einem erhöhten Sturzrisiko erhält eine Sturzprophylaxe, die Stürze verhindert oder Sturzfolgen minimiert.

Begründung: Stürze stellen insbesondere für ältere und kranke Menschen ein hohes Risiko dar. Sie gehen häufig mit schwerwiegenden Einschnitten in die bisherige Lebensführung, einher, die von Wunden und Frakturen über Einschränkung des Bewegungsradius infolge verlorenen Vertrauens in die eigene Mobilität bis hin zum Verlust einer selbstständigen Lebensführung reichen. Durch rechtzeitige Einschätzung der individuellen Risikofaktoren, eine systematische Sturzerfassung, Information und Beratung von Patienten/Bewohnern und Angehörigen sowie gemeinsame Maßnahmenplanung und Durchführung kann eine sichere Mobilität gefördert werden.

Verfasser: Verfasser: Elsbernd, Astrid; Fillibeck, Heiko; Heinze, Cornelia; Huhn, Siegfried; Meyer, Gabriele; Rehfeld, Gisela; Rissmann, Ulrich; Schlömer, Gabriele; Sowinski, Christine; Schulten, Doris; Schwendimann, René; Weber, Torsten

(Nach Schriftenreihe des DNQP, FH Osnabrück, mit freundlicher Genehmigung)

Struktur	Prozess	Ergebnis
Die Pflegefachkraft S1 – verfügt über aktuelles Wissen zur Identifikation von Sturzrisikofaktoren	**Die Pflegefachkraft** P1 – identifiziert unmittelbar zu Beginn des pflegerischen Auftrags systematisch die personen- und umgebungsbezogenen Risikofaktoren aller Patienten/Bewohner, bei denen ein Sturzrisiko nicht ausgeschlossen werden kann (siehe ◘ Tabelle »Sturzrisikofaktoren« in der Kommentierung) – wiederholt die Erfassung der Sturzrisikofaktoren bei Veränderungen der Pflegesituation und nach jedem Sturz des Patienten/Bewohners	E1 – Eine aktuelle, systematische Einschätzung des Dekubitusgefährdung liegt vor
S2 – verfügt über Beratungskompetenz in Bezug auf Sturzrisikofaktoren und entsprechende Interventionen	P2 – informiert den Patienten/Bewohner und seine Angehörigen über die festgestellten Sturzrisikofaktoren und bietet eine Beratung zu den Interventionen an	E2 – Der Patient/Bewohner und seine Angehörigen kennen die individuellen Risikofaktoren sowie geeignete Maßnahmen zur Sturzprophylaxe
S3 – kennt wirksame Interventionen zur Vermeidung von Stürzen und zur Minimierung sturzbedingter Folgen	P3 – entwickelt gemeinsam mit dem Patienten/Bewohner und seinen Angehörigen sowie den beteiligten Berufsgruppen einen individuellen Maßnahmenplan	E3 – Ein individueller Maßnahmenplan zur Sturzprophylaxe liegt vor
Die Einrichtung S4a – ermöglicht zielgruppenspezifische Interventionsangebote – gewährleistet geeignete räumliche und technische Voraussetzungen sowie Hilfsmittel für eine sichere Mobilität **Die Pflegefachkraft** S4b – ist zur Koordination der Interventionen autorisiert	P4 – gewährleistet in Absprache mit den beteiligten Berufsgruppen und dem Patienten/Bewohner gezielte Interventionen auf der Grundlage des Maßnahmenplans – sorgt für eine individuelle Umgebungsanpassung sowie für den Einsatz geeigneter Hilfsmittel zur Sturzprophylaxe	E4 – Interventionen, Hilfsmittel und Umgebung sind dem individuellen Sturzrisiko des Patienten/Bewohners angepasst und fördern eine sichere Mobilität
Die Einrichtung S5 – stellt sicher, dass alle an der Versorgung des Patienten/Bewohners Beteiligten über das vorliegende Sturzrisiko informiert werden	P5 – informiert die an der Versorgung beteiligten Berufs- und Personengruppen über das Sturzrisiko des Patienten/Bewohners und gibt Hinweise zum situativ angemessenen Umgang mit diesem	E5 – Den an der Versorgung beteiligten Berufs- und Personengruppen sind das individuelle Sturzrisiko und die jeweils notwendigen Maßnahmen zur Sturzprophylaxe bekannt
Die Pflegefachkraft S6 – – ist zur systematischen Sturzerfassung und -analyse befähigt	P6 – dokumentiert systematisch jeden Sturz, analysiert diesen – gegebenenfalls mit anderen an der Versorgung beteiligten Berufsgruppen – und schätzt die Sturzrisikofaktoren neu ein	E6 – Jeder Sturz ist dokumentiert und analysiert. In der Einrichtung liegen Zahlen zu Häufigkeit, Umständen und Folgen von Stürzen vor

Präambel zum Expertenstandard Förderung der Harnkontinenz in der Pflege (Stand Januar 2006)

Harninkontinenz ist ein weit verbreitetes Problem, das in allen Altersstufen mit steigendem Risiko im Alter auftreten kann und statistisch gesehen überwiegend Frauen und ältere Menschen beiderlei Geschlechts betrifft. Demzufolge befassen sich auch die meisten Studien mit diesen beiden Personengruppen, wobei ältere Männer wissenschaftlich schlechter untersucht sind als ältere Frauen. Konkrete Zahlen zur Prävalenz von Inkontinenz zu nennen ist schwer, da es sich um ein ausgesprochen schambehaftetes, mit Vorurteilen besetztes Thema handelt. Viele von Inkontinenz betroffene Menschen suchen keine professionelle Hilfe, um ihr Leiden zu verheimlichen oder weil sie glauben, es gehört zum normalen Alterungsprozess dazu.

Der Expertenstandard Kontinenzförderung befasst sich mit der Harnkontinenz bei erwachsenen Patienten und Bewohnern[5], die inkontinent sind oder zu einer Risikogruppe für die Entwicklung einer Inkontinenz gehören. In Anlehnung an die »International Continence Society« ist Harnkontinenz jeglicher, unwillkürlicher Harnverlust. Unter Kontinenz versteht die Expertenarbeitsgruppe die Fähigkeit, willkürlich und zur passenden Zeit an einem geeigneten Ort, die Blase zu entleeren. Kontinenz beinhaltet weiterhin die Fähigkeit, Bedürfnisse zu kommunizieren, um Hilfestellungen zu erhalten, wenn Einschränkungen beim selbständigen Toilettengang bestehen. Der ebenfalls sehr wichtige Bereich der Stuhlinkontinenz wurde im Standard nicht berücksichtigt, da die einzuleitenden Maßnahmen sehr unterschiedlich sind. Auch die sehr spezielle Pflege von Betroffenen mit einem Urostoma konnte hier nicht mit einbezogen werden, ohne Gefahr zu laufen, wichtige Aspekte vernachlässigen zu müssen.

Der Expertenstandard Kontinenzförderung richtet sich an Pflegefachkräfte[6] in Einrichtungen der ambulanten Pflege, der Altenhilfe und der stationären Gesundheitsversorgung. Gerade beim Thema der Inkontinenz gibt es aber auch zunehmend Beratungsangebote außerhalb dieser Settings, z. B. in Kontinenz-Beratungsstellen oder Sanitätshäusern, die ebenfalls von Pflegefachkräften durchgeführt werden. Auch in diesen Settings kann der Expertenstandard von Pflegefachkräften berücksichtigt werden, eine erfolgreiche Umsetzung hängt aber von der Kontinuität der pflegerischen Betreuung in diesen Bereichen ab.

Dem Expertenstandard liegt eine ausführliche Recherche der internationalen und nationalen Literatur von 1990 bis 2004 zu Grunde. Die Literatur zeigte kein einheitliches Bild und nicht jede empirische Untersuchung war methodisch akzeptabel. Deutlich wurde, dass Untersuchungen zur Kontinenzförderung aufgrund der multifaktoriellen Ursachen der Inkontinenz kaum ein vergleichbares Bild zeigen. Dies trifft auf die Stichprobenbildung, das Interventionsdesign und die Ergebniskriterien zu. Bestimmte Themengebiete sind zu wenig erforscht, jedoch aus Sicht der professionellen Pflege von Bedeutung. Hier kam den Mitgliedern der Expertenarbeitsgruppe aufgrund ihrer Kompetenzen eine bedeutende Rolle zu, indem sie in diesen Fällen ein Expertenurteil fällten.

Der Expertenstandard fokussiert auf Erkennung und Analyse des Problems, Erhebungsmethoden, die Einschätzung unterschiedlicher Kontinenzprofile und verschiedene Interventionsmöglichkeiten. Dabei haben das Erleben und die subjektive Sicht der Betroffenen eine große Bedeutung. Harninkontinenz ist immer noch gesellschaftlich tabuisiert. Harnkontinenz und Kontinenzförderung betreffen intime Bereiche. Professionelles Handeln

---

[5] In diesem Expertenstandard können nicht alle in diesem Kontext zutreffenden Begriffe für die betreuten Menschen berücksichtigt werden, wie z. B. Klient, Gast, Betroffener, Mieter usw. Deshalb wurden die aus Expertenstandards bereits bekannten Bezeichnungen Patient/Bewohner beibehalten. Zur sprachlichen Vereinfachung und damit zur besseren Lesbarkeit wird im Text lediglich die männliche Geschlechtsform verwendet. Die weibliche Form wird verwendet, wenn explizit Frauen gemeint sind.

[6] Im Standard werden unter dem Begriff »Pflegefachkraft« die Mitglieder der verschiedenen Pflegeberufe (AltenpflegerInnen, Gesundheits- und KrankenpflegerInnen, Gesundheits- und KinderkrankenpflegerInnen) angesprochen. Angesprochen werden darüber hinaus auch diejenigen Fachkräfte im Pflegedienst, die über eine Hochschulqualifikation in einem pflegebezogenen Studiengang verfügen.

zu dieser Problematik erfordert Einfühlungsvermögen und Orientierung am individuellen Fall und es gilt unter allen Umständen, das Schamempfinden der Betroffenen zu schützen. Hierzu gehört zum einen ein angemessener Sprachgebrauch, der berücksichtigt, dass es sich um Erwachsene handelt und Begriffe aus der Säuglingspflege wie »trockenlegen«, »pampern« oder »Windel« vermeidet. Zum anderen bedarf es vor der Einbeziehung der Angehörigen unbedingt der Rücksprache mit dem Patienten und Bewohner, da dieser möglicherweise nicht wünscht, dass seine Angehörigen informiert werden. Auch wenn die Nicht-Einbeziehung der Angehörigen zu großen Problemen bei einer kontinuierlichen Umsetzung führen kann, muss dieser Wunsch berücksichtigt werden. Harninkontinenz kann für (pflegende) Angehörige aus unter-schiedlichen Gründen (z. B. durch das Empfinden von Scham und Ekel) belastend sein und zu einer Veränderung der Beziehung zwischen Angehörigen und Betroffenen führen.

Die Einführung und Umsetzung des Expertenstandards erfordert ein interdisziplinäres Vorgehen. Besonders bei der Einschätzung der Harninkontinenz müssen professionell Pflegende und Ärztinnen und Ärzte eng zusammen arbeiten. Bei bestimmten Problemlagen gilt dies auch für die Auswahl erforderlicher Interventionen. Der vorliegende Expertenstandard orientiert sich an der Logik professionellen Handelns, er kann jedoch nicht vorschreiben, wie dieses Handeln in jedem Fall und unter spezifischen institutionellen Bedingungen umgesetzt wird. Hier kommt dem jeweiligen Management die Aufgabe zu, für eindeutige und effektive Verfahrensregelungen Sorge zu tragen. Zusätzlich ist es erforderlich, dass einerseits professionell Pflegende die Pflicht haben, sich Wissen zu dem multidimensionalen Themenbereich Harninkontinenz und Kontinenzförderung anzueignen und dass andererseits das Management hierfür geeignete Bedingungen schafft.

Expertenstandard Förderung der Harnkontinenz in der Pflege (Stand Januar 2006)
Standardaussage: Bei jedem Patienten und Bewohner wird die Harnkontinenz erhalten oder gefördert. Identifizierte Harninkontinenz wird beseitigt, weitestgehend reduziert bzw. kompensiert.

Begründung: Harninkontinenz ist ein weit verbreitetes pflegerelevantes Problem. Für die betroffenen Menschen ist sie häufig mit sozialem Rückzug, sinkender Lebensqualität und steigendem Pflegebedarf verbunden. Durch frühzeitige Identifikation von gefährdeten und betroffenen Patienten und Bewohnern und der gemeinsamen Vereinbarung von spezifischen Maßnahmen kann dieses Problem erheblich positiv beeinflusst werden. Darüber hinaus können durch Inkontinenz hervorgerufene Beeinträchtigungen reduziert werden.

Mitglieder der Expertenarbeitsgruppe: Bölker, Thomas; Boguth, Katja; Braumann, Antje; Friesel, Barbara; Hayder, Daniela; Kramß, Dorothea; Kuno, Elke; Müller, Elke; Müller, Margit; Saxer, Susi; Schnepp, Wilfried; Schön, Gisele

(Nach Schriftenreihe des DNQP, FH Osnabrück, mit freundlicher Genehmigung)

Struktur	Prozess	Ergebnis
S1 – Die Pflegefachkraft verfügt über die Kompetenz zur Identifikation von Risikofaktoren und Anzeichen für eine Harninkontinenz.	Die Pflegefachkraft P1 – identifiziert im Rahmen der pflegerischen Anamnese Risikofaktoren und Anzeichen für eine Harninkontinenz. – wiederholt die Einschätzung bei Veränderung der Pflegesituation und in individuell festzulegenden Zeitabständen.	E1 – Risikofaktoren und Anzeichen für eine Harninkontinenz sind identifiziert.
S2a – Die Einrichtung verfügt über eine interprofessionell geltende Verfahrensregelung zu Zuständigkeiten und Vorgehensweisen im Zusammenhang mit der Förderung der Harnkontinenz bzw. Kompensation der Inkontinenz und stellt sicher, dass die erforderlichen Instrumente zur Einschätzung und Dokumentation zur Verfügung stehen. S2b – Die Pflegefachkraft verfügt über die erforderliche Kompetenz zur differenzierten Einschätzung bei Problemen mit der Harnkontinenz.	P2 – führt bei Vorliegen von Kontinenzproblemen eine differenzierte Einschätzung (z. B. auf der Grundlage eines zielgruppenspezifischen Miktionsprotokolls) durch bzw. koordiniert in Absprache mit dem behandelnden Arzt erforderliche diagnostische Maßnahmen.	E2 – Eine differenzierte Einschätzung der Kontinenzsituation und eine Beschreibung des individuellen Kontinenzprofils liegen vor.
S3a – Die Einrichtung hält die erforderlichen Materialien zur Beratung bei Problemen mit der Harnkontinenz (z. B. anatomische Modelle, Informationsbroschüren, Hilfsmittel) vor. S3b – Die Pflegefachkraft verfügt über Beratungskompetenz zur Vorbeugung, Beseitigung, Verringerung oder Kompensation von Harninkontinenz.	P3 – informiert den Patienten, Bewohner und ggf. seine Angehörigen über das Ergebnis der pflegerischen Einschätzung und bietet in Absprache mit den beteiligten Berufsgruppen eine ausführliche Beratung zur Kontinenzerhaltung oder -förderung und ggf. zur Kompensation einer Inkontinenz an. Darüber hinaus werden dem Patienten und Bewohner weitere interne und externe Ansprechpartner genannt.	E3 – Der Patient, Bewohner und ggf. seine Angehörigen kennen geeignete Maßnahmen zur Kontinenzförderung und zur Vermeidung von bzw. zum Umgang mit einer Inkontinenz.
S4 – Die Pflegefachkraft verfügt über Steuerungs- und Planungs-kompetenz zur Umsetzung von kontinenzfördernden Maßnahmen bzw. zur Kompensation der Harninkontinenz.	P4 – plant unter Einbeziehung der beteiligten Berufsgruppen mit dem Patienten und Bewohner und ggf. mit seinen Angehörigen individuelle Ziele und Maßnahmen zur Förderung der Harnkontinenz bzw. zur Kompensation der Harninkontinenz und zur Vermeidung von Beeinträchtigungen.	E4 – Ein Maßnahmenplan zum Erhalt oder Erreichen des angestrebten Kontinenzprofils liegt vor.
S5 – Die Einrichtung sorgt für eine bedarfsgerechte Personalplanung, ein Kontinenz förderndes Umfeld (z. B. Erreichbarkeit, Zugänglichkeit, Nutzbarkeit von Toiletten, Wahrung der Intimsphäre), geschlechtsspezifische Ausscheidungshilfen und Hilfsmittel zur Kompensation von Inkontinenz (z. B. aufsaugende Hilfsmittel, Kondomurinale).	P5 – koordiniert die multidisziplinäre Behandlung (z. B. durch Ärzte, Hebammen, Physiotherapeuten, Psychologen) und sorgt für eine kontinuierliche Umsetzung des Maßnahmenplans. Auf die Bitte um Hilfe bei der Ausscheidung wird unverzüglich reagiert.	E5 – Maßnahmen, Umfeld und Hilfsmittel sind dem individuellen Unterstützungsbedarf des Patienten und Bewohners bei der Ausscheidung angepasst.
S6 – Die Pflegefachkraft verfügt über die Kompetenz, die Effektivität der Maßnahmen zum Erhalt und zur Förderung der Kontinenz sowie zur Kompensation der Inkontinenz zu beurteilen.	P6 – überprüft in individuell festzulegenden Abständen den Erfolg der Maßnahmen und entscheidet gemeinsam mit dem Patienten und Bewohner, seinen Angehörigen und den beteiligten Berufsgruppen über deren Fortführung bzw. Modifikation.	E6 – Das angestrebte Kontinenzprofil ist erreicht bzw. das bisherige erhalten. Für den Patienten und Bewohner ist das individuell höchst-mögliche Maß an Harnkontinenz mit der größtmöglichen Selbstständigkeit sichergestellt.

Präambel zum Expertenstandard Pflege von Menschen mit chronischen Wunden (Stand: Januar 2008)

Nach Schätzungen von Fachexpertinnen[7] leiden in der Bundesrepublik Deutschland ca. drei bis vier Millionen Menschen an chronischen Wunden. In der Fachliteratur besteht weitgehende Einigkeit, Wunden dann als chronisch zu bezeichnen, wenn diese innerhalb von vier bis zwölf Wochen nach Wundentstehung – hier spielen Wundart und Kontextfaktoren eine bedeutende Rolle – unter fachgerechter Therapie keine Heilungstendenzen zeigen. Der Expertenstandard fokussiert konkret und praktikabel die Versorgung von Menschen mit Dekubitus, Diabetischem Fußsyndrom und gefäßbedingtem Ulcus cruris für alle Bereiche der pflegerischen Versorgung. Damit werden die drei häufigsten Wundarten aufgegriffen, mit denen Pflegefachkräfte[8] in ihrer Praxis befasst sind.

Grundsätzlich ist die Wundversorgung eine multiprofessionelle Aufgabe. Der Expertenstandard beschreibt den pflegerischen Beitrag zur Versorgung von Menschen mit chronischen Wunden. Der Pflegebedarf von Menschen mit den oben genannten Wundarten entsteht aus den wund- und therapiebedingten Einschränkungen auf das Alltagsleben der Betroffenen und ihrer Angehörigen. Mit jeder chronischen Wunde sind neben körperlichen Beeinträchtigungen (z. B. Schmerzen) auch Einschränkungen der Selbständigkeit und des sozialen Lebens verbunden. Hauptsächliche Gründe dafür sind mangelnde Bewegungsfähigkeit und Belastungen, die durch Wundgeruch und -exsudat hervorgerufen werden. Aufgabe der Pflege ist die Förderung und Erhaltung des Selbstmanagements und des Wohlbefindens der Betroffenen. Sie sollten – soweit möglich – Maßnahmen zur Heilung der Wunde, zur Symptom- und Beschwerdenkontrolle und zur Rezidivprophylaxe erlernen und das Erlernte in ihren Alltag integrieren und nachhaltig umsetzen. Nur wenn das Selbstmanagement nicht oder nur bedingt möglich ist, übernehmen und begleiten Pflegefachkräfte primär temporär und sekundär dauerhaft die Durchführung der Wundversorgung.

Wundheilung und Rezidivprophylaxe sind nur in enger Zusammenarbeit mit den Betroffenen, deren Angehörigen und den beteiligten Berufsgruppen zu erreichen. Eine Versorgung nach dem Muster der Akutversorgung ist nicht angebracht, da sie weder mit dem chronischen Charakter der Erkrankung noch den Alltagsbedürfnissen der Patientin/Bewohnerin zu vereinbaren ist. Qualitative Studien zu Erfahrungen mit Verbandwechsel, Kompressionstherapie oder schlecht riechenden Wunden weisen darauf hin, dass sich Betroffene in erster Linie als »Wunde« und nicht als Mensch behandelt fühlen. Für die Zusammenarbeit der Betroffenen mit den professionellen Akteuren, aber auch auf Art und Ausmaß des Selbstmanagements haben diese Erfahrungen erhebliche Auswirkungen. Patientinnen/Bewohnerinnen, die beispielsweise als »noncompliant« hinsichtlich der Kompressionstherapie beschrieben werden, missachten die Verordnungen meist nicht aus Gründen mangelnder Auffassungsgabe oder mangelndem Kooperationswillen, sondern aufgrund abweichender Vorstellungen zur Therapie und deren Relevanz. Studien zum Thema »Chronische Krankheiten« zeigen, dass betroffene Menschen in der Versorgung nicht immer das Ziel eines optimalen Krankheitsmanagements, sondern vorrangig »Normalität« im Alltag anstreben. Eine wertschätzende Kommunikation und eine bedürfnisorientierte Pflegeplanung, Schulung und Anleitung der Betroffenen sind daher als wichtige Voraussetzung für die erfolgreiche Behandlung von Menschen mit chronischen Wunden anzusehen. Der Expertenarbeitsgruppe ist wichtig darauf hinzuweisen, dass bei Patientinnen/Bewohnerinnen mit chronischen Wunden nicht immer die Wunde oder die Wundheilung im Vordergrund stehen. Abhängig von der individuellen Lebenssituation müssen zur

---

[7] Zur sprachlichen Vereinfachung und damit zur verbesserten Lesbarkeit wird im Text lediglich eine Geschlechtsform verwendet. Das jeweils andere Geschlecht ist ausdrücklich mit gemeint.

[8] Im Standard werden unter dem Begriff »Pflegefachkraft« die Mitglieder der verschiedenen Pflegeberufe (Altenpflegerinnen, Gesundheits- und Krankenpflegerinnen, Gesundheits- und Kinderkrankenpflegerinnen) angesprochen. Darüber hinaus werden auch diejenigen Fachkräfte im Pflegedienst angesprochen, die über eine Hochschulqualifikation in einem pflegebezogenen Studiengang verfügen.

Erreichung einer bestmöglichen Lebensqualität bei den Pflegezielen entsprechend andere Prioritäten gesetzt werden.

Die im Expertenstandard thematisierten chronischen Wunden sind überwiegend Komplikationen bestehender unterschiedlicher Grunderkrankungen, wie der chronisch venösen Insuffizienz, der peripheren arteriellen Verschlusskrankheit oder des Diabetes mellitus. Eine Heilung dieser Wunden und eine Rezidivprophylaxe ist nur dann zu erreichen, wenn die Grunderkrankung behandelt wird. Im Expertenstandard werden diese Zusammenhänge nur am Rande berücksichtigt, um eine inhaltliche Überfrachtung des Standards zu vermeiden.

Der Expertenstandard richtet sich an Pflegefachkräfte in Einrichtungen der ambulanten Pflege, der Altenhilfe und der stationären Gesundheitsversorgung, von denen bisher nur wenige über eine Spezialisierung in der Wundversorgung verfügen. Die Thematik ist jedoch so komplex, dass eine allgemeine pflegerische Expertise nicht zu allen notwendigen Aufgaben befähigt. Studien weisen darauf hin, dass für die kompetente Wahrnehmung ausgewählter Aufgaben, wie Wunddokumentation, Klassifizierung eines Dekubitus und Anlegen eines Kompressionsverbandes, spezielle Kompetenzen und Erfahrungen notwendig sind. Die Spezialisierung auf »Wunden« ist bereits seit Jahren etabliert, aber häufig ohne die spezielle pflegerische Ausrichtung zur Hilfestellung für die Betroffenen bei der Bewältigung des Lebens mit der Erkrankung. Um den ausgewählten, spezifischen Anforderungen des Expertenstandards entsprechen zu können, müssen pflegerische Fachexpertinnen über Qualifikationen verfügen, die der komplexen Problemsituation der Betroffenen gerecht werden. Der vorliegende Expertenstandard orientiert sich an der Logik professionellen Handelns, er kann jedoch nicht vorschreiben, wie dieses Handeln in jedem Fall und unter spezifischen institutionellen Bedingungen umgesetzt wird. Hier kommt dem jeweiligen Management die Aufgabe zu, für eindeutige und effektive Verfahrensregelungen Sorge zu tragen.

Zur pflegerischen Versorgung der hier fokussierten Wunden existieren zahlreiche internationale Leitlinien, z. B. aus England (NICE) und Kanada (RNAO). Diese sind jedoch im Kontext anderer Gesundheitssysteme, Ausbildungssysteme und Verantwortungsbereiche von Pflegefachkräften (z.B. Zuständigkeit für Diagnostik und Therapie) entstanden. Ähnliches gilt auch für internationale Studien zu diesem Themenschwerpunkt. Aussagen und Ergebnisse aus internationalen Leitlinien und Studien, vorrangig zu Diagnostik der Wundart und wundbezogenen Therapieentscheidungen, können nicht in allen Fällen und unmittelbar auf die deutsche Situation übertragen werden. Seit geraumer Zeit entwickeln sich allerdings auch in Deutschland unterschiedliche informelle Arbeitsteilungen zwischen den Berufsgruppen. So verlassen sich viele Ärztinnen im niedergelassenen Bereich mittlerweile auf die Fachkompetenz pflegerischer Fachexpertinnen und ordnen die Wundversorgung bereits dem pflegerischen Verantwortungsbereich zu.

In die Literaturanalyse wurden auch Fragestellungen zur direkten Wundtherapie, z. B. Auswahl von Verbandmaterialien, aufgenommen, die juristisch gesehen nicht in den Aufgabenbereich von Pflegefachkräften in Deutschland gehören. Dies geschah deshalb, weil Pflegefachkräfte im Rahmen der Durchführungsverantwortung die sachgerechte Anordnung der Therapie einschätzen können müssen.

Expertenstandard Pflege von Menschen mit chronischen Wunden (Stand: Januar 2008)
Zielsetzung: Jede Patientin/Bewohnerin mit einer chronischen Wunde vom Typ Dekubitus, Ulcus cruris venosum/arteriosum/mixtum oder Diabetisches Fußsyndrom erhält eine pflegerische Versorgung, die ihre Lebensqualität fördert, die Wundheilung unterstützt und Rezidivbildung von Wunden vermeidet.

Begründung: Chronische Wunden führen, insbesondere durch Schmerzen, Einschränkungen der Mobilität, Wundexsudat und -geruch, zu erheblichen Beeinträchtigungen der Lebensqualität. Durch Anleitung und Beratung der Patientin/Bewohnerin und ihrer Angehörigen zu alltagsorientierten Maßnahmen im Umgang mit der Wunde und den wund- und therapiebedingten Auswirkungen können die Fähigkeiten zum gesundheitsbezogenen Selbstmanagement so verbessert werden, dass sich positive Effekte für Wundheilung und Lebensqualität ergeben. Des Weiteren verbessern sachgerechte Beurteilung und phasengerechte Versorgung der Wunde sowie regelmäßige Dokumentation des Verlaufs die Heilungschancen.

Verfasser: Bauernfeind, Gonda; Berger, Katherina; Blumenberg, Petra; Dienst, Rolf; Einbock, Nadine; Großmann, Katja; Hampel-Kalthoff, Carsten; Kozon, Vlastimil; Neubert, Thomas Rochus; Osterbrink, Brigitte; Panfil, Eva-Maria; Protz, Kerstin; Schröder, Gerhard; Schümmelfeder, Frank; von Siebenthal, Doris; Uschok, Andreas

(Nach Schriftenreihe des DNQP, FH Osnabrück, mit freundlicher Genehmigung)

Struktur	Prozess	Ergebnis
Die Pflegefachkraft S1a – verfügt über aktuelles Wissen und kommunikative Kompetenz, Menschen mit einer chronischen Wunde zu identifizieren und deren Einschränkungen und Selbstmanagementfähigkeiten sensibel zu erkunden. **Die Einrichtung** S1b – verfügt über eine intra- und interprofessionell geltende Verfahrensregelung zur Versorgung von Menschen mit chronischen Wunden. Sie stellt sicher, dass eine pflegerische Fachexpertin zur Verfügung steht und hält erforderliche Materialien für Assessment und Dokumentation bereit.	**Die Pflegefachkraft** P1a – erfasst im Rahmen der pflegerischen Anamnese bei allen Patientinnen/Bewohnerinnen wund- und therapiebedingte Einschränkungen sowie Möglichkeiten des gesundheitsbezogenen Selbstmanagements. P1b – holt eine medizinische Diagnose ein. Für das wundspezifische Assessment zieht sie, insbesondere zur Ersteinschätzung und Dokumentation der Wunde, eine pflegerische Fachexpertin hinzu und bindet diese nach Bedarf in die weitere Versorgung ein.	E1 Die Dokumentation enthält differenzierte Aussagen zu den Punkten: – Mobilitäts- und andere Einschränkungen, Schmerzen, Wundgeruch, Exsudat, Ernährungsstatus, psychische Verfassung; – Wissen der Patient/Bewohnerin und ihrer Angehörigen über Ursachen und Heilung der Wunde sowie Selbstmanagementkompetenzen; – Spezifische medizinische Wunddiagnose, Rezidivzahl, Wunddauer, -lokalisation, -größe, -rand, -umgebung, -grund und Entzündungszeichen.
Die Pflegefachkraft S2 – verfügt über aktuelles Wissen zur Behandlung wundbedingter Einschränkungen, zu krankheitsspezifischen Maßnahmen je nach Wundart (z.B. Bewegungsförderung, Druckentlastung oder Kompression), zur Wundversorgung, zur Grunderkrankung und zur Rezidiv- und Infektionsprophylaxe sowie zum Hautschutz.	P2 – plant unter Einbeziehung der beteiligten Berufsgruppen gemeinsam mit der Patient/Bewohnerin und ihren Angehörigen Maßnahmen zu folgenden Bereichen: wund- und therapiebedingte Beeinträchtigungen, wundspezifische Erfordernisse, Grunderkrankung und Rezidivprophylaxe, Vermeidung weiterer Schäden, Umsetzen medizinischer Verordnungen.	E2 Ein individueller, alltagsorientierter Maßnahmenplan, der die gesundheitsbezogenen Selbstmanagementkompetenzen der Patient/Bewohnerin und ihrer Angehörigen berücksichtigt, liegt vor.
Die Pflegefachkraft S3a – verfügt über Steuerungs- und Umsetzungskompetenzen bezogen auf die Pflege von Menschen mit chronischen Wunden. **Die Einrichtung** S3b – stellt sicher, dass verordnete Hilfs- und Verbandmittel unverzüglich bereitgestellt werden und Materialien für einen hygienischen Verbandwechsel zur Verfügung stehen. Sie sorgt für eine den komplexen Anforderungen angemessene Personalplanung.	P3a – koordiniert die inter- und intraprofessionelle Versorgung (z. B. durch Ärztin, pflegerische Fachexpertin, Physiotherapeutin, Podologin und Diabetesberaterin). P3b – gewährleistet eine hygienische und fachgerechte Wundversorgung sowie eine kontinuierliche Umsetzung des Maßnahmenplans unter Einbeziehung der Patient/Bewohnerin und ihrer Angehörigen.	E3 Die koordinierten und aufeinander abgestimmten Maßnahmen sind sach- und fachgerecht umgesetzt. Ihre Durchführung und Wirkung sind fortlaufend dokumentiert. Die Patientin/Bewohnerin und ihre Angehörigen erleben die aktive Einbindung in die Versorgung positiv.

Struktur	Prozess	Ergebnis
Die Pflegefachkraft **S4a** – verfügt über aktuelles Wissen und Kompetenz zu Beratung, Schulung und Anleitung zum Selbstmanagement. **Die Einrichtung** **S4b** – stellt zielgruppenspezifische Materialien für Beratung, Schulung und Anleitung zur Verfügung.	**P4** – schult zu Wundursachen und fördert die Fähigkeiten der Patientin/Bewohnerin und ihrer Angehörigen zur Wundversorgung sowie zum Umgang mit wund- und therapiebedingten Einschränkungen durch Maßnahmen der Patientenedukation. Sie unterstützt die Kontakt-aufnahme zu anderen Berufs-, Selbsthilfe- oder weiteren Gesundheitsgruppen (z. B. Raucherentwöhnung).	**E4** Die Patientin/Bewohnerin und ihre Angehörigen kennen die Ursache der Wunde sowie die Bedeutung der vereinbarten Maßnahmen und sind über weitere Unterstützungsmöglichkeiten informiert. Ihr gesundheitsbezogenes Selbstmanagement ist entsprechend ihrer individuellen Möglichkeiten gefördert.
Die Pflegefachkraft **S5** – verfügt über die Kompetenz, den Heilungsverlauf der Wunde und die Wirksamkeit der gesamten Maßnahmen zu beurteilen.	**P5a** – beurteilt unter Beteiligung einer pflegerischen Fachexpertin in individuell festzulegenden Abständen innerhalb eines Zeitraums von ein bis zwei Wochen die lokale Wundsituation (Wiederholung des wundspezifischen Assessments). **P5b** – überprüft spätestens alle vier Wochen die Wirksamkeit der gesamten Maßnahmen und nimmt in Absprache mit allen an der Versorgung Beteiligten gegebenenfalls Änderungen daran vor.	**E5** Anzeichen für eine Verbesserung der Wundsituation oder der durch die Wunde hervorgerufenen Beeinträchtigungen der Lebensqualität liegen vor. Änderungen im Maßnahmenplan sind dokumentiert.

Präambel zum Expertenstandard Ernährungsmanagement zur Sicherstellung und Förderung der oralen Ernährung in der Pflege (DNQP Stand April 2009)

Essen und Trinken sind menschliche Grundbedürfnisse und spielen daher eine zentrale Rolle für Gesundheit und Wohlbefinden. Kranke und pflegeabhängige Menschen können sich selbst oft nicht angemessen ernähren und benötigen daher besondere Unterstützung. Findet keine adäquate Unterstützung statt, besteht die Gefahr einer Mangelernährung – in Anlehnung an die Definition der Deutschen Gesellschaft für Ernährungsmedizin (DGEM) verstanden als anhaltendes Defizit an Energie und/oder Nährstoffen im Sinne einer negativen Bilanz zwischen Aufnahme und Bedarf mit Konsequenzen und Einbußen für Ernährungszustand, physiologische Funktion und Gesundheitszustand. Die Folgen von Mangelernährung ziehen häufig sehr aufwändige und langwierige Behandlungen und pflegerische Versorgung nach sich.

Der vorliegende Expertenstandard beschreibt den pflegerischen Beitrag zum Ernährungsmanagement und zielt darauf ab, eine bedürfnisorientierte und bedarfsgerechte orale Ernährung von kranken und pflegeabhängigen Menschen zu sichern und zu fördern. Mit einer angemessenen Unterstützung bei der Aufnahme von Speisen und Getränken sowie der Gestaltung der Mahlzeiten ist zu gewährleisten, dass eine Mangelernährung verhindert oder bereits bestehenden Ernährungsdefiziten begegnet wird.

Es kann allerdings die Situation eintreten, dass trotz der Möglichkeit zur oralen Nahrungs- und Flüssigkeitsaufnahme zeitweise oder dauerhaft der Bedarf an Energie, Nährstoffen und Flüssigkeit durch Essen und Trinken alleine nicht ausreichend gedeckt wird. In solchen Fällen und auch in Situationen, die eine spezifische Behandlung erfordern, z. B. eine ergänzende oder vollständige künstliche Ernährung, ist rechzeitig eine ernährungstherapeutische Beratung und Behandlung durch Fachexperten einzuleiten. Dennoch wird im Expertenstandard als Zielsetzung und Ergebnis formuliert, dass die orale Nahrungsaufnahme des Patienten/Bewohners entsprechend seinen Bedürfnissen und seinem Bedarf sichergestellt ist, da die Fälle, in denen dies nicht möglich ist, begründbare und begründungspflichtige Ausnahmen darstellen.

Ausgerichtet ist der Expertenstandard auf die Zielgruppe der erwachsenen Menschen, die der Pflege bedürfen und ganz oder teilweise in der Lage sind, oral Nahrung und Flüssigkeit zu sich zu nehmen. Die Einbeziehung von Angehörigen bei der pflegerischen Anamnese, der Umsetzung von Interventionen sowie im Rahmen der Information, Beratung und Anleitung zum Thema Ernährung ist dabei von großer Bedeutung.

Es gibt eine Reihe von Gesundheitsproblemen im Zusammenhang mit Ernährung, die in diesem Expertenstandard nicht angesprochen sind. Dazu gehört die Übergewichtigkeit mit therapeutisch indizierter Gewichtsreduktion, denn diese würde völlig andere Maßnahmen als die hier empfohlenen erfordern. Nicht übersehen werden darf dabei allerdings, dass auch übergewichtige Menschen eine Mangelernährung aufweisen können, die nicht selten aufgrund der Gewichtsverhältnisse übersehen wird. Daher ist bei der Erfassung der Ernährungssituation übergewichtiger Menschen ebenso auf Veränderungen von Gewicht, Essverhalten oder krankheitsbedingt erhöhtem Nährstoffbedarf zu achten wie bei normal- oder untergewichtigen Menschen. Im Expertenstandard ebenfalls unberücksichtigt bleiben Säuglinge, Kleinkinder, Kinder und Jugendliche, da sich bei ihrer Ernährungsversorgung im Vergleich zu Erwachsenen deutlich andere pflegerische, medizinische und diätetische Anforderungen ergeben. Darüber hinaus ist das spezielle Ernährungsmanagement bei ernährungsbezogenen Krankheiten (z. B. Diabetes mellitus, Anorexia nervosa) nicht Gegenstand des vorliegenden Expertenstandards. Schließlich gibt es noch einige komplexe ernährungsbezogene Themenbereiche, die im Rahmen einer sinnvollen Themeneingrenzung im Standard nur als Schnittstelle angesprochen werden. Dazu gehören die künstliche (enterale/parenterale) Ernährung, das Erkennen von und der Umgang mit Schluckstörungen sowie Probleme der Mundgesundheit.

Der Expertenstandard richtet sich an Pflegefachkräfte[9] in der Krankenhausversorgung, der stationären Altenhilfe und der ambulanten Pflege. Bei der Ernährungsversorgung und der Unterstützung bei den Mahlzeiten ergeben sich hohe Anforderungen an Pflegefachkräfte. Für die Umsetzung des Expertenstandards ist es daher wesentlich, dass die Wissensbasis von professionell Pflegenden in Aus-, Fort- und Weiterbildungen zum Thema Ernährung vertieft und verbreitert wird. Pflegefachkräften kommt im multidisziplinären Team eine Schlüsselrolle im Rahmen des Ernährungsmanagements zu. Aufgrund der Nähe zu den Patienten/Bewohnern während der täglichen Versorgung nehmen sie weite Einblicke in Risikobereiche, sie kennen die Beeinträchtigungen und den Unterstützungsbedarf und können die Copingstrategien der Patienten/Bewohner in schwierigen Situationen einschätzen und in die Interventionen oder Alltagsbewältigung einbinden.

Aus der Literaturanalyse zum Expertenstandard geht hervor, dass Pflegende großen Einfluss auf das Ernährungsverhalten pflegebedürftiger Menschen nehmen können. So kann Appetitlosigkeit schwerkranker und alter Menschen durch die Umgebungs- und Beziehungsgestaltung maßgeblich beeinflusst werden. Unzureichende Unterstützung durch die Pflegenden ist in erster Linie auf Zeitmangel und Mangel an qualifiziertem Pflegepersonal einschließlich personaler Kontinuität während der Mahlzeiten zurückzuführen, aber es werden auch unzureichende Qualifikationsangebote für Pflegefachkräfte in diesem Kontext angeführt. Um Patienten bei den Mahlzeiten angemessen unterstützen und ihre Selbständigkeit und Autonomie fördern zu können, bedarf es angemessener personeller und zeitlicher Ressourcen. Ein personenorientiertes Organisationssystems, wie z.B. Primary Nursing, stellt darüber hinaus eine wichtige Voraussetzung für die Kontinuität der Pflege dar.

Eine optimale Ernährungsversorgung ist nur in enger berufsübergreifender Zusammenarbeit erreichbar. Dies sollte in jeder Einrichtung gleich zu Beginn der Einführung des Expertenstandards durch eine multiprofessionell geltende Verfahrensregelung festgelegt werden. Zur Implementierung des Standards bedarf es gemeinsamer Anstrengungen der leitenden Managementebene und der Pflegefachkräfte sowie der Kooperationsbereitschaft der beteiligten Berufsgruppen. Die Managementebene trägt die Verantwortung für die Bereitstellung der erforderlichen Ressourcen (z. B. berufliche Qualifikation, Besprechungszeit, bedürfnis- und bedarfsgerechte Mahlzeiten- und Zwischenmahlzeitenangebote), der Festlegung hausinterner Verfahrensgrundsätze und der Schaffung eines geeigneten Kooperationsklimas. Die Pflegefachkräfte tragen die Verantwortung für den Wissens- und Kompetenzerwerb zur Umsetzung des Standards.

Expertenstandard Ernährungsmanagement zur Sicherstellung und Förderung der oralen Ernährung in der Pflege (DNQP 2009)

Zielsetzung: Bei jedem Patienten/Bewohner mit pflegerischem Unterstützungsbedarf oder einem Risiko für oder Anzeichen von Mangelernährung ist die orale Nahrungsaufnahme entsprechend seinen Bedürfnissen und seinem Bedarf sichergestellt.

Begründung: Essen und Trinken beeinflussen die Lebensqualität, sind wichtige Bestandteile sozialer und kultureller Identität und dienen der Gesunderhaltung durch die Nährstoffaufnahme. Die Sicherstellung einer bedürfnisorientierten und bedarfsgerechten Ernährung kann durch die frühzeitige Erfassung und Bewertung ernährungsrelevanter Gesundheitsprobleme, angemessene Unterstützung und Umgebungsgestaltung, spezifische Maßnahmen sowie ein geeignetes Nahrungsangebot eine Mangelernährung verhindern und bestehenden Defiziten entgegenwirken.

---

[9] Im Standard werden unter dem Begriff »Pflegefachkraft« die Mitglieder der verschiedenen Pflegeberufe (Altenpfleger, Gesundheits- und Krankenpfleger, Gesundheits- und Kinderkrankenpfleger) angesprochen. Darüber hinaus werden auch diejenigen Fachkräfte im Pflegedienst angesprochen, die über eine grundständige Hochschulqualifikation in einem pflegebezogenen Studiengang verfügen.

Expertenstandards

Mitglieder der Expertenarbeitsgruppe »Ernährungsmanagement zur Sicherstellung und Förderung der oralen Ernährung in der Pflege«: Bartholomeyczik, Sabine; Borker, Siegfried; Brüggemann, Jürgen; Flake, Gisela; Hansen, Ute; Hardenacke, Daniela; Henning, Maria; Kolb, Christian; Ott, Stefan; Pews, Barbara; Renz, Petra; Schreier, Maria Magdalena; Sommer, Andreas; Tannen, Antje; Volkert, Dorothee; Wiederhold, Dorothee

(Nach Schriftenreihe des DNQP, FH Osnabrück, mit freundlicher Genehmigung)

Struktur	Prozess	Ergebnis
Die Pflegefachkraft S1a – verfügt über Kompetenzen zur Identifikation von Risikofaktoren und Anzeichen für eine Mangelernährung (Screening) und zur tiefer gehenden Einschätzung der Ernährungssituation und der sie beeinflussenden Faktoren (Assessment). **Die Einrichtung** S1b – stellt sicher, dass die erforderlichen Instrumente und Hilfsmittel zur Einschätzung und Dokumentation zur Verfügung stehen.	**Die Pflegefachkraft** P1a – erfasst bei allen Patienten/Bewohnern zu Beginn des pflegerischen Auftrags im Rahmen der Pflegeanamnese, bei akuten Veränderungen und in regelmäßigen Abständen Risiken und Anzeichen einer Mangelernährung (Screening). - führt bei vorliegendem Risiko oder Anzeichen einer Mangelernährung eine tiefer gehende Einschätzung der Ernährungs-situation und der sie beeinflussenden Faktoren durch (Assessment).	E1 Für alle Patienten/Bewohner liegt ein aktuelles Screening-Ergebnis zur Ernährungssituation vor. Bei Patienten/Bewohnern mit einem Risiko für oder Anzeichen von Mangelernährung ist ein Assessment mit handlungsleitenden Informationen erfolgt.
Die Pflegefachkraft S2a – verfügt über Fachwissen zur Planung und Steuerung berufsgruppenübergreifender Maßnahmen zur Sicherstellung einer bedürfnisorientierten und bedarfsgerechten Ernährung einschließlich der Kompetenz zur Entscheidungsfindung bei ethisch komplexen Fragestellungen. **Die Einrichtung** S2b – verfügt über eine multiprofessionell geltende Verfahrensregelung zur Berufsgruppen übergreifenden Zusammenarbeit beim Ernährungsmanagement.	P2 – koordiniert auf Grundlage der Verfahrensregelung in enger Kooperation mit Küche und Hauswirtschaft sowie in Absprache mit den anderen Berufsgruppen (z. B. Ärzten, Logopäden, Diätassistenten) Maßnahmen für eine individuell angepasste Ernährung.	E2 Die multiprofessionellen Maßnahmen sind koordiniert, gegebenenfalls ethisch begründet und ihre Umsetzung ist überprüft.
Die Pflegefachkraft S3a – verfügt über Kompetenzen zur Planung einer individuellen Mahlzeiten- und Interaktionsgestaltung. **Die Einrichtung** S3b – verfügt über ein geeignetes Verpflegungskonzept.	P3 – plant gemeinsam mit dem Patienten/Bewohner und seinen Angehörigen Maßnahmen zur Unterstützung der Nahrungsaufnahme, zur Gestaltung der Umgebung, zu geeigneten, flexiblen Speisen- und Getränkeangeboten sowie Darreichungsformen und zieht bei Bedarf weitere Berufsgruppen mit ein.	E3 Ein individueller Maßnahmenplan zur Sicherstellung einer bedürfnisorientierten und bedarfsgerechten Ernährung liegt vor.

Struktur	Prozess	Ergebnis
S4a – sorgt für eine angemessene Personalausstattung und -planung zur Gewährleistung eines bedürfnis- und bedarfsgerechten Ernährungsmanagements. - gewährleistet geeignete räumliche Voraussetzungen für eine patienten-/bewohnerorientierte Mahlzeiten- und Interaktionsgestaltung. **Die Pflegekraft** S4b – verfügt über spezifische Kompetenzen zur Unterstützung der Nahrungsaufnahme einschließlich besonderer Risikosituationen bzw. bei speziellen Beeinträchtigungen.	P4 – gewährleistet eine, die Selbstbestimmung und Eigenaktivität des Patienten/Bewohners fördernde Unterstützung (z. B. Begleitung zum Speisesaal, genügend Zeit) und eine motivierende Interaktions- und Umgebungsgestaltung (z. B. personale Kontinuität, erwünschte Tischgemeinschaften, Platz für Gehhilfen) während der Mahlzeiten. - unterstützt den Patienten/Bewohner mit spezifischen Gesundheitsproblemen (z. B. Dysphagie, Demenz) fachgerecht.	E4 Der Patient/Bewohner hat eine umfassende und fachgerechte Unterstützung zur Sicherung der bedürfnisorientierten und bedarfsgerechten Ernährung während und auch außerhalb der üblichen Essenszeiten erhalten. Die Umgebung bei den Mahlzeiten entspricht den Bedürfnissen und dem Bedarf des Patienten/Bewohners.
S5 – verfügt über Informations-, Beratungs- und Anleitungskompetenz zur Sicherstellung einer bedürfnisorientierten und bedarfsgerechten Ernährung.	P5 – informiert und berät den Patienten/Bewohner und seine Angehörigen über Gefahren einer Mangelernährung und Möglichkeiten einer angemessenen Ernährung (z. B. Art der Unterstützung) und leitet gegebenenfalls zur Umsetzung von Maßnahmen an (z. B. im Umgang mit Hilfsmitteln).	E5 Der Patient/Bewohner und seine Angehörigen sind über Risiken und Folgen einer Mangelernährung und über mögliche Interventionen informiert, beraten und gegebenenfalls angeleitet.
S6 – verfügt über die Kompetenz, die Angemessenheit und Wirksamkeit der eingeleiteten Maßnahmen zu beurteilen.	P6 – überprüft gemeinsam mit dem Patienten/Bewohner und seinen Angehörigen in individuell festzulegenden Abständen den Erfolg und die Akzeptanz der Maßnahmen und nimmt gegebenenfalls eine Neueinschätzung und entsprechende Veränderungen im Maßnahmenplan vor.	E6 Die orale Nahrungsaufnahme des Patienten/Bewohners ist seinen Bedürfnissen und seinem Bedarf entsprechend sichergestellt.

Literatur

1 Expertenstandards

Deutsches Netzwerk für Qualitätsentwicklung in der Pflege (Hrsg.) 2. Aufl. (2004) Expertenstandard Dekubitusprophylaxe in der Pflege, Entwicklung – Konsentierung – Implementierung, Schriftenreihe des Deutschen Netzwerks für Qualitätsentwicklung in der Pflege (DNQP), Osnabrück

Deutsches Netzwerk für Qualitätsentwicklung in der Pflege (Hrsg.) (2004) Expertenstandard Entlassungsmanagement in der Pflege, Entwicklung – Konsentierung – Implementierung, Schriftenreihe des Deutschen Netzwerks für Qualitätsentwicklung in der Pflege (DNQP), Osnabrück

Deutsches Netzwerk für Qualitätsentwicklung in der Pflege (Hrsg.) (2009) Vorläufige Version des aktualisierten Expertenstandards Entlassungsmanagement in der Pflege, Schriftenreihe des Deutschen Netzwerks für Qualitätsentwicklung in der Pflege (DNQP), Osnabrück

Deutsches Netzwerk für Qualitätsentwicklung in der Pflege (Hrsg.) (2005) Expertenstandard Schmerzmanagement in der Pflege, Entwicklung – Konsentierung – Implementierung, Schriftenreihe des Deutschen Netzwerks für Qualitätsentwicklung in der Pflege (DNQP), Osnabrück

Deutsches Netzwerk für Qualitätsentwicklung in der Pflege (Hrsg.) (2006) Expertenstandard Sturzprophylaxe in der Pflege, Entwicklung – Konsentierung – Implementierung, Schriftenreihe des Deutschen Netzwerks für Qualitätsentwicklung in der Pflege (DNQP), Osnabrück

Deutsches Netzwerk für Qualitätsentwicklung in der Pflege (Hrsg.) (2007) Expertenstandard Förderung der Harnkontinenz in der Pflege, Entwicklung – Konsentierung – Implementierung, Schriftenreihe des Deutschen Netzwerks für Qualitätsentwicklung in der Pflege (DNQP), Osnabrück

Deutsches Netzwerk für Qualitätsentwicklung in der Pflege (DNQP) (2008) Sonderdruck Expertenstandard Pflege von Menschen mit chronischen Wunden, Kommentierung und Literaturanalyse, Schriftenreihe des Deutschen Netzwerks für Qualitätsentwicklung in der Pflege, Osnabrück

Deutsches Netzwerk für Qualitätsentwicklung in der Pflege (DNQP) (2009) Sonderdruck Expertenstandard Ernährungsmanagement zur Sicherstellung und Förderung der oralen Ernährung in der Pflege, Kommentierung und Literaturanalyse, Schriftenreihe des Deutschen Netzwerks für Qualitätsentwicklung in der Pflege, Osnabrück

> Die Literaturverzeichnisse der einzelnen Expertenstandards werden an dieser Stelle nicht separat berücksichtigt.

2 Bücher

Höfert R (2006) Von Fall zu Fall – Pflege im Recht. Springer Verlag, Heidelberg

Mc Caffery M, Pasero C (1999) Pain Clinical Management, Mosby, St. Louis

Osterbrink J (Hrsg.) Mc Caffery M, Beebe A, Latham J (1999) Schmerz. Ein Handbuch für die Pflegepraxis, Ullstein Mosby GmbH, Berlin, Wiesbaden

Philbert-Hasucha S (2006) Pflegekompendium, Springer Verlag, Heidelberg

3 Veröffentlichungen

Becker C, Klie T (2006) Projekt ReduFix, Reduktion von körpernaher Fixierung bei demenzerkrankten Heimbewohnern, Robert Bosch Gesellschaft für medizinische Forschung mbH (RBMF), Evangelische Fachhochschule Freiburg, gefördert durch das BMFSFJ

Bundeskonferenz zur Qualitätssicherung im Gesundheits- und Pflegewesen e.V. BUKO-QS (Hrsg.) (2008) Qualitätsniveau I: Mobilität und Sicherheit bei Menschen mit demenziellen Einschränkungen in stationären Einrichtungen, Economica, Heidelberg

Deutscher Berufsverband für Pflegeberufe e.V. DbfK-Bundesverband e.V. (2005 - 2008) Ernährung im Alter Folge 1-4, DbfK-Verlag, Berlin

Deutscher Berufsverband für Pflegeberufe e.V. DbfK (2007) Leitfaden Ernährungsstatus, DbfK Südwest e.V., Stuttgart

Deutscher Pflegerat e.V. DPR (2008) Pflegepositionen 11/2008, in Heilberufe Pflegemagazin, Urban & Vogel, München

Gesundheitsministerkonferenz (1999): Entschließungspapier der GMK zur „Gewährleistung einer systematischen Weiterentwicklung der Qualität im Gesundheitswesen", Trier

Heilberufe (2008) Heilberufe spezial Expertenstandards, Urban & Vogel, München

Medizinischer Dienst der Spitzenverbände der Krankenkassen e.V. MDS (Hrsg.) (2001) Grundsatzstellungnahme Dekubitus, MDS, Essen

Medizinischer Dienst der Spitzenverbände der Krankenkassen e.V. MDS (Hrsg.) (2003) Grundsatzstellungnahme Ernährung und Flüssigkeitsversorgung, MDS, Essen

Schütz T, Valentini L, Plauth M (2005) Screening auf Mangelernährung nach den ESPEN Leitlinien 2002, Aktuelle Ernährungsmedizin 2005; 30: 99-103, Thieme Verlag, Stuttgart

4 Internetadressen

www.dnqp.de
www.buko-qs.de
www.dbfk.de
www.esskultur.ch
www.lueck.de
www.mds-ev.org
www.nutrinews.nestle.de

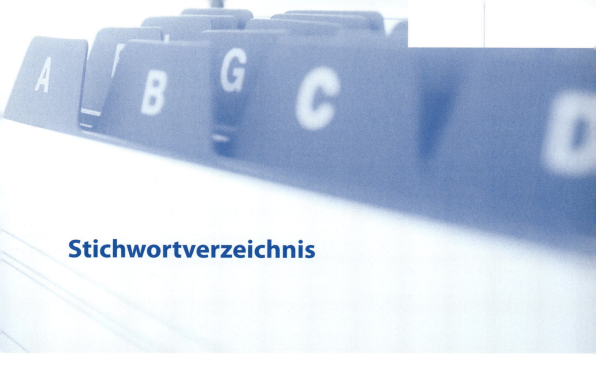

Stichwortverzeichnis

A

Analgetika 55
Angehörige 30
Anordnung, ärztliche 61
Autonomie 89

B

Barthel-Index 38
Bedarfsmedikation 61
Beispielpflegeplan,
    Implementierung 68
Beispielpflegeplanung 26
Beleuchtung 74
Beratung 7, 66, 85, 110, 129
Beratungskompetenz 8
Beschwerden 131
Betäubungsmittel 60
– Vernichtung 61
Bewegungsförderung 18
Blasenentleerung 90
Blasentraining 89
Bobath 18
Body Mass Index (BMI) 117

Braden-Skala 15
Brief Pain Inventory 53
Beckenbodentraining 90
BUKO-QS ▶ Bundeskonferenz zur
    Qualitätssicherung
Bundesanzeiger 11
Bundeskonferenz zur Qualitäts-
    sicherung im Gesundheits- und
    Pflegewesen (BUKO-QS) 73

C

Compliance 30

D

Dauerkatheter 29
Dehydration 117
Dekubitus 100
Dekubitusentstehung 14
Dekubitusrisiko 15
Dekubitusstatistik 32
Deutsches Netzwerk für Qualitäts-
    entwicklung (DNQP) 3

Diabetisches Fußsyndrom 100
Drehtür-Effekt 34

E

ECPA (Skala zur Verhaltens-
    beobachtung bei Schmerzen für
    ältere, nicht kommunizierende
    Menschen) 53, 158
Entlassungsmanagement 34
– Aktualisierung 44
Entlassungsplanung, individuelle
    39
Entlassungstermin 41
Ernährungsberater 120
Ernährungsprotokoll 120
Ernährungszustand 115
Evaluation 31, 43, 96, 111,
    130
Expertenstandard
– geplanter 3
– Nachteile 5
– Struktur 3
– veröffentlicher 3
– Vorteile 5
Exsikkose 117

F

Fachwissen 16
Finger-Food 124
Finger-Test 20
Flüssigkeit 114
Flüssigkeitsbedarf 120
Fortbildung 6
Freiheitsentziehung 72
Functional Independence Measure (FIM™) 38

G

Geschirr 126
Getränke 88
Gewicht 116
Gewichtsreduktion 89
Grundsatzstellungnahme 24, 120

H

Hautinspektion 31
Hautpflege 28
Hautreinigung 94
Hilfsmittel
– ableitende 93
– aufsaugende 93
– druckreduzierende 23
– funktionell-anatomische 92
Home-FAST-Sturzrisikoinstrument 67, 165
Hygiene 107

I

Implementierung 6, 30
– modellhafte 3
Inkontinenz
– Belastungsinkontinenz 86
– Dranginkontinenz 86
– extraurethrale 86
– Harnretention, chronische 86
– Mischinkontinenz 86
– unkategorisierbare 86
Interaktion 128

K

Katheterismus 90
Kinästhetik 18
Kompressionsstrümpfe 108
Kompressionsverband 108
Konsensuskonferenz 3
Kontinenz 80
Kontinenzbeauftragter 97
Kontinenzförderung 89
Kontinenzprofil 84
Kontinenzscreening 81
Krafttraining 72

L

Lagerung 18
– 30°-Lagerung 20
– 135°-Lagerung 20
– A-Lagerung 19
– Lagerungsintervalle 20
– Materialien 24
– Semi-Fowler-Lagerung 19
– T-Lagerung 19
– V-Lagerung 19
Lagerungs- und Bewegungsplan 20
Lagerungs- und Bewegungsprotokoll 20
Lebensverlängerung 121

M

Makrobewegung 22
Mangelernährung 115
Maßnahmenplan 88, 106, 109
Maßnahmenplanung 22, 128
McCaffery, Margo 50
Medley-Skala 15
Mikrobewegung 22
Miktionsprotokoll 84
Mini Nutritional Assessment (MNA) 119
Mobilisation 18
Mobilitätshilfen 74
Musik 129

N

Nährstoffbedarf 120
Nahrung 123
Nahrungsverweigerung 122
Nebenwirkungen 57
Nightingale, Florence 20
Norton-Skala 15
Numerische Rating Skala (NRS) 51
Nutritional Risk Screening (NRS) 119

O

Obstipationsprophylaxe 89

P

Pasero, Chris 50
Patientenkontrollierte Analgesie (PCA) 56
Patientenverfügung 121
Personalplanung 95
Pflegeanamnese 21
Pflegedokumentation 10
Pflegeübergabe 39
Pflegeziel 23
Podologe 109
Protektoren 75
Psychopharmaka 26

Stichwortverzeichnis

Q

Qualitätsentwicklung 5

R

Rechtsprechung 4
ReduFix 73
Rezidivprophylaxe 109
Risikoassessment 17, 83, 103, 115
Robert Koch Institut (RKI) 107

S

Sachverständigengutachten, vorweggenommenes 4
Schluckstörung 124
Schmerz 48
– Pathophysiologie 49
Schmerzeinschätzung 49
Schmerzlinderung 57
Schmerzskala 51
Schnabelbecher 127
Schulung 59, 110
Schulungsmaterial 30
Sitzen 21
Smooth-Food 124
Speiseverteilung 125
Speiseplan 125
Standardkriterien
– Ergebnis 4
– Prozess 4
– Struktur 4
Sturz 64
Sturzanalyse 77
Sturzprotokoll 76
Sturzrisiko 66
Sturzrisikoinstrument – Home-FAST 67, 165
Sturzstatistik 77

T

Technische Hilfen 75
Telefoninterview 43
Tischgemeinschaft 127
Tischsitten 129
Toilettenhilfen 93
Toilettentraining 91
Trajekt-Modell 38
Trauerphasen nach Kübler-Ross 103
Trinknahrung 124
Trinkprotokoll 119

U

Ulcus cruris 100
Unterstützungsbedarf 37

V

Verbale Rating Skala (VRS) 52
Verfahrensanweisung 7
Verfahrensregelung 54, 57, 83, 102, 120
– Ablaufdiagramm 35
Versorgungsbedarf 37
Visuelle Analogskala (VAS) 51

W

WAS-VOB Wiltener Aktivitätskatalog
Waterlow-Skala 15
Weichlagerung 24
WHO-Stufenschema 54
Wiederholungsintervall 17
Wiltener Aktivitätskatalog der Selbstpflege bei venös bedingten offenen Beinen (WAS-VOB) 104
Wohnumfeld 68
Wong Baker 52
Wunddokumentation 105
Wundexperten 101
Wundtherapie 101
Wundversorgung 107, 109
Würzburger Wundscore (WWS) 103

Printing: Ten Brink, Meppel, The Netherlands
Binding: Stürtz, Würzburg, Germany